维得利珠单抗
在炎症性肠病治疗的应用

胡品津　曹　倩◎主编

科学技术文献出版社
SCIENTIFIC AND TECHNICAL DOCUMENTATION PRESS
·北京·

图书在版编目（CIP）数据

维得利珠单抗在炎症性肠病治疗的应用/胡品津，曹倩主编. —北京：科学技术文献出版社，2023.12

ISBN 978-7-5235-1074-2

Ⅰ.①维… Ⅱ.①胡… ②曹… Ⅲ.①单克隆抗体—应用—肠炎—治疗 Ⅳ.①R516.105

中国国家版本馆 CIP 数据核字（2023）第 246727 号

维得利珠单抗在炎症性肠病治疗的应用

策划编辑：邓晓旭　　　责任编辑：夏　琰　　　责任校对：王瑞瑞　　　责任出版：张志平

出　版　者	科学技术文献出版社
地　　　址	北京市复兴路 15 号　邮编　100038
编　务　部	（010）58882938，58882087（传真）
发　行　部	（010）58882868，58882870（传真）
邮　购　部	（010）58882873
官 方 网 址	www.stdp.com.cn
发　行　者	科学技术文献出版社发行　全国各地新华书店经销
印　刷　者	北京地大彩印有限公司
版　　　次	2023 年 12 月第 1 版　2023 年 12 月第 1 次印刷
开　　　本	787×1092　1/16
字　　　数	245 千
印　　　张	12
书　　　号	ISBN 978-7-5235-1074-2
定　　　价	128.00 元

编　委　会

主　编

胡品津（中山大学附属第六医院）

曹　倩（浙江大学医学院附属邵逸夫医院）

编　委（按姓氏笔画排序）

王玉芳（四川大学华西医院）

田　丰（中国医科大学附属盛京医院）

朱良如（华中科技大学同济医学院附属协和医院）

杨　红（北京协和医院）

张红杰（南京医科大学第一附属医院）

陈白莉（中山大学附属第一医院）

胡品津（中山大学附属第六医院）

顾于蓓（上海交通大学医学院附属瑞金医院）

曹　倩（浙江大学医学院附属邵逸夫医院）

梁　洁（空军军医大学西京医院）

临床案例编写人员（按姓氏笔画排序）

王群英（浙江大学医学院附属金华医院）

卢　翀（浙江大学医学院附属金华医院）

李　卉（中国医科大学附属盛京医院）

杨庆帆（中山大学附属第六医院）

肖小丽（南华大学附属第二医院）

宋　佳（河北医科大学第二医院）

张　尧（上海交通大学医学院附属仁济医院）

张亚杰（中国医科大学附属盛京医院）

陈白莉（中山大学附属第一医院）

周红兵（中南大学湘雅医学院附属株洲医院）

周林妍（中国医科大学附属盛京医院）

柳　婧（浙江大学医学院附属邵逸夫医院）

袁德强（成都市第三人民医院）

夏晨梅（温岭市第一人民医院）

郭　勤（中山大学附属第六医院）

曹　倩（浙江大学医学院附属邵逸夫医院）

解　莹（中国医科大学附属盛京医院）

熊　婧（南方医科大学南方医院）

黎　苗（中山大学附属第六医院）

主编简介

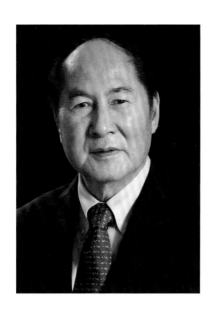

　　胡品津，内科学二级教授，一级主任医师，博士研究生导师，国务院政府特殊津贴获得者，中山大学资深名医。

　　现任中山大学附属第六医院消化内科医学部主任。现任《中华炎性肠病杂志（中英文）》主编。历任中山大学附属第一医院消化内科专科主任、内科主任、副院长、药物临床试验机构主任。曾任中华医学会消化病学分会第八届委员会副主任委员、炎症性肠病学组组长，亚洲炎症性肠病学会主席，*Journal of Digestive Disease*、《中华消化杂志》副主编，以及 *Journal of Crohns and Colitis*、《中华内科杂志》等编委。

　　主要研究方向为炎症性肠病、幽门螺杆菌及其相关疾病、功能性胃肠病等。在国内外期刊发表论文及述评 400 多篇，主编专著和教材共 7 部。获省部级科技进步奖 5 项。培养硕士研究生 9 名、博士研究生 27 名、博士后 6 名。

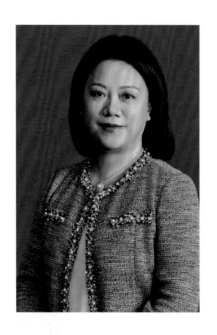

曹倩，教授，主任医师，博士研究生导师。

现任浙江大学医学院附属邵逸夫医院消化内科主任、亚洲炎症性肠病组织临床研究组委员、中华医学会消化病学分会炎症性肠病学组顾问、中华炎性肠病杂志青年学术组常务副组长、浙江省医学会炎症性肠病学组组长。

序

　　"兵马未动，粮草先行"说明后勤保障的重要性，而阻断后勤供给对取得战役的胜利可能起到至关重要的作用。维得利珠单抗则是一种机制独特、效果显著的治疗炎症性肠病的生物制剂类药物。与其他生物制剂主要作用于细胞因子等炎症介质不同，维得利珠单抗的作用靶点是淋巴细胞上的黏附分子整合素（integrin α4β7），其通过阻断循环中的淋巴细胞结合并迁徙出血管进入炎症部位，从而发挥减少促炎因子及其细胞来源的"釜底抽薪"作用；另外，表达整合素 α4β7 的淋巴细胞只与肠道分布的血管内皮细胞表面的黏附分子 MAdCAM-1 结合，使维得利珠单抗具有选择性阻断淋巴细胞游入肠黏膜组织的作用，从而避免了影响其他组织和器官的免疫功能。大量的临床试验和真实世界研究也证实，维得利珠单抗具有诱导并维持溃疡性结肠炎及克罗恩病临床缓解的作用，且总体安全性高。然而，即便如此，维得利珠单抗自 2015 年被应用于临床以来，其精准的适应证和应用注意事项仍在持续不断探索和完善。

　　《维得利珠单抗在炎症性肠病治疗的应用》是一部汇集维得利珠单抗治疗炎症性肠病临床应用规范、效果评价及实际病案的学术著作，编者均为来自临床一线的炎症性肠病专科医生，他们对生物制剂及小分子药物治疗炎症性肠病现状做了全面的归纳梳理，列举了维得利珠单抗治疗不同类型和不同严重程度的溃疡性结肠炎及克罗恩病的优势和不足，并用国内外大量临床研究数据说明维得利珠单抗的适用病症和人群，具有很强的临床指导作用。尤其是众多选自不同临床场景的维得利珠单抗治疗病例，资料翔实，图表清晰，小结客观，颇有参考学习价值。

　　本人十分欣赏编者适时为业内医生及研究工作者提供信息量如此大且前沿的学术著作，是为序。

中华医学会消化病学分会炎症性肠病学组组长　吴开春

2023 年 12 月于西安

前　言

20 多年前，首个抗 TNF-α 单抗——英夫利西单抗被批准用于克罗恩病（Crohn's disease，CD）的治疗，开启了炎症性肠病（inflammatory bowel disease，IBD）生物制剂治疗的新时代，其后不断有新的抗 TNF-α 单抗、不同靶点的生物制剂和小分子药物被批准用于 CD 和（或）溃疡性结肠炎（ulcerative colitis，UC）的治疗。新的生物制剂增加了治疗 IBD 的药物选择，这有助于提高治疗 IBD 的疗效，但同时亦增加了临床医师药物选择和转换的困惑。目前的临床研究证据尚不足以对各种生物制剂疗效和安全性之间的对比做出准确评价。更重要的是，IBD 是一组高度异质性疾病，面对疾病的不同临床亚型、不同临床病程、不同疾病活动性严重程度、不同个体的身体状态、不同个体对药物的反应，在没有研究能确定预测药物治疗效果和安全性的生物学标志物或（及）信息网络模型之前，临床上很难判断药物的效益/风险比孰优孰劣。因此，临床医师在治疗 IBD 时的药物选择和转换非常个体化，既取决于对疾病及患者身体状态的判断，又取决于医师本人所掌握的药物的知识及临床应用经验。

维得利珠单抗可与整合素 α4β7 结合，抑制淋巴细胞迁移至肠道的炎症组织，具有肠道选择性。2020 年 3 月，我国批准维得利珠单抗适用于治疗传统治疗或抗 TNF-α 单抗应答不充分、失应答或不耐受的中重度活动性 UC 和 CD，近年被列为适应证的医保药物。根据国内外大量的临床研究证据，维得利珠单抗的相对高安全性已被广泛接受。可能因为上述原因，该药在我国 IBD 治疗中已被广为使用，并积累了一定的临床实践经验。为帮助广大医务工作者，特别是中青年医师和基层医师，对该药有一个较全面的认识，从而更好地掌握其在 IBD 中的使用，我们邀请了国内从事 IBD 临床和研究的著名专家共同编写了本专著。本书共分 4 章，首先全面论述了生物制剂和小分子药物在 IBD 治疗中的应用，进而重点讨论了维得利珠单抗治疗 IBD 各种情况的国内外临床研究证据及评价，并提出我国维得利珠单抗治疗 IBD 规范化使用流程的建议。最后提供了国内各医院使用维得利珠单抗治疗不同情况 IBD 的案例，供读者借鉴。本书论述详细，附有最新的有代表性的国内外参考文献，并提供了丰富的案例和内镜及影像学图像，可供关注 IBD 临床和研究的各级医师参考。

期望本书的出版有助于提高我国医师治疗 IBD 的临床水平，促进我国 IBD 治疗的研究。更希望读者不吝赐教，对本书错漏之处提出意见，并一同交流各自的临床实践心得和临床研究成果。

2023 年 12 月

目 录

第一章

生物制剂和小分子药物在炎症性肠病治疗中的应用

第一节　生物制剂和小分子药物在成人炎症性肠病
治疗中的应用——基于临床证据的推荐意见

20 多年前，英夫利西单抗作为首个抗肿瘤坏死因子（tumor necrosis factor，TNF）α 单抗被批准用于克罗恩病（Crohn's disease，CD）治疗，开启了炎症性肠病（inflammatory bowel disease，IBD）生物制剂治疗的新时代，其后不断有新的抗 TNF-α 单抗、不同靶点的生物制剂和小分子药物被批准用于克罗恩病和（或）溃疡性结肠炎（ulcerative colitis，UC）的治疗。截至 2023 年 8 月，已有 12 个生物制剂和小分子药物在多国获批上市（表 1-1-1），这些药物的Ⅲ期临床研究结果见表 1-1-2 和表 1-1-3。

表 1-1-1　目前获批治疗 IBD 的生物制剂和小分子药物

生物制剂			小分子药物	
抗 TNF-α 单抗	抗整合素	抗 IL-12/23	JAK 抑制剂	S1P 受体调节剂
英夫利西单抗 Infliximab	那他珠单抗 Natalizumab（CD）	乌司奴单抗 Ustekinumab	托法替尼 Tofacitinib（UC）	奥扎莫德 Ozanimod（UC）
阿达木单抗 Adalimumab	维得利珠单抗 Vedolizumab	瑞莎珠单抗 Risankizumab（CD）	非戈替尼 Filgotinib（UC）	—
戈利木单抗 Golimumab（UC）	—	—	乌帕替尼 Upadacitinib	
赛妥珠单抗 Certolizumab Pagol（CD）	—	—	—	—

注：括号内为该药物获批的适应证；无括号为该药物已获批用于 CD 及 UC；中国目前只批准英夫利西单抗、维得利珠单抗和乌帕替尼治疗 CD 和 UC，阿达木单抗治疗 CD，乌司奴单抗治疗 CD。

表1-1-2 目前获批治疗CD的生物制剂和小分子药物的Ⅲ期临床研究结果

药物	诱导临床缓解 治疗组(%)	安慰剂组(%)	诱导临床缓解 时间(周)	项目名称发表文献	维持临床缓解 治疗组(%)	安慰剂组(%)	维持临床缓解 时间(周)	项目名称发表文献
英夫利西单抗	81	14	4	N Engl J M 1997; 337: 1029	39 (5 mg/kg) 45 (10 mg/kg)	21	30	ACCENT I, Lancet 2002; 359: 1541
	55 (5 mg/kg) 38 (10 mg/kg)	13	6	(瘘管型 CD) N Engl J Med, 1999; 340: 1398	36 (5 mg/kg)	19	54	ACCENT II (瘘管型 CD) N Engl J M 2004; 350: 876
阿达木单抗	36	12	4	CLASSIC I, Gastroenterolog 2006; 130: 323	36	12	52	CHARM, Gastroenterology 2007; 132: 52
维得利珠单抗	14.5	6.8	8	GEMINI II N Engl J M 2013; 69: 711	39 (q8w) 36 (q4w)	21	52	GEMINI II, N Engl J M 2013; 69: 711
乌司奴单抗	55.5 (6 mg/kg) 34.9 (6 mg/kg)	28.7 17.7	6	UNITI-1, (anti-TNF failure or intolerance) UBIT1-2, (anti-TNF naïve) N Engl J M 2016; 375: 1946	66.7	45.6	44	IM-UNITI, N Engl J M 2016; 375: 1946
乌帕替尼	49.5 38.9	29.1 21.1	12	U-EXCEL U-EXCEED, N Engl J M 2023; 388: 1966	37.3 (15 mg/d) 47.6 (30 mg/d)	15.1	52	U-ENDURE, N Engl J M 2023; 388: 1966
瑞莎珠单抗	45 (600 mg) 42 (1200 mg) 42 (600 mg) 40 (1200 mg)	25 20	12	ADVANCE MOTIVATE Lancet 2022; 399: 2015	52 (360 mg)	41	52	FORTIFY SST, Lancet 2022; 399: 2031

注：乌帕替尼和瑞莎珠单抗诱导和维持 CD 治疗的Ⅲ期临床研究设定了内镜应答为共同主要研究终点；英夫利西单抗和阿达木单抗以内镜愈合为主要研究终点的随机对照临床研究分别为 SONIC (N Engl J M 2010, 362: 1383) 和 EXTENT (Gastroenterology 2012, 142: 1102)。

表1-1-3　目前获批治疗UC的生物制剂和小分子药物的Ⅲ期临床研究结果

药物	诱导临床缓解				维持临床缓解				黏膜愈合			
	治疗组(%)	安慰剂组(%)	时间(周)	项目文献	治疗组(%)	安慰剂组(%)	时间(周)	项目文献	治疗组(%)	安慰剂组(%)	时间(周)	项目文献
英夫利西单抗	38.8 33.9	14.9 5.7	8	ACT I ACT II N Engl J Med 2005；353：2462-2476	19.8	6.6	54	ACT I N Engl J Med 2005；353：2462-2476	45.5	18.2	54	ACT I N Engl J Med 2005；353：2462-2476
阿达木单抗	16.5	9.3	8	ULTRA-2 Gastroenterology 2012；142：257	17.3	8.5	52	ULTRA-2 Gastroenterology 2012；142：257	25	15.4	52	ULTRA-2 Gastroenterology 2012；142：257
维得利珠单抗	16.9	5.4	6	GEMINI I N Engl J Med 2013；369：699	41.8	15.9	52	GEMINI I N Engl J Med 2013；369：699	51.6	19.8	52	GEMINI I N Engl J Med 2013；369：699
乌司奴单抗	15.5	5.3	8	UNIFI N Engl J Med 2019；381：1201	38.4	24.0	44	UNIFI N Engl J Med 2019；381：1201	43.6	28.6	44	UNIFI N Engl J Med 2019；381：1201
托法替尼	18.5 16.6	8.2 3.6	8	OCTAVE 1 OCTAVE 2 N Engl J Med 2017；376：1723	40.6	11.1	52	OCTAVE Sustain N Engl J Med 2017；376：1723	45.1	13.7	52	OCTAVE Sustain N Engl J Med 2017；376：1723
乌帕替尼	26 34	5 4	8	U-ACHIEVE U-ACCOMPLISH Lancet 2022；399：2113	42 (15 mg/d) 52 (30 mg/d)	12	52	U-ACHIEVE Lancet 2022；399：2113	26 (15 mg/d) 29 (30 mg/d)	5	52	U-ACHIEVE Lancet 2022；399：2113
奥扎莫德	18.4	6.0	10	N Engl J Med 2021；385：1280	37.0	18.5	52	N Engl J Med 2021；385：1280	29.6	14.1	52	N Engl J Med 2021；385：1280

注：各临床研究中"黏膜愈合"的研究终点的判断标准不同。

随着治疗 IBD 生物制剂和小分子药物种类的增多，无疑增加了治疗药物的选择，可提高治疗 IBD 的疗效，增加达到更高治疗目标的可行性。然而，随着治疗药物的增加，也增加了医师在临床上对药物选择和转换的困惑。本节主要参考目前已有的临床研究证据，就如何合理使用现有的治疗 IBD 的生物制剂和小分子药物提出推荐意见。

一、生物制剂和小分子药物使用的指征

（一）CD

一般而言，生物制剂和小分子药物适用于对传统治疗［糖皮质激素和（或）免疫抑制剂］疗效不佳和（或）不能耐受的中重度 CD 患者[1]。传统上，中重度 CD 以克罗恩病活动指数（Crohn's disease activity index，CDAI）划分，把 Harvey-Bradshaw 简化 CDAI 评分≥8 分，或 Best CDAI 评分≥220 分划为中重度 CD[2]。

（二）UC

一般而言，生物制剂和小分子药物适用于对传统治疗［5-氨基水杨酸或糖皮质激素和（或）免疫抑制剂］疗效不佳和（或）不能耐受的中重度 UC 患者[1]。一般把改良 Mayo 评分总分≥6 分并内镜评分≥2 分定义为中重度 UC[2]。

根据 Truelove 和 Witts 标准，急性重度溃疡性结肠炎（acute severe ulcerative colitis，ASUC）是指 UC 患者血便≥6 次/天，并至少伴一种全身毒性表现（心率>90 次/分，体温>37.8 ℃，血红蛋白<105 g/L，血沉>30 mm/h）[2]。ASUC 的治疗有其特殊性，本文有专门论述。

（三）关于早期使用生物制剂和小分子药物

IBD 的自然病程具有高度异质性[3,4]。尽早识别有预后不良因素的患者，并在其病情进展前的窗口期早期积极治疗（即不经过传统治疗阶段的"降阶梯治疗"策略），可防止或延缓病程进展及并发症发生。比较普遍接受的疾病预后不良的临床危险因素见表 1-1-4[5]。但这些指标多源于回顾性分析数据，且未经进一步检验。目前尚未有生物标志物或基因作为 IBD 预后不良的可靠指标。

已有不少研究发现生物制剂对病程短的 CD 患者的疗效优于病程长者。近期 1 项对生物制剂随机对照临床研究的结果进行荟萃分析证实，生物制剂对短病程（≤18 个月）CD 患者诱导缓解率显著高于长病程者[6]。

表 1-1-4 预测 IBD 预后不良的临床因素

疾病	临床因素	预后
CD	年轻、肛周病变、穿透/狭窄疾病行为、病变范围广泛、深溃疡、回肠/回结肠型（与结肠型比较）、严重直肠病变、吸烟	并发症
UC	年轻、广泛结肠炎、初发病时炎症活动度高、激素治疗频繁复发、合并原发性硬化性胆管炎	结肠切除术

二、各种药物疗效及安全性的比较

（一）疗效比较

了解各种药物疗效及安全性的异同，是治疗 IBD 时合理进行药物选择和转换的主要依据。药物之间疗效的比较主要包括的方法：①"头对头"的随机对照临床试验（RCT）：能提供高质量的临床证据，但费时、费力且费用高，故目前已完成的试验不多。②网络荟萃分析（network meta-analysis）：是将药物与安慰剂及药物与药物的 RCTs 结果进行统计学处理，对各种药物的疗效进行间接比较。其优点是可以即时利用现有临床试验结果，得出比较有参考价值的临床提示；缺点是纳入的 RCTs 的异质性，包括病例选择、研究设计、研究终点的标准和样本量等。因此参考网络荟萃分析的结果时要注意其存在的偏倚。③真实世界的高质量观察性研究：包括设计严谨的前瞻性开放性对照研究、大样本回顾性研究、资料库登记资料分析的大规模队列研究、Ⅲ期临床试验的拓展研究等。其优点是病例来自世界各地、病情及病程各异的病源，避免了药物注册的 RCTs 中病例需要经过严格挑选的局限性，各种研究综合起来样本量够大，是比较药物疗效与安全性的重要补充；缺点是各种原因所致的临床资料不全，以及混杂因素对结果分析的影响。因此参考这些研究结果时要特别留意其样本量大小、研究设计及统计学处理的科学性，并搜集尽可能多的高质量研究以分析结果的一致性。

1. 诱导和维持中重度肠道 CD 缓解

（1）"头对头"的 RCTs：在已获批的药物中，截至 2023 年 8 月正式发表的只有 1 项"头对头"的 RCT（SEAVUE 研究），比较乌司奴单抗与阿达木单抗作为一线生物制剂治疗中重度 CD 的疗效[7]。研究结果显示，乌司奴单抗与阿达木单抗第 52 周临床缓解率（主要终点）的差异无统计学意义（65% *vs.* 61%，$P = 0.42$），次要终点第 52 周无激素临床缓解率（61% *vs.* 57%，$P = 0.49$）、第 16 周临床缓解率（57% *vs.* 60%，$P = 0.55$）、第 52 周内镜缓解率（29% *vs.* 31%，$P = 0.63$）的差异均无统计学意义，提示乌司奴单抗作为一线生物制剂诱导和维持中重度 CD 缓解的疗效与阿达木单抗相似。

尚没有"头对头"的 RCT 比较乌司奴单抗与英夫利西单抗作为一线生物制剂治疗中重度 CD 的疗效，但有两个对 RCTs 进行的事后数据分析，分别显示乌司奴单抗与英夫利西单抗有相似的诱导临床缓解疗效（第 6 周临床缓解率分别为 37.9% *vs.* 49.9%，校正 $OR = 1.22$，95%CI：$0.79 \sim 1.89$）[8]，以及乌司奴单抗与英夫利西单抗有相似的维持临床缓解疗效（1 年临床缓解率分别为 57.3% *vs.* 60.0%，校正 $OR = 1.15$，95%CI：$0.67 \sim 1.98$）[9]。

（2）网络荟萃分析：随着新药物增加及相关的 RCTs 增多，网络荟萃分析也随时更新。Barberio 等于 2023 年发表的 1 项网络荟萃分析结果显示[10]：①诱导临床缓解的疗效比较：纳入全部病例进行分析，英夫利西单抗 5 mg/kg 疗效较佳（$RR = 0.67$，95%CI：$0.56 \sim 0.79$，P-score $= 0.95$）；纳入未接受过生物制剂治疗的病例进行分析，瑞莎珠单抗 600 mg 疗效较佳（$RR = 0.66$，95%CI：$0.52 \sim 0.85$，P-score 0.78），英夫利西单抗

5 mg/kg 及阿达木单抗 160/80 mg 疗效分别居第 2 和第 3 位；纳入接受过生物制剂的病例进行分析，瑞莎珠单抗 600 mg 疗效较佳（$RR = 0.74$，95% CI 0.67～0.82，P-score 0.92），乌帕替尼 45 mg qd 和瑞莎珠单抗 1200 mg 分别居第 2 和第 3 位。②维持临床缓解的疗效：纳入全部病例进行分析，乌帕替尼 30 mg qd 疗效较佳（$RR = 0.61$，95% CI 0.52～0.72，P-score 0.93），每周 1 次阿达木单抗 40 mg 和每 8 周 1 次英夫利西单抗 10 mg/kg 分别居第 2 和第 3 位；纳入既往未接受过生物制剂治疗的病例进行分析，每周 1 次阿达木单抗 40 mg 疗效较佳（$RR = 0.59$，95% CI 0.48～0.73，P-score 0.86），每 2 周 1 次阿达木单抗 40 mg 和每 8 周 1 次乌司奴单抗 90 mg 分别居第 2 和第 3 位；纳入既往接受过生物制剂的病例进行分析，每 2 周 1 次皮下注射维得利珠单抗（Vedolizumab，VDZ）108 mg 居首位（$RR = 0.70$，95% CI 0.57～0.86，P-score 0.82），每周 1 次阿达木单抗 40 mg 和每 2 周 1 次阿达木单抗 40 mg 分别居第 2 和第 3 位。需要特别指出的是，因未获得数据，该研究中未将乌帕替尼是否接受过生物制剂进行亚组分析。

Singh 等[11]在更早期发表的网络荟萃分析中，只纳入生物制剂治疗的患者。研究结果显示，诱导临床缓解的疗效比较：对既往未接受过生物制剂治疗的患者，英夫利西单抗单药、英夫利西单抗联合硫唑嘌呤、阿达木单抗和乌司奴单抗均优于赛妥珠单抗；对既往接受过生物制剂治疗的患者，阿达木单抗（对先前接受英夫利西单抗治疗者）和瑞莎珠单抗优于维得利珠单抗。Barberio 等的研究结果与 Singh 等的研究结果相似，支持抗 TNF-α 单抗作为一线和二线生物制剂的有效性，但 Barberio 等在补充新的数据后，更突出了瑞莎珠单抗作为一线和二线生物制剂的疗效，并增加了近期获批 CD 适应证的乌帕替尼维持 CD 临床缓解的疗效，而且维得利珠单抗皮下注射剂型在维持治疗中的作用也受到关注。

（3）真实世界的观察性研究：瑞莎珠单抗和乌帕替尼临床使用时间尚短，目前尚未有高质量研究报道。其他药物分述如下：

1）作为一线生物制剂（既往未使用过生物制剂）的疗效比较：药物间进行直接比较的研究不多。EVOLVE 研究比较维得利珠单抗与抗 TNF-α 单抗作为一线生物制剂的疗效，回顾性纳入美国、加拿大和希腊连续 CD 病例，结果显示维得利珠单抗和抗 TNF-α 单抗治疗 24 个月的校正累积临床缓解率的差异无统计学意义（215 例和 266 例，76.6% vs. 68.5%，$P = 0.10$）[12]。新近发表 1 项以 CD 相关手术率为主要研究终点的报道，在美国 Optum® 数据库调取作为一线生物制剂的维得利珠单抗 578 例、乌司奴单抗 544 例治疗的 CD 患者，平均随访时间为 9.3 个月（0.4～27.2 个月），1 年累积手术率分别为 7.7% 和 11.6%，校正后，维得利珠单抗手术风险率比乌司奴单抗低 34.2%（$HR = 0.658$，95% CI 0.436～0.994，$P = 0.047$）[13]。

2）作为二线生物制剂（既往使用过生物制剂）的疗效对比：乌司奴单抗与维得利珠单抗对既往使用过抗 TNF-α 单抗治疗 CD 的疗效比较的研究结果目前并不一致。

2022 年发表的 1 项继抗 TNF-α 单抗后作为二线生物制剂治疗的荟萃分析[14]，共纳入 5 项研究（乌司奴单抗 659 例，维得利珠单抗 357 例），结果显示，两种生物制剂诱导缓解的差异无统计学意义，但乌司奴单抗的维持治疗疗效优于维得利珠单抗，乌司奴单抗在第 52 周有更高的临床缓解率（$OR=1.87$，95% CI $1.18\sim2.98$，I^2 0）、无激素临床缓解率（$OR=1.56$，95% CI $1.23\sim1.97$，I^2 0）和持续用药率（$OR=2.37$，95% CI $1.56\sim3.62$，I^2 0）。最近发表的欧洲 Eneida 研究[15]，共纳入 30 个中心 835 例既往使用过抗 TNF-α 单抗的 CD 患者，结果显示，维得利珠单抗和乌司奴单抗停药率分别为 49/100（例·年）和 19/100（例·年），经校正后，维得利珠单抗停药率高于乌司奴单抗（$HR=2.55$，95% CI $2.02\sim3.21$），乌司奴单抗的短期疗效和长期疗效均显著优于维得利珠单抗。该研究样本量大，允许治疗过程中的强化治疗，作为真实世界的研究有一定代表性。

乌司奴单抗与维得利珠单抗作为二线生物制剂的比较，部分研究的结果和结论与前述研究不同。1 项英国的多中心队列研究，校正第 52 周临床缓解率两者差异无统计学意义[16]。1 项意大利全国多中心回顾性研究（乌司奴单抗 239 例和维得利珠单抗 231 例）显示，第 52 周维得利珠单抗有更高的临床缓解率（55.5% $vs.$ 42.5%，$P=0.01$）和更高的无激素临床缓解率（51.1% $vs.$ 40.6%，$P=0.038$），但两种药物的客观评价的结局指标（内镜或 MRI 评分评估应答和缓解）差异无统计学意义[17]。美国 1 项队列研究（乌司奴单抗 885 例和维得利珠单抗 490 例）显示，两者 >52 周持续用药率（主要研究终点）的差异无统计学意义（校正 $RR=1.09$，95% CI $0.95\sim1.25$）[18]。

多种生物制剂的比较研究结果支持乌司奴单抗治疗 CD 的疗效。澳大利亚全国大规模队列研究（PANIC 研究）对多种生物制剂进行比较，乌司奴单抗、维得利珠单抗、英夫利西单抗和阿达木单抗治疗 CD 患者的 1 年持续用药率分别为 80.0%、73.5%、68.1% 和 64.2%，乌司奴单抗高于抗 TNF-α 单抗（$HR=1.79$，95% CI $1.32\sim2.38$，$P<0.01$）。进一步分析，乌司奴单抗无论作为一线、二线或三线生物制剂，其 1 年持续用药率仍居首位[19]。1 项全球多中心的乌司奴单抗治疗 CD 回顾性研究（SUCCESS 研究）纳入的 1113 例 CD 患者中，90% 既往接受过抗 TNF-α 单抗治疗、65% 接受过两种生物制剂治疗，平均随访 386 天，12 个月累积临床缓解率、无激素临床缓解率、内镜缓解率、影像学缓解率分别为 40%、32%、39% 和 30%[20]。这些大规模的真实世界研究结果均支持乌司奴单抗作为一线、二线生物制剂治疗 CD 的疗效。

抗 TNF-α 单抗与乌司奴单抗对既往使用过维得利珠单抗 CD 疗效比较研究较少。最近的 1 项小样本回顾性研究结果显示，抗 TNF-α 单抗与乌司奴单抗继维得利珠单抗后治疗 CD 的第 16～22 周的临床反应率和临床缓解率比较，差异无统计学意义（61.2% $vs.$ 68%，$P=0.8$；48.3% $vs.$ 56%，$P=0.8$）[21]。

小结：综上所述，对于诱导和维持中重度肠道 CD 缓解，根据目前的临床研究证据从疗效的角度分析，作为一线生物制剂，英夫利西单抗和阿达木单抗仍然是合适的，乌司奴单抗可作为并列选择，亦可考虑选择维得利珠单抗。对抗 TNF-α 单抗原发失效者，首选乌司奴单抗；继发失效者推荐阿达木单抗（最好参考英夫利西谷浓度和抗药抗体）或乌司奴单抗，维得利珠单抗亦可考虑，但较多研究显示其疗效可能稍逊。初步研究已显示乌帕替尼对既往生物制剂无效的难治性 CD 有效，应充分重视乌帕替尼作为二线、三线治疗药物的疗效，加强研究。瑞莎珠单抗作为一线、二线生物制剂的作用值得关注，但因未在我国取得适应证，暂不讨论。维持缓解的生物制剂和小分子药物一般与诱导缓解有效的药物一致。

2. 诱导和维持中重度 UC 缓解

（1）"头对头"的 RCT：已获批治疗 UC 的生物制剂中，截至 2023 年 8 月正式发表的只有维得利珠单抗与阿达木单抗的"头对头"RCT（VARSITY 研究）[22]。研究结果显示，维得利珠单抗第 52 周临床缓解率和黏膜愈合率显著高于阿达木单抗（31.3% *vs.* 22.5%，95% *CI* 2.5 ~ 15.0，$P = 0.006$；39.7% *vs.* 27.7%，95% *CI* 5.3 ~ 18.5，$P < 0.001$），无激素临床缓解率差异无统计学意义。进一步亚组分析，发现只有既往未接受过抗 TNF-α 单抗治疗者，两种药物治疗的差异才有统计学意义[22]。

（2）网络荟萃分析：Burr 等[23] 2022 年发表 1 项网络荟萃分析，纳入 28 个治疗 UC 的 RCTs（12 504 例），比较诱导临床缓解率的结果：纳入全部患者进行分析，乌帕替尼 45 mg/d 居首位（$RR = 0.73$，95% *CI* 0.68 ~ 0.80，P-score 0.98）；纳入既往未接受过抗 TNF-α 单抗治疗的患者进行分析，乌帕替尼 45 mg/d 仍居首位，第 2、第 3、第 4 位分别为英夫利西单抗 5 mg/kg、英夫利西单抗 10 mg/kg 和维得利珠单抗（分别为 $RR = 0.69$，95% *CI* 0.61 ~ 0.78，P-score 0.99；$RR = 0.78$，95% *CI* 0.72 ~ 0.84，P-score 0.87；$RR = 0.80$，95% *CI* 0.71 ~ 0.90，P-score 0.77；$RR = 0.84$，95% *CI* 0.76 ~ 0.92，P-score 0.65）；纳入既往接受过抗 TNF-α 单抗治疗的患者进行分析，乌帕替尼 45 mg/d 仍居首位，第 2、第 3 位分别为乌司奴单抗 6 mg/kg 和托法替尼 10 mg 每天 2 次（分别为 $RR = 0.78$，95% *CI* 0.72 ~ 0.85，P-score 0.99；$RR = 0.88$，95% *CI* 0.80 ~ 0.97，P-score 0.74；$RR = 0.88$，95% *CI* 0.83 ~ 0.94，P-score 0.74）。Lasa 等[24] 同期发表 1 项网络荟萃分析，纳入 29 个 RCTs 共 10 061 例 UC 患者进行分析的结果相似，也显示乌帕替尼 45 mg/d 的诱导临床缓解率居首位，其次为英夫利西单抗。较早前 1 项网络荟萃分析（未纳入乌帕替尼等新研发的小分子药物）比较诱导临床缓解率，结果显示，对既往未接受过抗 TNF-α 单抗治疗的 UC 患者，英夫利西单抗、维得利珠单抗、托法替尼依次居前 3 位；对既往接受过抗 TNF-α 单抗治疗的患者，托法替尼和乌司奴单抗分别居第 1 和第 2 位[25]。

近期有 1 项比较药物起效速度的网络荟萃分析，共纳入 14 个 RCTs，结果显示，乌帕替尼治疗 2 周症状缓解（便血消失及排便频率恢复正常）率显著高于任何一种其他药物（RR 2.85 ~ 6.72）；乌帕替尼、非戈替尼（filgotinib）、英夫利西单抗、阿达木单抗、戈利木单抗、乌司奴单抗、维得利珠单抗、奥扎莫德的 2 周症状缓解率分别为 68%、22%、23.7%、23.9%、22.2%、18.4%、15.7% 和 10.9%；乌司奴单抗和维得利珠单抗只有在既往未接受过抗 TNF-α 单抗治疗的患者中才可能取得 2 周的症状缓解[26]。另外，对 2 个乌帕替尼诱导缓解的 RCTs 的事后分析显示，大便频次、血便及腹痛等症状可在治疗后 1 ~ 3 天显著缓解[27]。治疗 UC 早期起效可减少激素使用，对急性重度 UC 有可能避免早期肠切除术，因此，乌帕替尼的价值值得进一步研究。

（3）真实世界的观察性研究：乌帕替尼临床使用时间尚短，目前未有高质量研究报道。托法替尼在国外已使用较长时间，但我国未批准其用于 UC 治疗，可参考相关研究的文献[28,29]。其他药物分述如下。

1）作为一线生物制剂（既往未使用过生物制剂）的疗效比较：维得利珠单抗与抗 TNF-α 单抗比较，上文提及的 EVOLVE 研究[12] 包含维得利珠单抗 376 例和抗 TNF-α 单抗 221 例。结果显示，两种药物 24 个月的校正累积临床缓解率和黏膜愈合率差异无统计学意义（65.9% *vs.* 48.6%，$P = 0.09$；86.6% *vs.* 80.6%，$P = 0.66$）。德国 1 项前瞻性、非干预性登记研究，纳入维得利珠单抗 182 例与抗 TNF-α 单抗 132 例（2/3 病例为英夫利西单抗），两药在诱导期的校正临床缓解率相似（23% *vs.* 30.4%，$P = 0.204$），但 2 年后维得利珠单抗的校正临床缓解率高于抗 TNF-α 单抗（43.2% *vs.* 25.8%，$P < 0.011$）[30]。另 1 项荟萃分析结果显示，维得利珠单抗治疗 4520 例既往未使用过生物制剂的 UC 患者，第 14 周和第 52 周临床缓解率分别为 40.0%（95% *CI* 27.0 ~ 54.0，I^2 86%）和 63.9%（95% *CI* 47.0 ~ 79.2，I^2 36%）[31]。

2）作为二线生物制剂（既往使用过生物制剂）的疗效对比：维得利珠单抗与抗 TNF-α 单抗比较，北美回顾性 VICTORY 研究纳入维得利珠单抗治疗的 UC 患者 321 例（既往接受过 1 种或以上抗 TNF-α 单抗治疗者占 71%），1 年临床缓解率和内镜缓解率分别为 51% 和 41%，结果与 GEMINI-1 研究相似，即既往接受过抗 TNF-α 单抗治疗者的 1 年临床缓解率和内镜缓解率显著低于未接受者（$HR = 0.53$，95% *CI* 0.38 ~ 0.75；$HR = 0.51$，95% *CI* 0.29 ~ 0.88）[32]。进一步研究纳入 454 例维得利珠单抗与 268 例抗 TNF-α 单抗治疗者进行比较，平均随访时间 333 天（167 ~ 494 天），维得利珠单抗的校正临床缓解率、无激素临床缓解率和无激素深度缓解率显著高于抗 TNF-α 单抗（$HR = 1.651$，95% *CI* 1.229 ~ 2.217；$HR = 1.828$，95% *CI* 1.135 ~ 2.944；$HR = 2.819$，95% *CI* 1.496 ~ 5.310）。对既往未使用过生物制剂和使用过生物制剂者进行亚组分析，维得利珠单抗的疗效仍然显著优于抗 TNF-α 单抗[33]。前文提到的 PANIC 研究中，所有中重度 UC 患者采用维得利珠单抗、英夫利西单抗和阿达木单抗治疗 1 年的持续用药率分别为 73.4%、61.1% 和 45.5%，维得利珠单抗显著高于抗 TNF-α 单抗（$HR = 1.67$，95% *CI* 1.27 ~ 2.18，$P < 0.001$），多因素分析显示一线用药优于二线用药[19]。另 1 项对维得利珠单抗观察性研究的荟萃分析，共纳入 10 215 例 UC，诱导期临床缓解率为 40%（95% *CI* 36% ~ 44%，范围 19% ~ 75%），未使用过生物制剂者优于使用过者（$OR = 2.34$，95% *CI* 1.74 ~ 3.14）；维持期临床缓解率为 45%（95% *CI* 40% ~ 50%，范围 16% ~ 78%），未使用过生物制剂者优于使用过者（$OR = 1.47$，95% *CI* 1.17 ~ 1.85）[34]。

上述结果提示，在使用过抗 TNF-α 单抗治疗的 UC 患者中，维得利珠单抗疗效有显著下降，而换用另一种抗 TNF-α 单抗疗效下降可能更明显。

维得利珠单抗与乌司奴单抗的比较：1 项法国多中心队列研究（GETAID）纳入抗 TNF-α 单抗治疗失败的 UC 患者，维得利珠单抗（121 例）和乌司奴单抗（97 例）治疗 14 周和 52 周的校正无激素临床缓解率相似（分别为 $OR = 0.55$，95% *CI* 0.21 ~ 1.41，

$P=0.21$；$OR=0.94$，95% CI $0.40 \sim 2.22$，$P=0.89$），其余各项次要指标也无显著差异[35]。1 项乌司奴单抗真实世界观察性研究的荟萃分析纳入 19 个研究共 3786 例 UC 患者，其中 92% 患者既往使用过生物制剂，61.1% 使用过抗 TNF-α 单抗和维得利珠单抗，治疗第 8 周、第 12 ~ 16 周、第 6 个月和第 12 个月临床缓解率分别为 45.4%、43.8%、44.6% 和 50.6%[36]。

托法替尼与维得利珠单抗或乌司奴单抗的比较：小样本研究比较托法替尼与维得利珠单抗治疗抗 TNF-α 单抗无效的 UC 患者，结果显示，托法替尼诱导和维持临床缓解的疗效显著优于维得利珠单抗[37]。小样本研究比较托法替尼与乌司奴单抗治疗抗 TNF-α 单抗或维得利珠单抗无效的 UC 患者，结果显示，托法替尼与乌司奴单抗在诱导和维持临床缓解疗效无统计学差异[38]。

小结：综上所述，对于诱导和维持中重度 UC 缓解，根据目前的临床研究证据从疗效的角度分析，作为一线生物制剂，推荐英夫利西单抗和维得利珠单抗，维得利珠单抗和英夫利西单抗的疗效优于阿达木单抗，但对用药方便程度有高需求，特别是对于病情严重程度度较轻者，阿达木单抗仍是一种选择。对抗 TNF-α 单抗原发或继发失效者，乌帕替尼疗效显著，乌司奴单抗可能稍优于维得利珠单抗，而维得利珠单抗又可能稍优于阿达木单抗，但乌司奴单抗在我国未获批 UC 适应证，故维得利珠单抗仍是一种值得重视的选择。维持缓解的生物制剂和小分子药物一般与诱导缓解有效的药物一致。

3. 其他临床情况的治疗

（1）瘘管型 CD：只有英夫利西单抗有治疗瘘管型 CD 的 RCTs，诱导缓解的 RCT 显示[39]，英夫利西单抗诱导瘘管 CD 的愈合率显著高于安慰剂，英夫利西单抗 5 mg/kg、10 mg/kg 和安慰剂愈合率分别为 55%、38% 和 13%（$P=0.001$ 和 $P=0.04$）。维持缓解的 RCT 显示[40]，54 周英夫利西单抗 5 mg/kg 维持瘘管 CD 的愈合率显著高于安慰剂（36% $vs.$ 19%，$P=0.009$）。其他生物制剂的疗效主要源于对 RCTs 的事后分析，低度证据显示乌司奴单抗对诱导和维持瘘管 CD 愈合率高于安慰剂，低度证据显示阿达木单抗和维得利珠单抗维持瘘管 CD 愈合率高于安慰剂[41]。所有研究中绝大多数病例为 CD 肛瘘。新近 1 项对 RCTs 的网络荟萃分析[42]，无法检出各种生物制剂间诱导缓解的差异，提示目前 RCTs 的资料太缺乏。

除来自 RCTs 的数据外，真实世界的观察性研究的结果也可提供参考。在 RCT 后有不少英夫利西单抗治疗 CD 肛瘘的观察性研究，并提出诱导期英夫利西单抗浓度与短期和长期疗效密切相关[43,44]。1 项对阿达木单抗疗效的荟萃分析显示，阿达木单抗有 36% 的瘘管 CD 愈合率和 31% 的瘘管 CD 应答率[45]。有研究也认为疗效与药物浓度相关[46]。有两项对乌司奴单抗的荟萃分析，1 项报道 6 个月和 12 个月瘘管 CD 应答率分别为 44% 和 53.9%[47]；另 1 项研究报道 6 个月和 12 个月瘘管 CD 应答率分别为 39.7% 和 55.9%，瘘管 CD 愈合率分别为 17.7% 和 16.7%，疗效较低可能与纳入患者多数既往接受过生物制剂治疗有关[48]。维得利珠单抗治疗肛瘘的 BioLAP 研究为 1 项法国多中心队列研究，研究中 99% 患者先前接受过抗 TNF-α 单抗治疗，结果显示，活动性肛瘘在 6 个月肛瘘愈合率为22.5%（23/102）；非活动性肛瘘在平均39周随访期内复发率为30.6%（15/49）；65%患者在平均30周随访期内因肛瘘或肠道症状无改善而停药，该研究认为维得利珠单抗对肛瘘治疗价值有限[49]。ENTERPRISE研究为1项比较维得利珠单抗常规剂量和增加剂量（第10周增加1次给药）治疗肛瘘的随机双盲对照研究，研究中79%患者先前接受过抗TNF-α单抗治疗，所有患者30周的肛瘘愈合率为42.9%（12/28），不同剂量两组患者的肛瘘愈合率相似，该研究认为维得利珠单抗对肛瘘疗效可与抗TNF-α单抗相比，但该研究无安慰剂对照，且92%患者基线均有肛瘘挂线[50]。

综合目前临床证据，对肛瘘的治疗，中度证据支持英夫利西单抗诱导和维持缓解的疗效，低度证据支持乌司奴单抗诱导和维持缓解疗效，低度证据支持阿达木单抗维持缓解的疗效，而维得利珠单抗诱导和维持缓解的疗效尚未明。

（2）IBD的肠外表现：目前，生物制剂治疗IBD肠外表现（extraintestinal manifestations，EIM）的疗效除有1项英夫利西单抗治疗坏疽性脓皮病随机双盲安慰剂对照研究[51]之外，证据均来自治疗IBD的RCTs事后分析或观察性研究。已分别有关于抗TNF-α单抗[52]、乌司奴单抗[53]、维得利珠单抗[54]和托法替尼[55]疗效的系统综述。近期1项国际性的多中心研究，比较乌司奴单抗与维得利珠单抗治疗IBD对关节病肠外表现的影响，收集10年期间乌司奴单抗327例与维得利珠单抗584例。结果显示，维得利珠单抗对已存在的关节病加重率及新发关节病率并不比乌司奴单抗高，维得利珠单抗治疗6个月内新发关节痛率显著高于乌司奴单抗，但随访至2年后差异不再有统计学意义[56]。Greuter等[57]对生物制剂治疗EIM的评估及使用建议可作为重要参考，治疗与IBD肠道炎症活动性相关的EIM主要在于控制肠道IBD炎症活动性，而对EIM发挥针对性作用的生物制剂包括：①抗TNF-α单抗：对皮肤、关节及眼的肠外表现均有效，需要强调的是，其对中轴关节炎及坏疽性脓皮病疗效有足够证据，对伴发的类风湿性关节炎和强直性脊柱炎疗效早已得到风湿科认可。②乌司奴单抗：对外周关节炎/痛有效，特别适用于银屑病关节炎，但不适用于中轴关节炎；对皮肤肠外表现（结节红斑和坏疽性脓皮病）可能有效，对葡萄膜炎疗效尚待进一步证实。③维得利珠单抗：目前无足够证据支持其对肠外表现有针对性疗效，对与IBD肠道炎症活动性密切相关的肠外表现可能会伴随该药对肠道炎症活动性的控制而改善，有报道其对外周关节炎/痛有效但尚待进一步研究。

（3）急性重度UC（acute severe ulcerative colitis，ASUC）：目前仍推荐立即住院使用足量糖皮质激素静脉用药，对经3~5天治疗无应答者应转换治疗。转换治疗的药物中，仍推荐使用英夫利西单抗或钙调磷酸酶抑制剂（环孢素或他克莫司）[58]。两个RCTs显示英夫利西单抗和环孢素短期及长期疗效相似，不良反应发生率差异无统计学意义[59,60]。由于英夫利西单抗血药浓度监测相对简单和安全，目前倾向对既往未使用过抗TNF-α单抗者使用英夫利西单抗。有研究提出强化英夫利西单抗剂量（诱导期10 mg/kg或间隔2周1次）可提高疗效，但其后的研究结果不一致[61]。可能的解释是强化剂量的患者往往病情较重，这需要进一步的RCT证实，故目前未能对此作推荐[58]。

对既往使用过抗TNF-α单抗无效者，转换治疗可考虑钙调磷酸酶抑制剂。以往这类药物多作为桥接而继以硫嘌呤类药物维持治疗，但疗效不理想，尤其对于既往使用过硫嘌呤类药物者。有研究使用其他不同机制生物制剂来维持，治疗方案是在钙调磷酸酶抑制剂应答后联用生物制剂，最长在 3 个月内停用钙调磷酸酶抑制剂，继续生物制剂维持。以下两项为钙调磷酸酶抑制剂桥接维得利珠单抗的较大样本的单臂研究：法国 1 项研究纳入 39 例静脉用激素无效而转换为钙调磷酸酶抑制剂的 ASUC 患者，其中 85% 患者用过硫嘌呤类药物、92% 用过抗 TNF-α 单抗，随访 12 个月累积无手术率为 64%（半数患者在 14 周内手术），44% 患者 1 年内仍继续维得利珠单抗治疗[62]；另 1 项单中心的回顾性研究纳入 71 例转换钙调磷酸酶抑制剂的 ASUC 患者，其中 85% 患者用过抗 TNF-α 单抗、半数用过硫嘌呤类药物，随访 1 年和 2 年累积无手术率为 67% 和 55%，但 1 年和 2 年停用维得利珠单抗率为 57% 和 72%[63]。近期 1 项纳入 10 例 ASUC 患者使用钙调磷酸酶抑制剂桥接乌司奴单抗的小样本观察研究，患者使用过抗 TNF-α 单抗或（和）维得利珠单抗，随访 6 个月，无一例患者需要手术，1 例未达到临床缓解，1 例未停用激素[64]。随着各种生物制剂使用增加及失效，钙调磷酸酶抑制剂桥接其他起效较慢而作用较持久的生物制剂可能是一种选择。

多个研究支持托法替尼治疗 ASUC 有效。1 项回顾性病例对照研究，纳入既往使用过生物制剂的 ASUC 患者，托法替尼组 40 例（托法替尼联用静脉激素），根据性别和住院时间按 1∶3 匹配对照组，对照组共 113 例（单用静脉激素）。结果显示，托法替尼组 3 个月的手术率显著低于对照组（$HR = 0.28$，95% CI $0.10 \sim 0.81$，$P = 0.018$），但这种差异只见于高剂量（托法替尼 10 mg/次，每天 3 次）；对照组中有 38.1% 患者需要转换英夫利西单抗、1.8% 患者转换环孢素，而托法替尼组无转换治疗；两组并发症发生率相似[65]。另 1 项多中心研究，纳入住院的重度 UC 患者 55 例（49 例用过抗 TNF-α 单抗、19 例用过环孢素），入院即给予托法替尼治疗（32.7% 患者联用静脉激素），3 个月和 6 个月无手术率分别为 78.9% 和 73.6%，3 例因不良反应（2 例带状疱疹）停药，没有出现深部静脉血栓和心血管事件[66]。上述研究提示，托法替尼治疗 UC 起效快、疗效高，与静脉激素联用有可能提高 ASUC 的疗效，可作为除英夫利西单抗和环孢素之外的一种拯救治疗选择药物，甚至有可能与静脉激素并列为 ASUC 的一线治疗。但托法替尼不良反应多，不是理想的选择，乌帕替尼值得研究和期待。

（4）慢性抗生素抵抗贮袋炎（chronic antibiotic-refractory pouchitis，CARP）：CARP 定义为经 1 种抗生素治疗 2 ~ 4 周无效的贮袋炎。当联合两种抗生素或布地奈德等治疗措施无效时，可以考虑使用生物制剂。目前有两项生物制剂治疗 CARP 的 RCTs。1 项维得利珠单抗治疗慢性或复发性贮袋炎（UC 患者 IPAA 术后）的双盲安慰剂对照研究显示，维得利珠单抗治疗第 14 周和第 34 周的临床缓解率（根据改良 PDAI 评分定义）显著高于安慰剂组（分别为 31.4% vs. 9.8%，$P = 0.013$；35.3% vs. 17.6%，$P = 0.043$）[67]。另 1 项阿达木单抗的研究结果未提示其与安慰剂存在差异，但该研究总样本量只有 13 例[68]。

其余关于 CARP 疗效的研究多为单个药物的回顾性观察性研究。1 项美国的多中心回顾性研究共纳入 83 例维得利珠单抗治疗 UC 术后慢性贮袋炎或 CD 贮袋炎患者，平均随访 1.3 年，临床应答和临床缓解率分别为 71.1% 和 19.3%，其中 74 例进行了内镜随访，内镜应答和内镜缓解率分别为 54.1% 和 17.6%[69]。1 项对英夫利西单抗和阿达木单抗治疗 UC 术后慢性贮袋炎的荟萃分析，共纳入 313 例患者，治疗 8 周和 12 个月的缓解率分别为 50% 和 52%；对 CD 贮袋炎的疗效优于 CARP（但事实上两者不易鉴别）[70]。乌司奴单抗治疗 CARP 也有小样本研究报道，乌司奴单抗治疗 35 例 CARP，4～12 周的临床应答率为 63%，8～52 周临床缓解率为 10%[71]。

不同药物治疗 CARP 疗效比较的观察性研究。1 项研究连续性纳入 33 例 CARP 患者，英夫利西单抗（23 例）、阿达木单抗（13 例）、维得利珠单抗（15 例）治疗 14 周的缓解率分别为 43.5%、38.5% 和 60.0%[72]。近期 1 项系统综述，纳入英夫利西单抗研究 16 个（247 例 CARP 患者），完全应答和部分应答率分别为 50.7% 和 28.1%；阿达木单抗研究 7 个（107 例 CARP 患者），完全应答和部分应答率分别为 33.3% 和 38.1%；乌司奴单抗研究 3 个（78 例 CARP 患者），完全应答和部分应答率分别为 50% 和 3.8%；维得利珠单抗研究 7 个（151 例 CARP 患者），完全应答和部分应答率分别为 28.4% 和 43.2%[73]。由于研究间的高度异质性，所有数据仅供参考。

综合现有的有限资料，对 CARP 可首先考虑抗 TNF-α 单抗或维得利珠单抗，其他生物制剂也可使用。抗 TNF-α 单抗使用经验较多，可能对 CD 贮袋炎疗效较佳，但不少患者术前多用过英夫利西单抗，再次使用时注射反应发生率增加[72]。国际回肠贮袋协会（International Ileal Pouch Consortium）最近的共识，推荐 CARP 治疗首选维得利珠单抗，因为其疗效有 RCT 证据且安全性好[74]。虽然共识中指出术前使用过的生物制剂，在治疗 CARP 时仍有效，但有研究提示疗效会有一定下降[75]。

（5）CD 肠切除术后复发的预防：推荐对有术后复发高危因素（≥2 次手术、穿透型、吸烟）的 CD 患者早期积极用药预防复发[76]。已有英夫利西单抗的 RCT，英夫利西单抗治疗 76 周的内镜复发率显著低于安慰剂（22.4% vs. 51.3%，P < 0.001），临床复发率也低于安慰剂，但差异无统计学意义[77]。回顾性研究显示阿达木单抗预防术后复发的作用与英夫利西单抗相似[78]；RCT 研究的事后分析显示阿达木单抗术后复发率显著低于硫唑嘌呤[79]。1 项荟萃分析纳入 6 个对照研究共 645 例 CD 肠切除术后患者[80]，结果显示，抗 TNF-α 单抗治疗后的内镜复发率（RR = 0.52，95% CI 0.33～0.80）、临床复发率（RR = 0.52，95% CI 0.33～0.80）和严重内镜复发率（RR = 0.41，95% CI 0.21～0.79）均显著优于嘌呤类药物。

抗 TNF-α 单抗已被广泛用于预防有高危因素患者的术后复发，但这些患者术前多接受过抗 TNF-α 单抗治疗，抗 TNF-α 单抗用于预防术后复发在既往接受过抗 TNF-α 单抗治疗的患者术后复发率增加[81]。不同作用机制的生物制剂如乌司奴单抗和维得利珠单抗的应用因而受到关注，虽然已有不少观察性研究，但结果不一致，可能与干扰因素多、样本量小有关，综合结论仍倾向于乌司奴单抗和维得利珠单抗有效，相关研究可参阅近期的系统综述[82]。最新发表的 1 项真实世界的多中心较大样本的队列研究也显示[83]，经校正后，维得利珠单抗与抗 TNF-α 单抗（$OR=0.55$，95% CI 0.25 ~ 1.19）、乌司奴单抗与抗 TNF-α 单抗（$OR=1.86$，95% CI 0.79 ~ 4.38）的 1 年术内镜复发率相似。

根据对目前证据的分析，对有复发高危因素的 CD 术后患者，预防复发仍以抗 TNF-α 单抗（主要是英夫利西单抗）为首选。如果患者是在使用抗 TNF-α 单抗过程中发生并发症而接受手术，则术后可考虑乌司奴单抗或维得利珠单抗。如果患者是在使用某一生物制剂过程中发生并发症而接受手术，或在使用某一生物制剂预防术后复发失败，则应换用另一作用机制不同的生物制剂。

（二）安全性比较

药物安全性的证据主要源于 RCT 和其后的开放性拓展研究、真实世界的观察性研究、上市后的登记报告及数据库资料。安全性研究需要足够大的样本和长期随访才有可能提供可信度高的证据。已有不少这方面的系统分析[84]和述评[85]。

1. 机会感染和严重感染

（1）抗 TNF-α 单抗：早年已有大量研究报道，抗 TNF-α 单抗有增加机会感染和严重感染的风险，并强调其激活潜伏结核感染或增加新发结核感染、激活乙型肝炎病毒感染的高风险。1 项纳入 22 个抗 TNF-α 单抗治疗 IBD 的 RCT 荟萃分析结果显示，抗 TNF-α 单抗组机会感染率显著高于安慰剂组（0.9% $vs.$ 0.3%，$RR=2.05$，95% CI 1.10 ~ 3.85），其中结核感染率亦显著增高（$RR=2.52$，95% CI 0.62 ~ 10.21）[85]。美国 1 项对英夫利西单抗治疗 CD 的 TREAT 登记研究持续了 13 年，结果显示，英夫利西单抗组严重感染率显著高于非生物制剂组［2.15/100（例·年）$vs.$ 0.86/100（例·年）］[86]。法国 1 项纳入全国 190 694 例 IBD 的队列研究结果显示：未接受硫嘌呤类药物及抗 TNF-α 单抗组、硫嘌呤类药物组、抗 TNF-α 单抗单药组和抗 TNF-α 单抗与硫嘌呤类药物联合治疗组的严重感染率分别为 8.4/1000（例·年）、10.5/1000（例·年）、18.9/1000（例·年）和 22.4/1000（例·年），抗 TNF-α 单抗单药组高于硫嘌呤类药物组（$HR=1.71$）、抗 TNF-α 单抗与硫嘌呤类药物联合治疗组高于抗 TNF-α 单抗单药组（$HR=1.23$）；机会感染率分别为 0.4/1000（例·年）、1.7/1000（例·年）、2.1/1000（例·年）和 4.1/1000（例·年），抗 TNF-α 单抗组并不显著高于硫嘌呤类药物组，但结核感染却有显著增加（$HR=1.98$），抗 TNF-α 单抗与硫嘌呤类药物联合治疗组高于抗 TNF-α 单抗单药组（$HR=1.96$）[87]。疾病活动度、病程、合用激素和老年是抗 TNF-α 单抗机会感染和严重感染增加的危险因素[86]。

（2）维得利珠单抗：一篇系统综述纳入 6 个临床研究共 2830 例 IBD 患者随访达 5 年。结果显示维得利珠单抗治疗的严重感染率与安慰剂相似［4.3/100（例·年）$vs.$ 3.8/100（例·年）］，其中，艰难梭菌感染及结核分枝杆菌感染发生率低［分别为 0.3/100（例·年）和 0.1/100（例·年）］，无乙型肝炎病毒感染激活报道[88]。治疗 UC 药物的网络荟萃分析显示维得利珠单抗感染率最低[23]。

比较维得利珠单抗与阿达木单抗治疗的 VARSITY 研究结果提示，维得利珠单抗治疗组的艰难梭菌感染率数字上高于阿达木单抗治疗组［1.1/100（例·年）$vs.$ 0.6/100

(例・年)][22]。维得利珠单抗的肠道高选择性是否会增加艰难梭菌感染率引起关注。1 项单中心回顾性研究，纳入 805 例 UC 患者，校正后的维得利珠单抗与抗 TNF-α 单抗两组艰难梭菌感染率差异无统计学意义（$HR = 0.33$，95% CI 0.05~2.03），但维得利珠单抗组的严重艰难梭菌感染率显著低于抗 TNF-α 单抗组（$HR = 0.10$，95% CI 0.01~0.76）[89]。药物间的直接比较尚有待进一步研究。

（3）乌司奴单抗：乌司奴单抗治疗 CD 的 IM-UNITI5 年拓展研究显示[90]，严重感染率与安慰剂相似［3.9/100（例・年）*vs.* 3.4/100（例・年）］，仅有 1 例发生活动性结核。1 项纳入 8 个共 578 例 CD 的观察性研究的系统综述，显示乌司奴单抗的严重感染率为 5.6%，且无结核感染报道[91]。乌司奴单抗在银屑病中使用较早，美国 PSOLAR 的登记研究纳入 12 093 例银屑病患者，乌司奴单抗、英夫利西单抗和其他生物制剂组的严重感染率分别为 0.93/100（例・年）、2.91/100（例・年）和 1.91/100（例・年），英夫利西单抗与其他生物制剂合并为 1 组后再与乌司奴单抗组比较，前者显著高于后者（$HR = 1.96$，$P < 0.001$）[92]。韩国是结核病高发区，1 项全国性统计报道显示乌司奴单抗治疗银屑病的结核病发生率与普通人群相似[93]。

（4）抗 TNF-α 单抗、维得利珠单抗和乌司奴单抗比较：近期 1 项比较各种生物制剂和小分子药物治疗 IBD 发生严重感染的系统综述和荟萃分析，纳入 20 个对照性研究（2 个 RCTs、18 个队列研究）共 55 000 多例 IBD 患者，比较药物包括抗 TNF-α 单抗、维得利珠单抗、乌司奴单抗、托法替尼、非戈替尼、奥扎莫德[94]。该研究结果显示，维得利珠单抗与抗 TNF-α 单抗在所有 IBD 患者中差异无统计学意义。但亚组分析显示：在 UC 患者中维得利珠单抗显著低于抗 TNF-α 单抗（$OR = 0.68$，95% CI 0.56~0.83，I^2 0%），在 CD 患者中两者差异无统计学意义（$OR = 1.03$，95% CI 0.78~1.35，I^2 42%）；在 CD 患者中乌司奴单抗显著低于抗 TNF-α 单抗（$OR = 0.49$，95% CI 0.25~0.93，I^2 16%），也显著低于维得利珠单抗（$OR = 0.40$，95% CI 0.17~0.93，I^2 67%）[94]。文章作者对研究结果中维得利珠单抗的感染率进行分析，认为感染率高低涉及两方面因素，一方面是药物本身对全身免疫的抑制，另一方面是对 IBD 疾病活动控制的疗效，因为 IBD 疾病活动以及需要延长激素治疗等因素会增加严重感染的风险。UC 患者维得利珠单抗的疗效与抗 TNF-α 单抗相似，而其肠道选择性至其对全身免疫受抑制低，不良反应因此减少的优势即表现出来，但维得利珠单抗对 CD 的疗效，尤其是严重 CD 的疗效可能不及抗 TNF-α 单抗，则此优势会被掩盖；乌司奴单抗对 CD 患者的严重感染率低于维得利珠单抗也可作此解释。该研究提示维得利珠单抗及乌司奴单抗本身相关的严重感染率均低于抗 TNF-α 单抗。另 1 项比较不同药物治疗的 IBD 患者在接种新冠疫苗后的保护性抗体浓度研究显示，英夫利西单抗和托法替尼治疗者抗体浓度显著下降，而维得利珠单抗及乌司奴单抗治疗者抗体浓度与健康对照者无差异，印证了这两个药物较弱的全身免疫系统的抑制作用[95]。

（5）JAK 抑制剂[96]：托法替尼为非选择性 JAK 抑制剂，在风湿性疾病和 IBD 治疗研究中发现的不良反应包括感染（最常见为鼻咽炎和带状疱疹）、严重感染（最常见为艰难梭菌感染和肺炎）、高胆固醇血症、胃肠道穿孔、转氨酶升高、造血系统影响、静脉血栓、严重心血管事件、恶性肿瘤等，妊娠期、哺乳期禁用。FDA 对该药引起严重心血管事件、恶性肿瘤、血栓和死亡风险发出警告，只局限应用于对多种药物治疗无效的难治性患者[97]。我国未批准托法替尼治疗 UC 的适应证。

新一代选择性 JAK-1 抑制剂（非戈替尼和乌帕替尼）已上市，我国已批准乌帕替尼治疗 UC 和 CD。相对非选择性 JAK 抑制剂，其安全性是否明显提高备受关注。从Ⅱ期、Ⅲ期临床研究和 1 项上市后小样本短期观察研究[98]来看，选择性 JAK-1 抑制剂治疗后出现感染和严重感染（带状疱疹除外）、深静脉血栓、主要心血管事件并不常见，目前正在等待更多、更长时间的研究证实。1 项对生物制剂和小分子药物带状疱疹感染率的网络荟萃分析，纳入 25 个研究 9935 例 IBD 患者，结果显示，只有托法替尼 10 mg、每天 2 次和乌帕替尼 45 mg、每天 1 次显著增加带状疱疹感染率（分别为 $RR = 6.90$ 和 $RR = 7.89$）[99]。

综合目前证据，维得利珠单抗、乌司奴单抗相关的严重感染发生率低，激活结核和乙型病毒性肝炎的概率较小，由于维得利珠单抗的肠道选择性，其在 UC 治疗中感染的概率可能更少（肠道感染除外）；抗 TNF-α 单抗增加机会感染和严重感染；托法替尼的机会感染（特别是带状疱疹）和严重感染要高度重视；乌帕替尼增加带状疱疹发生率，但其风险可能低于托法替尼；新一代 JAK-1 抑制剂与感染风险的关系需要进一步研究。

2. 恶性肿瘤

（1）抗 TNF-α 单抗：抗 TNF-α 单抗是否增加淋巴瘤风险一直没有定论，不少研究认为此风险升高主要是因为联用硫嘌呤类药物[100]。1 项发表在 *JAMA* 的法国全国性队列研究，纳入共 189 289 例 IBD 患者，平均随访 6.7 年。结果显示，单独使用硫嘌呤类药组和单独使用抗 TNF-α 单抗组与未使用这些药物组比较，淋巴瘤发生风险都有增加，增加虽少但差异有统计学意义；抗 TNF-α 单抗与硫嘌呤类药联合治疗组的淋巴瘤风险显著高于单独使用硫嘌呤类药物组（校正 $HR = 2.35$，95% CI 1.31 ~ 4.22，$P < 0.001$）和单独使用抗 TNF-α 单抗组（校正 $HR = 2.53$，95% CI 1.35 ~ 4.77，$P < 0.001$）[101]。抗 TNF-α 单抗是否会增加黑色素瘤风险也未有定论。有研究报道抗 TNF-α 单抗增加黑色素瘤风险，而嘌呤类药物增加非黑色素瘤皮肤癌风险[102]，但有研究显示黑色素瘤风险与 IBD 相关而与抗 TNF-α 单抗无关[103]。总的来说，既然 IBD、抗 TNF-α 单抗、嘌呤类药物往往会重合在一起，淋巴瘤、黑色素瘤和非黑色素瘤在抗 TNF-α 单抗使用时都应注意监测。

（2）维得利珠单抗和乌司奴单抗：1 项针对维得利珠单抗安全性的系统综述，纳入 6 个研究共 2830 例 IBD 患者，仅 7 例发生恶性肿瘤（<1%）[88]。1 项对多中心联合数据库的统计研究，纳入 1087 例维得利珠单抗治疗的 IBD 患者，有 2 例患者在随访期发生癌症（皮肤癌 1 例、结肠癌 1 例）[104]。两项研究均显示维得利珠单抗的恶性肿瘤发生风险与普通人群相似。银屑病的 PSOLAR 研究未显示乌司奴单抗有增加恶性肿瘤的风险[105]。总的来说，目前尚未观察到这两种药物增加恶性肿瘤的风险，但使用时间尚短，有待大

量病例的长期随访。

（3）JAK 抑制剂：托法替尼的恶性肿瘤风险已如上述。乌帕替尼使用时间太短、病例数太少，虽然目前尚未发现增加恶性肿瘤的风险，但需要继续密切监测[100]。

另外，除药物相关的肿瘤发生风险之外，我们还关注有恶性肿瘤病史或现症恶性肿瘤患者生物制剂的使用问题。1 项多中心回顾性研究，纳入 390 例有恶性肿瘤史的 IBD 患者，比较不同生物制剂及未接受生物制剂及免疫抑制剂治疗患者对肿瘤复发的影响，经多因素分析显示，维得利珠单抗和乌司奴单抗对肿瘤复发无影响（分别为校正 $HR = 1.36$，95% CI 0.27 ~ 7.01 和校正 $HR = 0.96$，95% CI 0.17 ~ 5.41）[106]。欧洲克罗恩病和结肠炎组织（European Crohn's and Colitis Organisation，ECCO）2023 年发表的 IBD 与恶性肿瘤的指引提出：对有恶性肿瘤病史患者，目前证据似乎显示维得利珠单抗和乌司奴单抗不会增加恶性肿瘤复发和新发肿瘤的风险，也没有证据显示抗 TNF-α 单抗会增加恶性肿瘤复发和新发肿瘤的风险；对现症肿瘤患者，尚未有充分证据支持提出使用何种生物制剂及如何使用的推荐[100]。对有恶性肿瘤病史或现症恶性肿瘤患者生物制剂的使用应由多学科团队联合讨论进行个体化治疗。

3. 对妊娠的影响

妊娠期使用英夫利西单抗、阿达木单抗、维得利珠单抗和乌司奴单抗的风险级别均被 FDA 评定为 B 级（低风险）。1 项系统综述包括 48 项研究、6963 例使用生物制剂的 IBD 妊娠妇女，结果显示，妊娠期使用上述药物的妊娠结局与普通人群并无差异[107]。既然已经明确 IBD 本身疾病活动会显著影响妊娠结局，而停用生物制剂易发生疾病复发，因此若病情需要，建议在整个妊娠期继续使用生物制剂[107,108]。虽然在妊娠后期英夫利西单抗胎盘通过率会增加，理论上可能会影响新生儿免疫功能，但临床系统综述并未见到这一影响[107]。北美的共识推荐可在妊娠期全程使用，对于如有特殊考虑且病情控制较好者，可在妊娠后期暂时停用[108]。因资料有限，无法比较各种生物制剂对妊娠结局的影响[107,108]。

动物实验发现托法替尼致畸，临床前期试验证实托法替尼可通过胎盘。按药物说明书规定，托法替尼在妊娠期、哺乳期禁用，经过 1 周以上洗脱期才可受孕。乌帕尼替也按此执行[96]。

4. 药物免疫原性

（1）抗药抗体的产生及其影响：既往研究已证明抗 TNF-α 单抗继发性失效与抗药抗体产生密切相关。1 项系统综述显示，英夫利西单抗、阿达木单抗、乌司奴单抗和维得利珠单抗的抗药抗体产生率分别为 0 ~ 65.1%、0.3% ~ 38.0%、1.0% ~ 4.1% 和 0.7%[110]。联合免疫抑制剂（硫嘌呤类药或甲氨蝶呤）治疗可抑制抗 TNF-α 单抗的免疫原性。RCTs 研究证实英夫利西单抗与硫唑嘌呤联合治疗 CD 和 UC 的疗效优于英夫利西单抗单药治疗，因此推荐抗 TNF-α 单抗与免疫抑制剂联合治疗[111,112]。联用免疫抑制剂可提高疗效，但免疫抑制剂又增加了不良反应的风险。乌司奴单抗和维得利珠单抗免疫原性低，目前研究证据未显示乌司奴单抗和维得利珠单抗与免疫抑制剂合用有疗效获益[111,112]。抗药抗体与注射过敏反应和迟发型过敏反应有关，因此英夫利西单抗过敏反应率比乌司奴单抗和维得利珠单抗高。

（2）自身抗体的产生与矛盾性自身免疫性疾病的发生：抗 TNF-α 单抗可治疗包括IBD 在内的多种免疫性疾病，但在治疗期间可产生多种自身抗体，也可发生药物性红斑狼疮、皮肌炎、银屑病、神经脱鞘性病变等矛盾性自身免疫性疾病[113]。乌司奴单抗和维得利珠单抗关于矛盾性自身免疫性疾病的发生至今报道甚少。

综合分析可大致比较各种药物的总体安全性，用示意图进行概括（图 1-1-1）。

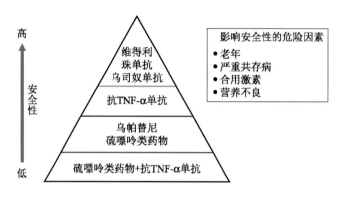

图 1-1-1　各种生物制剂和小分子药物安全性比较

三、维持治疗期间药物剂量强化和治疗药物监测

生物制剂在有效维持治疗期间的继发性失应答（secondary loss of response，SLR）相当常见，系统综述和荟萃分析显示英夫利西单抗和阿达木单抗治疗 CD 的 1 年 SLR 发生率分别为 33%（95% CI 27%~40%）和 30%（95% CI 22%~39%）[114]，乌司奴单抗治疗 CD 的 1 年 SLR 发生率为 25%（95% CI 12%~32%）[115]，维得利珠单抗治疗 CD 的SLR 发生率为 47.9/100（人·年）（95% CI 26.3%~87.0%）、治疗 UC 为 39.8/100（人·年）（95% CI 35.0%~45.3%）[116]。对于 SLR，可采用药物剂量强化处理。对抗TNF-α 单抗的 SLR 处理已有大量研究，一般认为宜结合被动治疗药物监测（therapeutic drug monitoring，TDM）和临床情况来决定选择剂量强化还是转换其他作用机制生物制剂治疗，主动性 TDM 的价值尚未确定，在临床工作中也较难实施，但在诱导期末进行 1 次TDM，对预测长期疗效并对下一步使用调整可能有一定参考价值[117,118]。对其他生物制剂的 SLR，目前仍多先采用经验性剂量强化治疗。乌司奴单抗剂量强化治疗在 CD 患者临床应答率达 58%（95% CI 49%~67%）[115]，内镜缓解率可达 29%[119]；维得利珠单抗剂量强化的临床应答率达 53.8%[116]。尽管有研究显示乌司奴单抗和维得利珠单抗疗效与血药浓度相关，但可能由于对其药代动力学的研究尚未深入，以及各种检测方法的界限值尚难统一，目前并未推荐对这两种药物进行 TDM[118]。

对生物制剂诱导期后有应答但应答不理想的患者，也可视具体情况实施药物剂量强化。

各种生物制剂量强化治疗方法的推荐（表 1 - 1 - 5）。

表 1 - 1 - 5　生物制剂量强化治疗方案

药物	说明书推荐维持剂量	剂量强化
英夫利西单抗	5 mg/kg q8w	10 mg/kg q8w 或 5 mg/kg q4w
阿达木单抗	40 mg 隔周 1 次	40 mg 每周 1 次或 80 mg 隔周 1 次
乌司奴单抗	90 mg q8w ~ q12w	90 mg < q8w 或静脉 6 mg/kg 重新诱导
维得利珠单抗	300 mg q8w	300 mg q4w

四、生物制剂或小分子药物的联合使用

参考风湿科和肿瘤科的研究，近年开始尝试联合使用两种不同作用机制的生物制剂或小分子药物治疗 IBD，称之为双靶向治疗，或现代联合治疗（advanced combination treatment，ACT）。但相关研究多为小样本的单臂观察性研究。Danese 等 1 篇综述对当前有关研究及展望作了详细介绍[120]。需要 ACT 的 IBD 患者包括使用过多种药物无效的难治性患者、合并严重肠外表现者、合并其他免疫介导的炎症性疾病者。联合的方式可为：抗 TNF-α 单抗与乌司奴单抗或抗 TNF-α 单抗与维得利珠单抗（常用于 CD 患者，尤其是合并肠道有狭窄或穿透病变者、合并肠外表现者、合并其他免疫介导的炎症性疾病者）；乌司奴单抗与维得利珠单抗（更注重药物安全性方面的 IBD 患者）；也有少数乌司奴单抗或维得利珠单抗与托法替尼联合的报道。总的来说，接受 ACT 的患者，与治疗基线相比，可取得较理想疗效，也有部分患者达到黏膜愈合。但 ACT 是否明显增加不良反应尚无比较性研究。1 项关于 ACT 的欧洲多中心回顾研究，显示 98 例患者中有 10 例发生严重感染或机会感染[121]。我们中心的 ACT 方案多用于已使用过生物制剂治疗的难治性 IBD 患者，患者在使用一种新生物制剂期间有应答但不充分，经剂量强化仍不理想，但又急需控制病情，此时再加用一种不同机制的生物制剂，初步显示疗效较理想。ACT 研究刚起步，有待进一步研究，特别是 RCTs。

五、临床应用的推荐意见

（一）药物选择

1. 药物选择的基本原则

药物选择基于获益与风险比的权衡，既要考虑患者疾病严重程度及其预后对药物疗效的需求，又要考虑身体状况对药物安全性的需求进行平衡，如图 1 - 1 - 2 所示。当然，还要兼顾现有的条件和患者的意愿。

2. 药物的选择

根据目前的循证医学证据，已在我国获批 IBD 适应证的各种药物在不同情况下的选择推荐见表 1 - 1 - 6。

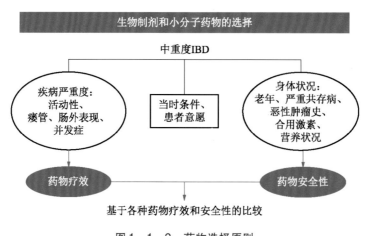

图 1-1-2　药物选择原则

表 1-1-6　不同情况下治疗药物的选择推荐

	英夫利西单抗	阿达木单抗	维得利珠单抗	乌司奴单抗	乌帕替尼
中重度 CD					
肠道 CD 　（未用过抗 TNF-α 单抗）	++	++	++	++	
肠道 CD 　（用过抗 TNF-α 单抗）		++	+++*	++	++
瘘管 CD	++	+		+	
预防术后复发	++	+	+	+	
中重度 UC					
中重度 UC 　（未用过抗 TNF-α 单抗）	++	++	++		
中重度 UC 　（用过抗 TNF-α 单抗）		+	+++*	++ （我国无适应证）	++
急性重度 UC	++**		****	****	
慢性贮袋炎	++	+	++		
肠外表现	++	++		+	+
身体状况					
老年，严重共存病	+	+	++	++	
恶性肿瘤史	+	+	++	++	
妊娠期	+	+	+	+	

注：++，推荐使用；+，考虑使用；*，可能更适用于中重度偏中度患者，可参考临床决策支持工具（CDST）选择[122,123]，则治疗的把握度更大；**，拯救治疗用；***，环孢素作为桥接后使用。

3. 药物的转换

既往临床多以抗 TNF-α 单抗作为治疗 IBD 的一线生物制剂。前文已提及，新型生物制剂对抗 TNF-α 单抗失效的患者的疗效低于既往未使用者，对抗 TNF-α 单抗原发失效者比继发失效者的疗效下降更明显[124]。近年不少新型生物制剂被推荐作为 IBD 一线生物制剂的选择。有小样本研究提示，维得利珠单抗作为一线生物制剂治疗 CD 失败之后换用抗 TNF-α 单抗或乌司奴单抗近半数患者均可达到临床缓解[21]。尽管没有抗 TNF-α 单抗作为二线生物制剂（新型生物制剂失效后使用）与作为一线生物制剂的疗效差异的研究，但新型生物制剂作为一线生物制剂在临床上使用已越来越普遍，因此药物转换的形式已多样化（图 1-1-3、图 1-1-4）。

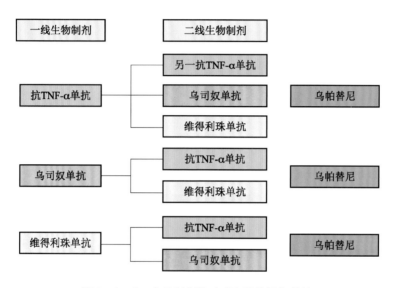

图 1-1-3　生物制剂治疗 CD 的选择与转换

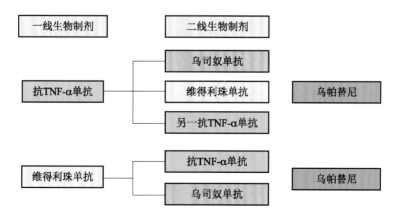

图 1-1-4　生物制剂治疗 UC 的选择与转换

（二）达标治疗

确保药物远期疗效及预防并发症的关键在于长期持续监测并根据监测结果及时调整治疗方案。随着越来越多新型生物制剂和小分子药物问世，疗效及安全性也越来越高，越有可能达到更高的治疗目标。近期发表的关于达标治疗的 STRIDE II 共识[125]，强调在不同时间点对不同指标进行监测，并及时根据监测结果调整治疗方案（图 1-1-5）。调整治疗方案的方法包括药物剂量强化、药物转换和联合用药等，特殊情况可采取替代治疗（如全肠内营养、沙利度胺等）。不同药物因起效速度不同，各种指标监测的时间点有一定差异，表 1-1-7 是 STRIDE II 共识中推荐的不同药物各种指标可能达标的时间点。而在临床实际工作中，我们一般按照不同药物规定的诱导期和维持期的时间点进行监测并调整药物治疗方案：在诱导中期至末期评估临床应答，诱导期结束后的第 1 次维持给药末期评估临床缓解，维持期达 48～52 周评估黏膜愈合（因为不少研究提示 CD 治疗早期黏膜明显改善或愈合能预测 1 年的维持临床缓解和黏膜愈合，故必要时可在用药半年内多作 1 次肠镜复查；UC 黏膜愈合往往与临床缓解同步，故必要可在监测临床缓解时同步肠镜检查），整个随访期定期常规监测 CRP 与临床症状。国际推荐粪便钙卫蛋白监测，但国内尚未统一，故暂不讨论。另外，在临床实际工作中有时不易达到严格的黏膜愈合目标，如果能达到大部分黏膜愈合伴无激素临床缓解及炎症指标（CRP 和 ESR）正常，营养状况良好，可以考虑继续原治疗方案并严密监测。

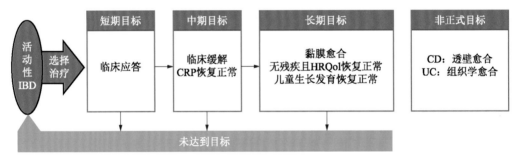

达标治疗策略的要点：明确目标；定期监测；及时调整

图 1-1-5　STRIDE II 共识中达标治疗[125]

表 1-1-7　STRIDE II 共识推荐的不同药物各种指标可能达标的时间点（单位：周）[125]

	临床应答	临床缓解	CRP 正常	黏膜愈合
克罗恩病				
抗 TNF-α 单抗	2～4	4～6	9	17
乌司奴单抗	7	13	11	19
维得利珠单抗	11	17	15	17
溃疡性结肠炎				
英夫利西单抗	5	10	9	13
阿达木单抗	6	11	10	14
维得利珠单抗	9	14	14	18

六、展望

本文提出了生物制剂和小分子药物（重点是在国内已批准 IBD 适应证的药物）治疗 IBD 的推荐意见，但目前支持对各种生物制剂疗效和安全性评价研究的证据尚不充分。更重要的是，在没有精准医学指导的个体化治疗之前，所有评价只是概率的高低而已，甚至各种概率之间的高低差异并不非常明显，因此不能保证具体到某个患者治疗药物选择的对与错。故而，在临床实际工作中很大程度需要临床医师结合自己的实践经验，对患者进行非常个体化的药物选择、剂量强化和药物转换。改善这一状况的进一步的关键研究：①药物之间对比的"头对头"的 RCTs。②真实世界的观察性研究，特别是安全性的研究，更需要大样本、长程的队列研究。③对疾病进展的预测以及对药物临床疗效和安全性的预测是最终解决药物选择和使用的关键[126]，虽然已开展了一些研究，但至今尚未能明确一种或一组有临床应用价值的生物标志物[127]。IBD 精准医学是今后的发展方向，其开展及进步值得期待。

基于充分的证据，建立一个将患者分组、分层、分阶段的模型，提出相应的药物选择、序贯转换、联合治疗的流程，以及有生物标记物参照的个体化治疗指导意见，是临床医师期待的目标。

（胡品津）

-------------------------- 参 考 文 献 --------------------------

[1] 中国炎症性肠病诊疗质控评估中心, 中华医学会消化病学分会炎症性肠病学组, 陈旻湖, 等. 生物制剂治疗炎症性肠病专家建议意见. 中华炎性肠病杂志(中英文), 2021(3)：193 – 206.

[2] 中华医学会消化病学分会炎症性肠病学组. 炎症性肠病诊断与治疗的共识意见(2018 年·北京). 中华炎性肠病杂志(中英文), 2018, 2(3)：173 – 190.

[3] PARIENTE B, COSNES J, DANESE S, et al. Development of the Crohn's disease digestive damage score, the Lémann score. Inflamm Bowel Dis, 2011, 17(6)：1415 – 1422.

[4] SOLBERG I C, LYGREN I, JAHNSEN J, et al. Clinical course during the first 10 years of ulcerative colitis：results from a population-based inception cohort (IBSEN Study). Scand J Gastroenterol, 2009, 44 (4)：431 – 440.

[5] TORRES J, CAPRIOLI F, KATSANOS K H, et al. Predicting outcomes to optimize disease management in inflammatory bowel diseases. J Crohns Colitis, 2016, 10(12)：1385 – 1394.

[6] BEN-HORIN S, NOVACK L, MAO R, et al. Efficacy of biologic drugs in short-duration versus long-duration inflammatory bowel disease：a systematic review and an individual-patient data meta-analysis of randomized controlled trials. Gastroenterology, 2022, 162(2)：482 – 494.

[7] SANDS BE, IRVING PM, HOOPS T, et al. and SEAVUE Study Group. Ustekinumab versus adalimumab for induction and maintenance therapy in biologic-naive patients with moderately to severely active Crohn's disease：a multicentre, randomised, double-blind, parallel-group, phase 3b trial. Lancet, 2022, 399：

2200 – 2211.

［8］NARULA N, WONG E C L, DULAI P S, et al. Comparative efficacy and rapidity of action for infliximab vs ustekinumab in biologic Naïve Crohn's disease. Clin Gastroenterol Hepatol, 2022, 20(7): 1579 – 1587. e2.

［9］WONG E C L, DULAI P S, MARSHALL J K, et al. Comparative efficacy of infliximab vs ustekinumab for maintenance of clinical response in biologic Naïve Crohn's disease. Inflamm Bowel Dis, 2023, 29(7): 1015 – 1023.

［10］BARBERIO B, GRACIE D J, BLACK C J, et al. Efficacy of biological therapies and small molecules in induction and maintenance of remission in luminal Crohn's disease: systematic review and network meta-analysis. Gut, 2023, 72(2): 264 – 274.

［11］SINGH S, MURAD M H, FUMERY M, et al. Comparative efficacy and safety of biologic therapies for moderate-to-severe Crohn's disease: a systematic review and network meta-analysis. Lancet Gastroenterol Hepatol, 2021, 6(12): 1002 – 1014.

［12］BRESSLER B, YARUR A, SILVERBERG M S, et al. Vedolizumab and anti-tumour necrosis factor α real-world outcomes in biologic-Naïve inflammatory bowel disease patients: results from the EVOLVE study. J Crohns Colitis, 2021, 15(10): 1694 – 1706.

［13］VU M, GHOSH S, UMASHANKAR K, et al. S984 Comparison of surgery rates in biologic-naive patients with Crohn's disease who were treated with vedolizumab or ustekinumab: findings from SOJOURN. Am J Gastroenterol, 2022, 117(10S): e715 – e716.

［14］PARROT L, DONG C, CARBONNEL F, et al. Systematic review with meta-analysis: the effectiveness of either ustekinumab or vedolizumab in patients with Crohn's disease refractory to anti-tumour necrosis factor. Aliment Pharmacol Ther, 2022, 55(4): 380 – 388.

［15］GARCÍA MJ, RIVERO M, FERNÁNDEZ-CLOTET A, et al. and ENEIDA project of GETECCU. Comparative Study Of The Effectiveness Of Vedolizumab Versus Ustekinumab After Anti-Tnf Failure In Crohn's Disease (Versus-Cd): Data From Eneida Registry. J Crohns Colitis, 2023, 31: jjad124.

［16］LENTI M V, DOLBY V, CLARK T, et al. P352 A propensity score-matched, real-world comparison of ustekinumab vs vedolizumab as a second-line treatment for Crohn's disease. The Cross Pennine study II. J Crohn's Colitis, 2021, 15(S1): S372 – S373.

［17］ONALI S, PUGLIESE D, CAPRIOLI F A, et al. comparative objective effectiveness of vedolizumab and ustekinumab in a real-life cohort of active Crohn's disease patients failure to tnf inhibitors. Dig Liver Dis, 2022, 54: S140 – S141.

［18］KAPPELMAN M D, ADIMADHYAM S, HOU L, et al. Real-world evidence comparing vedolizumab and ustekinumab in antitumor necrosis factor-experienced patients with Crohn's disease. Am J Gastroenterol, 2023, 118(4): 674 – 684.

［19］KO Y, PARAMSOTHY S, YAU Y, et al. Superior treatment persistence with ustekinumab in Crohn's disease and vedolizumab in ulcerative colitis compared with anti-TNF biological agents: real-world registry data from the Persistence Australian National IBD Cohort (PANIC) study. Aliment Pharmacol Ther, 2021, 54(3): 292 – 301.

［20］JOHNSON A M, BARSKY M, AHMED W, et al. and The Real-World Effectiveness and Safety of

Ustekinumab in the Treatment of Crohn's Disease: Results From the SUCCESS Consortium. Am J Gastroenterol, 2023, 118(2): 317 – 328.

[21] ALBSHESH A, BANNON L, SHARAR FISCHLER T, et al. Comparison of short- and long-term effectiveness between anti-TNF and ustekinumab after vedolizumab failure as first-line therapy in Crohn's disease: a multi-center retrospective cohort study. J Clin Med, 2023, 12(7): 2503.

[22] SANDS B E, PEYRIN-BIROULET L, LOFTUS E V Jr, et al. Vedolizumab versus adalimumab for moderate-to-severe ulcerative colitis. N Engl J Med, 2019, 381(13): 1215 – 1226.

[23] BURR NICHOLAS E, GRACIE DAVID J, BLACK CHRISTOPHER J, et al. Efficacy of biological therapies and small molecules in moderate to severe ulcerative colitis: systematic review and network meta-analysis. Gut, 2021, 71: 1976 – 1987.

[24] LASA J S, OLIVERA P A, DANESE S, et al. Efficacy and safety of biologics and small molecule drugs for patients with moderate-to-severe ulcerative colitis: a systematic review and network meta-analysis. Lancet Gastroenterol Hepatol, 2022, 7(2): 161 – 170.

[25] SINGH S, MURAD M H, FUMERY M, et al. First- and second-line pharmacotherapies for patients with moderate to severely active ulcerative colitis: an updated network meta-analysis. Clin Gastroenterol Hepatol, 2020, 18(10): 2179 – 2191. e6.

[26] AHUJA D, MURAD MH, MA C, et al. Comparative speed of early symptomatic remission with advanced therapies for moderate-to-Severe ulcerative colitis: A systematic review and network Meta-analysis. Am J Gastroenterol, 2023.

[27] LOFTUS E V, COLOMBEL J F, TAKEUCHI K, et al. Upadacitinib therapy reduces ulcerative colitis symptoms as early as day 1 of induction treatment. Clin Gastroenterol Hepatol, 2023, 21(9): 2347 – 2358. e6.

[28] MISHRA S, JENA A, KAKADIYA R, et al. Positioning of tofacitinib in treatment of ulcerative colitis: a global perspective. Expert Rev Gastroenterol Hepatol, 2022, 16(8): 737 – 752.

[29] IRVING P M, LEUNG Y, DUBINSKY M C. Review article: guide to tofacitinib dosing in patients with ulcerative colitis. Aliment Pharmacol Ther, 2022, 56(7): 1131 – 1145.

[30] BOKEMEYER B, PLACHTA-DANIELZIK S, DI GIUSEPPE R, et al. Real-world effectiveness of vedolizumab compared to anti-TNF agents in biologic-naïve patients with ulcerative colitis: a two-year propensity-score-adjusted analysis from the prospective, observational VEDO$_{IBD}$-study. Aliment Pharmacol Ther, 2023, 58(4): 429 – 442.

[31] ATTAUABI M, MADSEN G R, BENDTSEN F, et al. Vedolizumab as the first line of biologic therapy for ulcerative colitis and Crohn's disease-a systematic review with meta-analysis. Dig Liver Dis, 2022, 54(9): 1168 – 1178.

[32] NARULA N, PEERANI F, MESERVE J, et al. Vedolizumab for ulcerative colitis: treatment outcomes from the VICTORY consortium. Am J Gastroenterol, 2018, 113(9): 1345.

[33] LUKIN D, FALECK D, XU R H, et al. Comparative safety and effectiveness of vedolizumab to tumor necrosis factor antagonist therapy for ulcerative colitis. Clin Gastroenterol Hepatol, 2022, 20(1): 126 – 135.

[34] MACALUSO FS, VENTIMIGLIA M, ORLANDO A. Effectiveness and safety of vedolizumab in inflammatory

bowel disease： a comprehensive meta-analysis of observational studies. J Crohns Colitis, 2023.

［35］ MEYER A, FUMERY M, PEYRIN-BIROULET L, et al. Comparative real-world effectiveness of vedolizumab and ustekinumab for patients with ulcerative colitis： a GETAID multicentre cohort study. Scand J Gastroenterol, 2022, 57(12)： 1454 – 1462.

［36］ TAXONERA C, OLIVARES D, LÓPEZ-GARCÍA O N, et al. Meta-analysis： real-world effectiveness and safety of ustekinumab in patients with ulcerative colitis. Aliment Pharmacol Ther, 2023, 57(6)： 610 – 619.

［37］ STRAATMIJER T, BIEMANS V B C, VISSCHEDIJK M, et al. Superior effectiveness of tofacitinib compared to vedolizumab in anti-TNF-experienced ulcerative colitis patients： a nationwide Dutch registry study. Clin Gastroenterol Hepatol, 2023, 21(1)： 182 – 191. e2.

［38］ DALAL R S, MITRI J, GOODRICK H, et al. Real-world comparison of tofacitinib vs ustekinumab among bio-exposed patients with ulcerative colitis： a propensity score analysis. Inflamm Bowel Dis, 2021, 27(10)： 1694 – 1697.

［39］ PRESENT D H, RUTGEERTS P, TARGAN S, et al. Infliximab for the treatment of fistulas in patients with Crohn's disease. N Engl J Med, 1999, 340(18)： 1398 – 1405.

［40］ SANDS B E, ANDERSON F H, BERNSTEIN C N, et al. Infliximab maintenance therapy for fistulizing Crohn's disease. N Engl J Med, 2004, 350(9)： 876 – 885.

［41］ SINGH S, PROCTOR D, SCOTT F I, et al. AGA technical review on the medical management of moderate to severe luminal and perianal fistulizing Crohn's disease. Gastroenterology, 2021, 160(7)： 2512 – 2556. e9.

［42］ SHEHAB M, ALRASHED F, HERON V, et al. Comparative efficacy of biologic therapies for inducing response and remission in fistulizing Crohn's disease： systematic review and network meta-analysis of randomized controlled trials. Inflamm Bowel Dis, 2023, 29(3)： 367 – 375.

［43］ YARUR A J, KANAGALA V, STEIN D J, et al. Higher infliximab trough levels are associated with perianal fistula healing in patients with Crohn's disease. Aliment Pharmacol Ther, 2017, 45(7)： 933 – 940.

［44］ PAPAMICHAEL K, VANDE CASTEELE N, JEYARAJAH J, et al. Higher postinduction infliximab concentrations are associated with improved clinical outcomes in fistulizing Crohn's disease： an ACCENT-II post hoc analysis. Am J Gastroenterol, 2021, 116(5)： 1007 – 1014.

［45］ FU Y M, CHEN M, LIAO A J. A meta-analysis of adalimumab for fistula in Crohn's disease. Gastroenterol Res Pract, 2017, 2017： 1 – 8.

［46］ SIRMAI L, PELLETIER A L, GAULT N, et al. Relationship between clinical remission of perianal fistulas in Crohn's disease and serum adalimumab concentrations： a multi-center cross-sectional study. World J Gastroenterol, 2022, 28(9)： 961 – 972.

［47］ GODOY BREWER G M, SALEM G, AFZAL M A, et al. Ustekinumab is effective for perianal fistulising Crohn's disease： a real-world experience and systematic review with meta-analysis. BMJ Open Gastroenterol, 2021, 8(1)： e000702.

［48］ ATTAUABI M, BURISCH J, SEIDELIN J B. Efficacy of ustekinumab for active perianal fistulizing Crohn's disease： a systematic review and meta-analysis of the current literature. Scand J Gastroenterol, 2021, 56(1)： 53 – 58.

［49］ CHAPUIS-BIRON C, BOURRIER A, NACHURY M, et al. GETAID BioLAP Study Group. Vedolizumab for perianal Crohn's disease：a multicentre cohort study in 151 patients. Aliment Pharmacol Ther, 2020, 51(7)：719 - 727.

[50] SCHWARTZ D A, PEYRIN-BIROULET L, LASCH K, et al. Efficacy and safety of 2 vedolizumab intravenous regimens for perianal fistulizing Crohn's disease：enterprise study. Clin Gastroenterol Hepatol, 2022, 20(5)：1059 - 1067. e9.

[51] BROOKLYN T N, DUNNILL M G S, SHETTY A, et al. Infliximab for the treatment of pyoderma gangrenosum：a randomised, double blind, placebo controlled trial. Gut, 2006, 55(4)：505 - 509.

[52] PEYRIN-BIROULET L, VAN ASSCHE G, GÓMEZ-ULLOA D, et al. Systematic review of tumor necrosis factor antagonists in extraintestinal manifestations in inflammatory bowel disease. Clin Gastroenterol Hepatol, 2017, 15(1)：25 - 36. e27.

[53] GUILLO L, D'AMICO F, DANESE S, et al. Ustekinumab for extra-intestinal manifestations of inflammatory bowel disease：a systematic literature review. J Crohns Colitis, 2021, 15(7)：1236 - 1243.

[54] CHATEAU T, BONOVAS S, LE BERRE C, et al. Vedolizumab treatment in extra-intestinal manifestations in inflammatory bowel disease：a systematic review. J Crohns Colitis, 2019, 13(12)：1569 - 1577.

[55] WANG Y Z, WAN Z Q, JIN R, et al. Tofacitinib for extraintestinal manifestations of inflammatory bowel disease：a literature review. Int Immunopharmacol, 2022, 105：108517.

[56] DE GALAN C, TRUYENS M, PEETERS H, et al. The impact of vedolizumab and ustekinumab on articular extra-intestinal manifestations in inflammatory bowel disease patients：a real-life multicentre cohort study. J Crohns Colitis, 2022, 16(11)：1676 - 1686.

[57] GREUTER T, RIEDER F, KUCHARZIK T, et al. Emerging treatment options for extraintestinal manifestations in IBD. Gut, 2021, 70(4)：796 - 802.

[58] FEUERSTEIN J D, ISAACS K L, SCHNEIDER Y, et al. AGA clinical practice guidelines on the management of moderate to severe ulcerative colitis. Gastroenterology, 2020, 158(5)：1450 - 1461.

[59] LAHARIE D, BOURREILLE A, BRANCHE J, et al. Ciclosporin versus infliximab in patients with severe ulcerative colitis refractory to intravenous steroids：a parallel, open-label randomised controlled trial. Lancet, 2012, 380(9857)：1909 - 1915.

[60] WILLIAMS J G, ALAM M F, ALRUBAIY L, et al. Infliximab versus ciclosporin for steroid-resistant acute severe ulcerative colitis (CONSTRUCT)：a mixed methods, open-label, pragmatic randomised trial. Lancet Gastroenterol Hepatol, 2016, 1(1)：15 - 24.

[61] CHOY M C, SEAH D, FALECK D M, et al. Systematic review and meta-analysis：optimal salvage therapy in acute severe ulcerative colitis. Inflamm Bowel Dis, 2019, 25(7)：1169 - 1186.

[62] PELLET G, STEFANESCU C, CARBONNEL F, et al. Efficacy and safety of induction therapy with calcineurin inhibitors in combination with vedolizumab in patients with refractory ulcerative colitis. Clin Gastroenterol Hepatol, 2019, 17(3)：494 - 501.

[63] OLLECH J E, DWADASI S, RAI V, et al. Efficacy and safety of induction therapy with calcineurin inhibitors followed by vedolizumab maintenance in 71 patients with severe steroid-refractory ulcerative colitis. Aliment Pharmacol Ther, 2020, 51(6)：637 - 643.

[64] VEYRARD P, PELLET G, LAHARIE D, et al. Efficacy of induction therapy with calcineurin inhibitors in combination with ustekinumab for acute severe ulcerative colitis. Clin Gastroenterol Hepatol, 2023, 21

（5）：1354－1355. e2.

［65］BERINSTEIN J A, SHEEHAN J L, DIAS M, et al. Tofacitinib for biologic-experienced hospitalized patients with acute severe ulcerative colitis：a retrospective case-control study. Clin Gastroenterol Hepatol, 2021, 19（10）：2112－2120. e1.

［66］UZZAN M, BRESTEAU C, LAHARIE D, et al. GETAID-TALC Study Group. Tofacitinib as salvage therapy for 55 patients hospitalised with refractory severe ulcerative colitis：A GETAID cohort. Aliment Pharmacol Ther, 2021, 54（3）：312－319.

［67］TRAVIS S, SILVERBERG M S, DANESE S, et al. Vedolizumab for the treatment of chronic pouchitis. N Engl J Med, 2023, 388（13）：1191－1200.

［68］KJÆR M D, QVIST N, NORDGAARD-LASSEN I, et al. Adalimumab in the treatment of chronic pouchitis. A randomized double-blind, placebo-controlled trial. Scand J Gastroenterol, 2019, 54（2）：188－193.

［69］MARTIN G, WEAVER KIMBERLY N, PATRICK H, et al. Efficacy of vedolizumab for refractory pouchitis of the ileo-anal pouch：results from a multicenter US cohort. Inflamm Bowel Dis, 2019, 25（9）：1569－1576.

［70］HUGUET M, PEREIRA B, GOUTTE M, et al. Systematic review with meta-analysis：anti-TNF therapy in refractory pouchitis and Crohn's disease-like complications of the pouch after ileal pouch-anal anastomosis following colectomy for ulcerative colitis. Inflamm Bowel Dis, 2018, 24（2）：261－268.

［71］ROCCHI C, SOLIMAN Y Y, MASSIDDA M, et al. Is ustekinumab effective in refractory Crohn's disease of the pouch and chronic pouchitis? A systematic review. Dig Dis Sci, 2022, 67（6）：1948－1955.

［72］VERSTOCKT B, CLAEYS C, DE HERTOGH G, et al. Outcome of biological therapies in chronic antibiotic-refractory pouchitis：a retrospective single-centre experience. United Eur Gastroenterol J, 2019, 7（9）：1215－1225.

［73］GODOY-BREWER G, SALEM G, LIMKETKAI B, et al. Use of biologics for the treatment of inflammatory conditions of the pouch. J Clin Gastroenterol, 2023.

［74］SHEN B, KOCHHAR G S, RUBIN D T, et al. Treatment of pouchitis, Crohn's disease, cuffitis, and other inflammatory disorders of the pouch：consensus guidelines from the International Ileal Pouch Consortium. Lancet Gastroenterol Hepatol, 2022, 7（1）：69－95.

［75］KAYAL M, LAMBIN T, PLIETZ M, et al. Recycling of precolectomy anti-tumor necrosis factor agents in chronic pouch inflammation is associated with treatment failure. Clin Gastroenterol Hepatol, 2021, 19（7）：1491－1493. e3.

［76］NGUYEN G C, LOFTUS E V Jr, HIRANO I, et al. American gastroenterological association institute guideline on the management of Crohn's disease after surgical resection. Gastroenterology, 2017, 152（1）：271－275.

［77］Regueiro M, Feagan BG, Zou B, et al.；PREVENT Study Group. Infliximab Reduces Endoscopic, but Not Clinical, Recurrence of Crohn's Disease After Ileocolonic Resection. Gastroenterology, 2016, 150（7）：1568－1578.

［78］KOTZE P G, YAMAMOTO T, DANESE S, et al. Direct retrospective comparison of adalimumab and infliximab in preventing early postoperative endoscopic recurrence after ileocaecal resection for Crohn's disease：results from the MULTIPER database. J Crohns Colitis, 2015, 9（7）：541－547.

[79] DE CRUZ P, KAMM M A, HAMILTON A L, et al. Efficacy of thiopurines and adalimumab in preventing Crohn's disease recurrence in high-risk patients-a POCER study analysis. Aliment Pharmacol Ther, 2015, 42(7): 867 - 879.

[80] BEELEN E M J, NIEBOER D, ARKENBOSCH J H C, et al. Risk prediction and comparative efficacy of anti-TNF vs thiopurines, for preventing postoperative recurrence in Crohn's disease: a pooled analysis of 6 trials. Clin Gastroenterol Hepatol, 2022, 20(12): 2741 - 2752. e6.

[81] COLLINS M, SARTER H, GOWER-ROUSSEAU C, et al. Previous exposure to multiple anti-TNF is associated with decreased efficiency in preventing postoperative Crohn's disease recurrence. J Crohns Colitis, 2017, 11(3): 281 - 288.

[82] MOURAD F H, MAALOUF R G, AOUN R, et al. Are the new biologics effective in the management of postoperative Crohn's disease? Inflamm Bowel Dis, 2023.

[83] YANAI H, KAGRAMANOVA A, KNYAZEV O, et al. Endoscopic postoperative recurrence in Crohn's disease after curative ileocecal resection with early prophylaxis by anti-TNF, vedolizumab or ustekinumab: a real-world multicentre European study. J Crohns Colitis, 2022, 16(12): 1882 - 1892.

[84] SATTLER L, HANAUER S B, MALTER L. Immunomodulatory agents for treatment of patients with inflammatory bowel disease (review safety of anti-TNF, anti-integrin, anti IL-12/23, JAK inhibition, sphingosine 1-phosphate receptor modulator, azathioprine/6-MP and methotrexate). Curr Gastroenterol Rep, 2021, 23(12): 30.

[85] CLICK B, REGUEIRO M. A practical guide to the safety and monitoring of new IBD therapies. Inflamm Bowel Dis, 2019, 25(5): 831 - 842.

[86] LICHTENSTEIN G R, FEAGAN B G, COHEN R D, et al. Infliximab for Crohn's disease: more than 13 years of real-world experience. Inflamm Bowel Dis, 2018, 24(3): 490 - 501.

[87] KIRCHGESNER J, LEMAITRE M, CARRAT F, et al. Risk of serious and opportunistic infections associated with treatment of inflammatory bowel diseases. Gastroenterology, 2018, 155(2): 337 - 346. e10.

[88] COLOMBEL J F, SANDS B E, RUTGEERTS P, et al. The safety of vedolizumab for ulcerative colitis and Crohn's disease. Gut, 2017, 66(5): 839 - 851.

[89] DALAL R S, MITRI J, GOODRICK H, et al. Risk of gastrointestinal infections after initiating vedolizumab and anti-TNFα agents for ulcerative colitis. J Clin Gastroenterol, 2023, 57(7): 714 - 720.

[90] SANDBORN W J, REBUCK R, WANG Y H, et al. Five-year efficacy and safety of ustekinumab treatment in Crohn's disease: the IM-UNITI trial. Clin Gastroenterol Hepatol, 2022, 20(3): 578 - 590. e4.

[91] HONAP S, MEADE S, IBRAHEIM H, et al. Effectiveness and safety of ustekinumab in inflammatory bowel disease: a systematic review and meta-analysis. Dig Dis Sci, 2022, 67(3): 1018 - 1035.

[92] PAPP K, GOTTLIEB A B, NALDI L, et al. WITHDRAWN: experience with ustekinumab in patients with psoriasis enrolled in a large, multicenter, prospective, disease-based registry (Psoriasis Longitudinal Assessment and Registry[PSOLAR]). J Am Acad Dermatol, 2015, 14: 706 - 14.

[93] CHO S I, KANG S, KIM Y E, et al. Ustekinumab does not increase tuberculosis risk: results from a national database in South Korea. J Am Acad Dermatol, 2020, 82(5): 1243 - 1245.

[94] SOLITANO V, FACCIORUSSO A, JESS T, et al. Comparative risk of serious infections with biologic agents and oral small molecules in inflammatory bowel diseases: a systematic review and meta-analysis.

Clin Gastroenterol Hepatol, 2023, 21(4): 907 – 921. e2.

[95] ALEXANDER J L, KENNEDY N A, IBRAHEIM H, et al. COVID-19 vaccine-induced antibody responses in immunosuppressed patients with inflammatory bowel disease (VIP): a multicentre, prospective, case-control study. Lancet Gastroenterol Hepatol, 2022, 7(4): 342 – 352.

[96] NÚÑEZ P, QUERA R, YARUR A J. Safety of *Janus kinase* inhibitors in inflammatory bowel diseases. Drugs, 2023, 83(4): 299 – 314.

[97] US Food and Drug Administration; Drug Safety Communication. FDA requires warnings about increased risk of serious heartrelated events, cancer, blood clots, and death for JAK inhibitors that treat certain chronic inffammatory conditions. https://www.fda.gov/drugs/drug-safety-and-availability/fda-requires-warnings-about-increased-risk-serious-heart-related-events-cancerblood-clots-and-death.

[98] FRIEDBERG S, CHOI D, HUNOLD T, et al. Upadacitinib is effective and safe in both ulcerative colitis and Crohn's disease: prospective real-world experience. Clin Gastroenterol Hepatol, 2023, 21(7): 1913 – 1923. e2.

[99] SHAHIDA D, SELINGER CHRISTIAN P, BLACK CHRISTOPHER J, et al. Systematic review with network meta-analysis: risk of *Herpes zoster* with biological therapies and small molecules in inflammatory bowel disease. Aliment Pharmacol Ther, 2022, 57(6): 666 – 675.

[100] GORDON H, BIANCONE L, FIORINO G, et al. ECCO guidelines on inflammatory bowel disease and malignancies. J Crohns Colitis, 2023, 17(6): 827 – 854.

[101] LEMAITRE M, KIRCHGESNER J, RUDNICHI A, et al. Association between use of thiopurines or tumor necrosis factor antagonists alone or in combination and risk of lymphoma in patients with inflammatory bowel disease. JAMA, 2017, 318(17): 1679 – 1686.

[102] LONG M D, MARTIN C F, PIPKIN C A, et al. Risk of melanoma and nonmelanoma skin cancer among patients with inflammatory bowel disease. Gastroenterology, 2012, 143(2): 390 – 399. e1.

[103] SINGH S, NAGPAL S J S, MURAD M H, et al. Inflammatory bowel disease is associated with an increased risk ofMelanoma: a systematic review and meta-analysis. Clin Gastroenterol Hepatol, 2014, 12(2): 210 – 218.

[104] MESERVE J, ANIWAN S, KOLIANI-PACE J L, et al. Retrospective analysis of safety of vedolizumab in patients with inflammatory bowel diseases. Clin Gastroenterol Hepatol, 2019, 17(8): 1533 – 1540. e2.

[105] PAPP K, GOTTLIEB A B, NALDI L, et al. WITHDRAWN: experience with ustekinumab in patients with psoriasis enrolled in a large, multicenter, prospective, disease-based registry (Psoriasis Longitudinal Assessment and Registry[PSOLAR]). J Am Acad Dermatol, 2015, 14: 706 – 714.

[106] HONG S J, ZENGER C, PECORIELLO J, et al. Ustekinumab and vedolizumab are not associated with subsequent cancer in IBD patients with prior malignancy. Inflamm Bowel Dis, 2022, 28(12): 1826 – 1832.

[107] NIELSEN O H, GUBATAN J M, JUHL C B, et al. Biologics for inflammatory bowel disease and their safety in pregnancy: a systematic review and meta-analysis. Clin Gastroenterol Hepatol, 2022, 20(1): 74 – 87. e3.

[108] GUERRERO VINSARD D, KANE S V. Biologics and pregnancy: a clinician's guide to the management of IBD in pregnant women. Expert Rev Gastroenterol Hepatol, 2021, 15(6): 633 – 641.

[109] NGUYEN G C, SEOW C H, MAXWELL C, et al. The Toronto consensus statements for the management of inflammatory bowel disease in pregnancy. Gastroenterology, 2016, 150(3): 734 – 757. e1.

[110] VERMEIRE S, GILS A, ACCOSSATO P, et al. Immunogenicity of biologics in inflammatory bowel disease. Therap Adv Gastroenterol, 2018, 11: 1756283X1775035.

[111] FEUERSTEIN J D, HO E Y, SHMIDT E, et al. AGA clinical practice guidelines on the medical management ofModerate to severe luminal and perianal fistulizing crohn'sDisease. Gastroenterology, 2021, 160(7): 2496 – 2508.

[112] FEUERSTEIN J D, ISAACS K L, SCHNEIDER Y, et al. AGA clinical practice guidelines on the management of moderate to severe ulcerative colitis. Gastroenterology, 2020, 158(5): 1450 – 1461.

[113] LOPETUSO L R, CUOMO C, MIGNINI I, et al. Focus on anti-tumour necrosis factor (TNF)-α-related autoimmune diseases. Int J Mol Sci, 2023, 24(9): 8187.

[114] QIU Y, CHEN B L, MAO R, et al. Systematic review with meta-analysis: loss of response and requirement of anti-TNFα dose intensification in Crohn's disease. J Gastroenterol, 2017, 52(5): 535 – 554.

[115] YANG H S, LI B Y, GUO Q, et al. Systematic review with meta-analysis: loss of response and requirement of ustekinumab dose escalation in inflammatory bowel diseases. Aliment Pharmacol Ther, 2022, 55(7): 764 – 777.

[116] PEYRIN-BIROULET L, DANESE S, ARGOLLO M, et al. Loss of response to vedolizumab and ability of dose intensification to restore response in patients with Crohn's disease or ulcerative colitis: a systematic review and meta-analysis. Clin Gastroenterol Hepatol, 2019, 17(5): 838 – 846. e2.

[117] VANDE CASTEELE N, HERFARTH H, KATZ J, et al. American gastroenterological association institute technical review on the role of therapeutic drug monitoring in the management of inflammatory bowel diseases. Gastroenterology, 2017, 153(3): 835 – 857. e6.

[118] CHEIFETZ A S, ABREU M T, AFIF W, et al. A comprehensive literature review and expert consensus statement on therapeutic drug monitoring of biologics in inflammatory bowel disease. Am J Gastroenterol, 2021, 116(10): 2014 – 2025.

[119] MESERVE J, MA C, DULAI P S, et al. Effectiveness of reinduction and/or dose escalation of ustekinumab in Crohn's disease: a systematic review and meta-analysis. Clin Gastroenterol Hepatol, 2022, 20(12): 2728 – 2740. e1.

[120] DANESE S, SOLITANO V, JAIRATH V, et al. The future of drug development for inflammatory bowel disease: the need to ACT (advanced combination treatment). Gut, 2022, 71(12): 2380 – 2387.

[121] GOESSENS L, COLOMBEL J-F, OUTTIER A, et al. Safety and efffcacy of combining biologics or small molecules for inffammatory bowel disease or immune-mediated inffammatory diseases: a European retrospective observational study. United European Gastroenterol J, 2021, 9: 1136 – 1147.

[122] DULAI P S, BOLAND B S, SINGH S, et al. Development and validation of a scoring system to predict outcomes of vedolizumab treatment in patients with crohn'sDisease. Gastroenterology, 2018, 155(3): 687 – 695. e10.

[123] DULAI P S, SINGH S, VANDE CASTEELE N, et al. Development and validation of clinical scoring tool to predict outcomes of treatment with vedolizumab in patients with ulcerative colitis. Clin Gastroenterol Hepatol, 2020, 18(13): 2952 – 2961. e8.

[124] SINGH S, GEORGE J, BOLAND B S, et al. Primary non-response to tumor necrosis factor antagonists is associated with inferior response to second-line biologics in patients with inflammatory bowel diseases: a systematic review and meta-analysis. J Crohns Colitis, 2018, 12(6): 635 - 643.

[125] TURNER D, RICCIUTO A, LEWIS A, et al. STRIDE-II: an update on the selecting therapeutic targets in inflammatory bowel disease (STRIDE) initiative of the international organization for the study of IBD (IOIBD): determining therapeutic goals for treat-to-target strategies in IBD. Gastroenterology, 2021, 160 (5): 1570 - 1583.

[126] VERSTOCKT B, PARKES M, LEE J C. How do we predict a patient's disease course and whether they will respond to specific treatments? Gastroenterology, 2022, 162(5): 1383 - 1395.

[127] GISBERT J P, CHAPARRO M. Predictors of primary response to biologic treatment [anti-TNF, vedolizumab, and ustekinumab] in patients with inflammatory bowel disease: from basic science to clinical practice. J Crohns Colitis, 2020, 14(5): 694 - 709.

第二节　中重度溃疡性结肠炎和中重度克罗恩病药物治疗的国际指南

兹将有关中重度溃疡性结肠炎和中重度克罗恩病治疗的最近一些有代表性的国际指南摘录见表 1 - 2 - 1 ~ 表 1 - 2 - 4，供参考。学习时要注意：一是时效性，有些新的治疗药物及新的研究证据未能在指南中反映；二是要结合我国以及我国不同地区的实际情况综合考虑。

表 1 - 2 - 1　美国胃肠学会（American Gastroenterological Association，AGA）2020 年中重度溃疡性结肠炎治疗指南的摘录

推　荐	推荐强度	证据质量
1. 对中重度 UC 门诊成人患者，推荐使用英夫利西单抗、阿达木单抗、戈利木单抗、维得利珠单抗、托法替尼、乌司奴单抗优于无治疗（药物按美国 FDA 批准时间先后排序）	推荐	中
2A. 对未使用过生物制剂的中重度 UC 门诊成人患者，建议使用英夫利西单抗和维得利珠单抗而非阿达木单抗诱导缓解 注释：如患者有自我皮下注射方便性的需求，而病情容许、特别是病情较轻者，阿达木单抗可能是一种合理的选择	建议	中
2B. 对未使用过生物制剂的中重度 UC 门诊成人患者，推荐托法替尼只用于临床研究（无推荐，知识缺口） 注释：迄今美国 FDA 意见（2019 年 7 月 26 日）推荐托法替尼适应证仅用于抗 TNF-α 单抗治疗失败或不耐受的 UC 患者	无推荐	知识缺口
2C. 对使用过英夫利西单抗、特别是原发性失效的中重度 UC 门诊成人患者，建议使用乌司奴单抗或托法替尼而非维得利珠单抗或阿达木单抗诱导缓解	建议	低

（续表）

推　荐	推荐强度	证据质量
3A. 对活动性中重度 UC 门诊成人患者，不建议使用硫嘌呤类药物单药诱导缓解	建议	非常低
3B. 对缓解期中重度 UC 门诊成人患者，建议使用硫嘌呤类药物单药维持缓解优于不使用药物	建议	低
3C. 对中重度 UC 门诊成人患者，不建议使用甲氨蝶呤诱导和维持缓解	建议	低
4A. 对活动性中重度 UC 门诊成人患者，建议使用生物制剂单药（抗 TNF-α 单抗、维得利珠单抗或乌司奴单抗）或托法替尼而非硫嘌呤类药物单药诱导缓解	建议	低
4B. 对缓解期中重度 UC 门诊成人患者，对用生物制剂单药或托法替尼维持缓解是否优于硫嘌呤类药物单药无推荐意见	无推荐	知识缺口
5A. 对中重度 UC 门诊成人患者，建议抗 TNF-α 单抗、维得利珠单抗或乌司奴单抗与硫嘌呤类药物或甲氨蝶呤联合治疗而非生物制剂单药 注释：患者尤其是病情较轻者，需要特别关注药物安全性时，生物制剂单药治疗可能是一种合理选择	建议	低
5B. 对中重度 UC 门诊成人患者，建议抗 TNF-α 单抗、维得利珠单抗或乌司奴单抗与硫嘌呤类药物或甲氨蝶呤联合治疗而非硫嘌呤类药物单药治疗。	建议	低
6. 对中重度 UC 门诊成人患者，建议早期使用生物制剂（合用或不合用免疫抑制剂）而非等待 5-氨基水杨酸制剂治疗失败后采用升阶梯治疗 注释：患者尤其是病情较轻者，更需要 5-氨基水杨酸制剂的高安全性时，采用从 5-氨基水杨酸制剂开始的升阶梯治疗可能是一种合理的选择	建议	非常低
7. 对中重度 UC 门诊成人患者，经生物制剂联合或不联合免疫抑制剂或托法替尼治疗取得缓解后，不建议继续使用 5-氨基水杨酸制剂诱导和维持治疗	建议	非常低
8. 对急性重度 UC 住院患者，建议采用相当于甲基泼尼松龙 40~60 mg 剂量的糖皮质激素静脉用药而非采用更高剂量的糖皮质激素静脉用药	建议	非常低
9. 对急性重度 UC 住院患者，如没有合并感染，不建议联用抗生素	建议	非常低
10. 对急性重度 UC 住院患者，对静脉用激素无效时，建议使用英夫利西单抗或环孢素	建议	低
11. 对急性重度 UC 住院患者，使用英夫利西单抗治疗时，是采用强化剂量还是常规剂量，无推荐意见	无推荐	知识缺口

摘自：FEUERSTEIN J D, ISAACS K L, SCHNEIDER Y, et al. AGA Institute Clinical Guidelines Committee. AGA Clinical Practice Guidelines on the Management of Moderate to Severe Ulcerative Colitis. Gastroenterology, 2020, 158(5): 1450 – 1461.

表 1-2-2　欧洲炎症性肠病协会（ECCO）2022 年溃疡性结肠炎药物治疗指南
中与中重度溃疡性结肠炎药物治疗有关部分的摘录

推　荐	推荐强度	证据质量
1. 对中重度 UC 非住院患者，推荐使用口服泼尼松龙诱导缓解	强	非常低
2. 对传统治疗疗效不理想或不耐受的中重度 UC 患者，推荐使用抗 TNF-α 单抗（英夫利西单抗、阿达木单抗、戈利木单抗）诱导缓解	强	中
3. 对传统治疗疗效不理想或不耐受的中重度 UC 患者，推荐使用维得利珠单抗诱导缓解	强	低
4. 对传统治疗疗效不理想或不耐受的中重度 UC 患者，推荐使用托法替尼诱导缓解	强	中
5. 对传统治疗疗效不理想或不耐受的中重度 UC 患者，推荐使用乌司奴单抗诱导缓解	强	中
6. 对抗 TNF-α 单抗（英夫利西单抗、阿达木单抗、戈利木单抗）诱导治疗有应答的 UC 患者，建议使用同一生物制剂维持缓解	强	高
7. 对抗 TNF-α 单抗治疗发生失应答的 UC 患者，目前尚无足够证据支持推荐或不推荐使用治疗药物监测以改善临床预后		
8. 对维得利珠单抗诱导治疗有应答的 UC 患者，建议使用该药维持缓解	强	中
9. 建议使用维得利珠单抗而非阿达木单抗诱导和维持中重度 UC 患者缓解	弱	低
10. 对托法替尼诱导治疗有应答的 UC 患者，建议使用该药维持缓解	强	中
11. 对乌司奴单抗诱导治疗有应答的 UC 患者，建议使用该药维持缓解	强	中

摘自：RAINE T, BONOVAS S, BURISCH J, et al. ECCO Guidelines on Therapeutics in Ulcerative Colitis：Medical Treatment. J Crohns Colitis, 2022, 28, 16(1)：2-17.

表 1-2-3　AGA 2021 年中重度肠道和肛瘘性克罗恩病药物治疗指南的摘录

推　荐	推荐强度	证据质量
1A. 对中重度 CD 门诊成人患者，推荐使用抗 TNF-α 单抗诱导和维持缓解优于无治疗 注释：英夫利西单抗和阿达木单抗证据为中度，而赛妥珠单抗证据为低度	推荐	中
1B. 对中重度 CD 门诊成人患者，建议使用维得利珠单抗诱导和维持缓解优于无治疗	建议	诱导（低） 维持（中）
1C. 对中重度 CD 门诊成人患者，推荐使用乌司奴单抗诱导和维持缓解优于无治疗	推荐	中

（续表）

推　荐	推荐强度	证据质量
1D. 对中重度 CD 门诊成人患者，不推荐使用那他珠单抗诱导和维持缓解优于无治疗 注释：该药上市后报告资料提示有发生进展性多灶性白质脑病风险，既然已有其他药物可供使用，故不推荐该药。患者如果 John Cunningham 病毒抗体阴性而有那他珠单抗获益高于 PML 发生风险的需求，并能坚持 John Cunningham 病毒抗体长期持续监测者，可考虑使用该药。	建议	中
2A. 对未使用过生物制剂的中重度 CD 门诊成人患者，推荐英夫利西单抗、阿达木单抗和乌司奴单抗诱导缓解优于赛妥珠单抗；建议维得利珠单抗诱导缓解优于赛妥珠单抗	推荐； 建议	中； 低
2B. 对抗 TNF-α 单抗原发性失应答的中重度 CD 门诊成人患者，推荐使用乌司奴单抗和建议使用维得利珠单抗诱导缓解优于无治疗	推荐； 建议	中； 低
2C. 对英夫利西单抗继发性失应答的中重度 CD 门诊成人患者，推荐使用阿达木单抗或乌司奴单抗和建议使用维得利珠单抗诱导缓解优于无治疗 注释：如果阿达木单抗为一线生物制剂，间接证据建议英夫利西单抗作为二线生物制剂	推荐； 建议	中； 低
3A. 对中重度 CD 门诊成人患者，不建议使用硫嘌呤类药物诱导缓解优于无治疗	建议	非常低
3B. 对处于静止期（或糖皮质激素诱导缓解）的中重度 CD 门诊成人患者，建议使用硫嘌呤类药物维持缓解优于无治疗	建议	低
3C. 对中重度 CD 门诊成人患者，建议使用皮下注射甲氨蝶呤诱导和维持缓解优于无治疗	建议	中
3D. 对中重度 CD 门诊成人患者，不建议使用口服甲氨蝶呤诱导和维持缓解优于无治疗	建议	非常低
4. 对中重度 CD 门诊成人患者，推荐使用生物制剂单药优于硫嘌呤类药物单药诱导缓解	推荐	强
5A. 对未接受过生物制剂以及免疫抑制剂治疗的中重度 CD 门诊成人患者，建议使用英夫利西单抗与硫嘌呤药物联合治疗诱导和维持缓解优于英夫利西单抗单药治疗 注释：根据间接证据，英夫利西单抗与甲氨蝶呤联合治疗可能比英夫利西单抗单药治疗有效	建议	中
5B. 对未接受过生物制剂以及免疫抑制剂治疗的中重度 CD 门诊成人患者，建议使用阿达木单抗与硫嘌呤药物联合治疗诱导和维持缓解优于阿达木单抗单药治疗 注释：根据间接证据，阿达木单抗与甲氨蝶呤联合治疗可能比阿达木单抗单药治疗有效	建议	非常低

（续表）

推　荐	推荐强度	证据质量
5C. 对中重度 CD 门诊成人患者，乌司奴单抗或维得利珠单抗与硫嘌呤类药物或甲氨蝶呤联合治疗诱导和维持缓解是否优于生物制剂单药无推荐	无推荐	知识缺口
6. 对联合治疗达到缓解的中重度 CD 门诊成人患者，是撤去生物制剂或免疫抑制剂其中一种或继续使用联合治疗无推荐	无推荐	知识缺口
7. 对中重度 CD 门诊成人患者，建议早期使用生物制剂联合或不联合免疫抑制剂，而非推迟到等待 5-氨基水杨酸制剂或（及）糖皮质激素治疗失败后才使用	建议	低
8A. 对中重度 CD 门诊成人患者，建议使用糖皮质激素诱导缓解优于无治疗	建议	中
8B. 对中重度 CD 门诊成人患者，不推荐使用糖皮质激素维持缓解优于无治疗	推荐	中
9. 对中重度 CD 门诊成人患者，不推荐使用 5-氨基水杨酸制剂或柳氮磺吡啶诱导或维持缓解优于无治疗	推荐	中
10A. 对中重度 CD 伴有活动性肛瘘的门诊成人患者，推荐英夫利西单抗诱导和维持瘘管缓解优于无治疗	推荐	中
10B. 对中重度 CD 伴有活动性肛瘘的门诊成人患者，建议阿达木单抗、乌司奴单抗或维得利珠单抗诱导或维持瘘管缓解优于无治疗	建议	低
10C. 对中重度 CD 伴有活动性肛瘘但无瘘管脓肿的门诊成人患者，不建议单独使用抗生素诱导瘘管缓解优于无治疗	建议	低
11. 对中重度 CD 伴有活动性肛瘘但无瘘管脓肿的门诊成人患者，推荐生物制剂与抗生素联合使用诱导瘘管缓解优于生物制剂单药	推荐	中

摘自：FEUERSTEIN JD, HO EY, SHMIDT E, et al. American Gastroenterological Association Institute Clinical Guidelines Committee. AGA Clinical practice guidelines on the medical management of moderate to severe luminal and perianal fistulizing Crohn's disease. Gastroenterology, 2021, 160(7): 2496-2508.

表 1-2-4　欧洲炎症性肠病协会（ECCO）2019 年克罗恩病药物治疗指南的摘录

推　荐	推荐强度	证据质量
诱导缓解		
1. 对活动性中重度 CD 患者，建议使用系统作用糖皮质激素诱导临床应答和缓解	弱	中
2. 对中重度肠道 CD 患者，不推荐使用硫嘌呤类药物单药诱导缓解	弱	非常低
3. 对传统治疗无应答的中重度 CD 患者，推荐使用抗 TNF-α 单抗（英夫利西单抗、阿达木单抗、赛妥珠单抗）诱导缓解	强	中

（续表）

推　荐	推荐强度	证据质量
4. 不建议阿达木单抗与硫嘌呤类药物联合治疗取得临床缓解和应答优于阿达木单抗单药治疗	弱	中
5. 对传统治疗应答不充分的中重度 CD 患者，推荐开始英夫利西单抗治疗时联合硫嘌呤类药物诱导缓解	强	中
6. 对传统治疗或（及）抗 TNF-α 单抗治疗应答不充分的中重度 CD 患者，推荐乌司奴单抗诱导缓解	强	高
7. 对传统治疗或（及）抗 TNF-α 单抗治疗应答不充分的中重度 CD 患者，推荐维得利珠单抗诱导应答和缓解	强	中
8. 对抗 TNF-α 单抗治疗失败的中重度肠道 CD 患者，建议使用乌司奴单抗或维得利珠单抗治疗，对这两个药物的建议强度相同	弱	非常低
维持缓解		
1. 对 CD 患者，不推荐 5-氨基水杨酸制剂维持药物诱导的缓解	强	低
2. 对激素依赖的 CD 患者，推荐硫嘌呤类药物维持缓解	强	中
3. 对新诊断的 CD 患者，不推荐早期使用硫嘌呤类药物维持缓解	弱	低
4. 对激素依赖的 CD 患者，推荐甲氨蝶呤皮下注射维持缓解	弱	中
5. 对使用抗 TNF-α 单抗取得缓解的 CD 患者，推荐使用同一种药物维持缓解	强	中
6. 对使用维得利珠单抗取得缓解的中重度 CD 患者，推荐使用维得利珠单抗维持临床缓解	强	中
7. 对使用乌司奴单抗取得缓解的 CD 患者，推荐使用乌司奴单抗维持临床缓解	强	中
8. 对使用抗 TNF-α 单抗维持临床缓解的 CD 患者，目前尚未有充分证据反对或支持主动治疗药物监测比常规临床观察更能改善临床预后	弱	中
9. 对在抗 TNF-α 单抗治疗中发生继发性失应答的 CD 患者，目前尚未有充分证据反对或支持被动治疗药物监测比常规临床观察更能改善临床预后	弱	低
10. 对硫嘌呤类药物能维持长期缓解的 CD 患者，建议继续硫嘌呤类药物维持，因为停药有高复发率	弱	低
11. 对英夫利西单抗与免疫抑制剂联合治疗取得长期缓解的 CD 患者，建议以英夫利西单抗单药维持	弱	非常低
12. 对阿达木单抗与免疫抑制剂联合治疗取得长期缓解的 CD 患者，建议以阿达木单抗单药维持	弱	低

（续表）

推　荐	推荐强度	证据质量
13. 对抗 TNF-α 单抗治疗取得长期缓解的 CD 患者，没有充分证据推荐是撤离还是继续抗 TNF-α 单抗治疗。因此决定是否继续抗 TNF-α 单抗治疗应个体化，并就效益/风险比与患者沟通		
肛瘘性 CD		
1. 推荐英夫利西单抗诱导和维持 CD 患者复杂性肛瘘缓解	强	低
2. 建议阿达木单抗诱导和维持 CD 患者复杂性肛瘘缓解	弱	非常低
3. 没有足够证据证实抗 TNF-α 单抗与免疫抑制剂联合治疗是否会增强 CD 患者复杂性肛瘘愈合的疗效	弱	非常低
4. 对有复杂性肛瘘的 CD 患者，没有足够证据推荐使用乌司奴单抗促进瘘管愈合	弱	中
5. 对有复杂性肛瘘的 CD 患者，没有足够证据推荐使用维得利珠单抗促进瘘管愈合	弱	低
6. 对有复杂性肛瘘的 CD 患者，不推荐抗生素单药促进瘘管闭合	弱	低
7. 对有复杂性肛瘘的 CD 患者，不推荐硫嘌呤类药物单药促进瘘管闭合	弱	非常低

摘自：TORRES J, BONOVAS S, DOHERTY G, et al. ECCO Guidelines on Therapeutics in Crohn's Disease：Medical Treatment. J Crohns Colitis, 2020, 1, 14(1)：4 – 22.

（胡品津）

第二章

维得利珠单抗治疗炎症性肠病的作用机制及其作用特点

炎症性肠病包括溃疡性结肠炎和克罗恩病，是胃肠道一种慢性炎性疾病，其特征是肠黏膜组织中有大量炎症细胞浸润，其中 T 淋巴细胞的消化道浸润在 IBD 发病中发挥重要作用。淋巴细胞在消化道的浸润过程依赖 T 淋巴细胞表面的黏附和信号分子与内皮细胞表面相应配体的相互作用。整合素 α4β7 通过与血管内皮细胞表面黏膜地址细胞黏附分子-1 的结合介导记忆性 T 淋巴细胞对胃肠道的浸润，阻断这种相互作用在 IBD 动物模型以及 UC 和 CD 患者中可有效改善肠道炎症[1-3]。

维得利珠单抗是一种重组人源化 IgG1 单克隆抗体，特异性地拮抗整合素 α4β7，阻断其与 MAdCAM-1 的结合，从而阻止 T 淋巴细胞迁移至肠黏膜。2014 年，美国 FDA 批准维得利珠单抗用于 UC 和 CD 的治疗，2020 年我国也批准维得利珠单抗用于 UC 和 CD 的治疗。本章拟对维得利珠单抗的作用机制和特点进行总结，以利于读者对该药物的理解和应用。

一、整合素 α4β7 在肠道中的作用

（一）整合素 α4β7 在 T 淋巴细胞肠道归巢中的作用机制

整合素 α4β7 在多种白细胞中表达，但其主要表达在 CD4[+] 记忆 T 细胞。在正常个体和 IBD 患者，约有一半的循环记忆/效应 CD4[+]T 细胞表达整合素 α4β7，但在初始 CD4[+] T 细胞，α4β7 的表达水平较低。初始 T 细胞一旦遇到抗原，分化成记忆 T 细胞，并优先回到首次识别到抗原的组织中再循环。这种记忆 T 细胞的形成可以增强对病原体的应答和清除能力[4]。进入肠道的循环 T 淋巴细胞可能为初始 T 细胞或记忆/效应 T 细胞，这些细胞可能之前从肠相关淋巴组织（gut-associated lymphoid tissue，GALT）离开，然后通过全身循环返回到 GALT 或肠黏膜固有层（LP）。在这两种情况下，T 细胞都必须穿过毛细血管后小静脉（postcapillary venule，PCV）或高内皮小静脉（high endothelial venule，HEV）的内皮屏障。尽管 T 细胞在血管内移动速度较快，但其通过细胞膜表面的黏附分子发挥作用，可有效抵抗血流的剪切力并与血管壁发生黏附[5]。

T 细胞表面的整合素是一种跨膜异二聚体受体，至今已鉴定出 18 种 α 亚基和 8 种 β

亚基，形成至少 24 种功能各异的整合素异二聚体，其中，α4β1、α4β7 和 αEβ7 整合素在不同淋巴细胞亚群中表达，特定整合素的表达可引导记忆 T 细胞朝特定组织进行靶向归巢迁移[6]。

表达整合素 α4β7 的淋巴细胞通过与 MAdCAM-1 的黏附作用迁移到肠道。MAdCAM-1 是一种跨膜黏附分子，具有两个免疫球蛋白样结构域和一个黏蛋白样结构域，该结构域可被 L-选择素的碳水化合物配体所修饰。MAdCAM-1 的 L-选择素配体活性受碳水化合物硫酸化的调控。MAdCAM-1 在 LP 小静脉和 GALT 的 HEV 中呈组成性表达，但在肠道炎症时可被促炎因子如 TNF-α、IL-1β 和 LPS 诱导表达[7]。

初始 T 细胞进入 GALT，与肠道基质细胞和 CD103[+] 树突状细胞（dendritic cell，DC）相遇，这些细胞表达视黄醇脱氢酶，将维生素 A 转化为视黄酸（RA）。CD103[+] DC 可诱导 T 细胞获得肠道归巢表型，在 RA 存在情况下，抗原活化可诱导淋巴细胞 α4β7 和 CCR9 表达上调，继而 CCR9 的配体趋化因子 CCL25 与 α4β7 一起介导淋巴细胞归巢到小肠。通过这种机制，当 T 淋巴细胞与 CD103[+] DC 在肠道相遇时，淋巴细胞会分化成"嗜肠性细胞"，并随之上调整合素 α4β7 的表达，使得 T 细胞能够与肠黏膜血管内皮细胞上的 MAdCAM-1 结合，并成功归巢到肠黏膜[8]。

整合素 α4β7 在已分化的 T 淋巴细胞归巢过程中也起到重要作用。相较于初始 T 细胞，向肠道归巢的记忆和效应 T 细胞表达更高水平的整合素 α4β7，其通过与 MAdCAM-1 的相互作用来增强细胞与内皮细胞的黏附。在这一过程中，趋化因子的存在引发整合素的活化，从而通过趋化因子梯度的作用促使细胞穿过内皮屏障进行迁移[9]。这一精细复杂的过程使 T 细胞能够有效地定位和重新定居到肠黏膜组织。

（二）α4β7：MAdCAM-1 相互作用在肠道其他免疫细胞中的功能

1. α4β7 与 B 淋巴细胞

在初始和记忆 B 细胞中，α4β7 与 MAdCAM-1 相互作用也扮演着重要角色。抑制 α4β7 可导致小鼠 LP 中 B 淋巴细胞减少，同时，在正常肠组织和葡聚糖硫酸钠盐（dextran sulfate sodium salt，DSS）诱导的急性结肠炎模型中淋巴滤泡的形成减少。此外，在 MAdCAM-1 缺陷小鼠的小肠固有层中，分泌 IgA 的浆细胞数量明显降低，导致其在黏膜免疫过程中无法产生正常的肠道 IgA 反应[10]。以上提示整合素 α4β7 在调节肠道 B 淋巴细胞中的重要性。除了整合素 α4β7 外，B 细胞表面还表达免疫球蛋白家族凝集素 CD22。CD22 通过与 GALT 小静脉上 ST6GAL1 依赖性的碳水化合物配体相互作用，使 B 细胞优先定位于 GALT，支持肠道分泌性免疫反应。CD22 的这种作用在 B 细胞可能比 α4β7 和 MAdCAM-1 的相互作用更为重要[11]。

2. α4β7 与调节性 T 细胞

调节性 T 细胞可产生于肠道引流淋巴结，并在肠道归巢后进行增殖，这一过程是由 CXC3R1 和 α4β7 与 MAdCAM-1 相互作用介导。在 β7[-/-] 或 MAdCAM-1[-/-] 小鼠口服免疫耐受模型中，Treg 细胞肠道归巢和增殖受损，导致迟发型超敏反应无法被有效抑制。此外，在 β7[-/-] 小鼠的 T 细胞转移性结肠炎模型中，研究人员也观察到 β7 敲除对淋巴细胞肠道归巢的类似影响，但对疾病严重程度无显著影响[12]。

3. α4β7 与其他白细胞

α4β7 在其他白细胞亚群中的临床意义尚未阐明，与记忆 T 细胞相比，其他白细胞上 α4β7 表达水平相对较低[13]。记忆 T 细胞 α4β7 的高表达对维得利珠单抗的作用发挥至关重要，目前尚无研究发现维得利珠单抗对其他白细胞亚型，如 NK 细胞的功能有明显影响。MAdCAM-1 在活动性 IBD 中表达上调，且可能在 IBD 的肠外其他器官中表达，导致肠道淋巴细胞的异常归巢，从而引发 IBD 的肠外表现，如原发性硬化性胆管炎（primary sclerosing cholangitis，PSC）[14]。然而，α4β7⁺ 白细胞在 PSC 病因学研究中的重要性以及针对整合素的靶向治疗是否有益，仍有待进一步的研究来阐明。

（三）其他黏附分子在肠道中的作用

虽然 α4β7 与其配体 MAdCAM-1 是负责 T 细胞向肠道迁移的主要黏附分子，但整合素 α4β7 还可以与 VCAM-1 发生相互作用，这在理论上为 α4β7⁺ T 细胞迁移到肠道提供了另一条途径，但目前由 α4β7：VCAM-1 相互作用所介导的肠道细胞归巢在体内尚未得到证实[15]。此外，α4β7⁺ T 淋巴细胞也表达 α4β1。新近研究表明，α4β1 可介导 T 细胞在肠道聚集，从而促进 α4β7⁺ T 细胞在肠道定位，同时也允许 α4β7⁻ T 细胞募集到回肠和（或）结肠。这在 CD 中更为明显，α4β1 在回肠炎症中尤为重要[16]。

二、维得利珠单抗的作用机制

阻断淋巴细胞的迁移为 IBD 治疗提供了新策略。靶向 α4 整合素的单克隆抗体那他珠单抗（natalizumab）是这一领域的初步尝试。那他珠单抗可同时拮抗 α4β1 和 α4β7，抑制 α4β1 与 VCAM-1 及 α4β7 与 MAdCAM-1 的相互作用，表现出非选择性抗炎作用。在多发性硬化症（multiple sclerosis，MS）中，那他珠单抗通过干扰 α4β1 与 VCAM-1 的相互作用，阻断 T 细胞通过脊髓微血管浸润中枢神经系统。同样，在胃肠道中，那他珠单抗也可以通过干扰整合素 α4β7 与 MAdCAM-1 的结合，减轻 CD 患者的肠道炎症[17]。然而，临床试验已发现那他珠单抗与进行性多灶性白质脑病（progressive multifocal leukoencephalopathy，PML）存在关联。PML 是一种罕见但通常致命的机会性感染，其病理特征是中枢神经系统白质脱髓鞘，造成这种情况的原因是中枢神经系统的免疫监视功能受损[18,19]。因此，尽管那他珠单抗对 CD 治疗有一定疗效，但由于其安全性问题，目前那他珠单抗仅限于难治性 CD 患者的治疗。

肠道选择性整合素拮抗剂是否可解决由非特异性抗炎作用所带来的安全性问题？

有研究在棉顶狨猴自发性结肠炎模型中，通过给予 ACT-1 制剂（小鼠抗人 α4β7 单克隆抗体，即维得利珠单抗的鼠源化抗体）能够产生抗炎作用，促进结肠炎的缓解[5]。ACT-1 在动物模型中的疗效为进一步开发用于 IBD 治疗的"人源化 ACT-1 版本"（LDP-02、MLN02、MLN0002 和维得利珠单抗，本章统称为维得利珠单抗）提供了依据。为了降低抗体依赖的细胞毒作用和补体依赖的细胞毒作用，研发人员对 Fc 片段的受体结合区域进行了突变。因此，维得利珠单抗缺乏体内外细胞毒作用。此外，在开发过程中，还对其免疫原性进行改良，以进一步提高其安全性[20]。

X射线晶体学研究揭示维得利珠单抗与α4β7结合的表位位于其二聚体的β7亚基内，但维得利珠单抗并不与整合素α4β1或αEβ7结合，提示维得利珠单抗对整合素α4β7的结合呈选择性[21]。整合素α4β1和αEβ7可能在胃肠道以外的组织中发挥更为重要的功能，例如，整合素α4β1在T细胞向多种组织，特别是中枢神经系统炎症部位的迁移中扮演重要的角色，阻断整合素α4β1的生理功能可能使患者更容易发生严重的不良事件，如PML[19]。尽管维得利珠单抗具有β7结合表位，但其并不抑制整合素αEβ7的功能。整合素αEβ7与E-钙黏蛋白相互作用使T细胞能够在胃肠道、皮肤和肺等组织上皮中定居[22]，抑制整合素αEβ7与E-钙黏蛋白相互作用的副作用可能比较广泛。维得利珠单抗不与整合素αEβ7结合，避免了干扰整合素αEβ7与E-cadherin相互作用的潜在脱靶效应。

维得利珠单抗与整合素α4β7的结合在空间上阻碍了整合素α4β7与内源性配体MAdCAM-1和纤连蛋白的相互作用，但并不影响其与VCAM-1的结合。因此，维得利珠单抗选择性地阻断整合素α4β7与MAdCAM-1的相互作用，从而抑制了淋巴细胞通过肠道黏膜内皮迁移，但不会影响淋巴细胞通过整合素α4β7与VCAM-1相互作用迁移到其他组织[23]。尽管维得利珠单抗可抑制整合素α4β7与纤连蛋白的结合，但其生理效应尚不明确。在小鼠中，纤连蛋白与细胞的结合更加依赖与整合素αV的相互作用，而对整合素α4的依赖较少[24]。此外，纤连蛋白有许多结合伴侣，与α4β7和MAdCAM-1的相互作用有所不同[25]。

三、维得利珠单抗的作用特点

（一）针对肠道的选择性作用机制

维得利珠单抗针对肠道的选择性作用机制是该药在治疗IBD中的关键特点。这种选择性作用机制使得维得利珠单抗针对肠道的炎症反应进行干预，而对其他组织和器官的正常免疫功能影响较小。与其他免疫抑制治疗相比，维得利珠单抗的选择性作用机制使其具有更好的安全性和耐受性。

1项临床前试验通过研究维得利珠单抗对灵长类动物的肠道内外作用，证实了其作用的肠道选择性。研究发现，在长期使用维得利珠单抗的食蟹猴的回肠组织中，单个核细胞浸润减少，表达整合素β7的细胞减少，这与循环中α4β7+记忆T细胞的增加呈负相关，而回肠外的其他组织没有发生任何大体或组织学变化，证明了维得利珠单抗的肠道选择性。对这些现象的一个可能的解释是，维得利珠单抗通过阻止淋巴细胞归巢到回肠而使细胞保留在循环中[26]。进一步支持维得利珠单抗对肠道的选择性作用的证据来自对食蟹猴皮下T细胞依赖性抗原反应（T cell-dependent antigen response，TDAR）的分析。研究显示，使用维得利珠单抗治疗的食蟹猴，在皮下TDAR方面没有显著差异，这表明维得利珠单抗对胃肠道外的免疫反应没有影响[26]。

1项双盲I期试验中，将127名健康参与者随机分配到接受静脉注射750 mg维得利珠单抗或安慰剂，4 天后注射乙型肝炎疫苗和口服霍乱疫苗。结果显示，维得利珠单抗可减弱对肠内抗原（口服霍乱疫苗）的免疫反应，但不影响对肠外抗原（乙型肝炎疫苗）的免疫反应[27]，提示维得利珠单抗具有肠道选择性。

（二）药代动力学特点

维得利珠单抗与细胞表面的整合素 α4β7 结合后会诱导整合素 α4β7 的内化，这种内化对细胞活力无影响，也不影响外周淋巴细胞的功能。体外去除维得利珠单抗后可使整合素 α4β7 在 24～48 小时内重新表达，恢复到接近给药前的水平。MAdCAM-1 与整合素 α4β7 的结合在体外去除维得利珠单抗 24 小时内得到部分恢复，4 天后完全恢复[20]。临床药代动力学研究表明，维得利珠单抗的线性消除半衰期为 25.5 天，因此在体内，α4β7 表达水平的恢复不像体外观察到的那样迅速[28]。

（三）对中枢神经系统的影响

在实验性自身免疫性脑脊髓炎（experimental autoimmune encephakmyelitis，EAE）模型中，维得利珠单抗无法预防或减缓 EAE 的发生，这表明淋巴细胞对中枢神经系统的浸润不依赖于整合素 α4β7。进一步的临床资料表明，单次剂量的那他珠单抗能够逆转 CD4：CD8 T 细胞比例，并降低脑脊液中 T 细胞总数。单次静脉注射维得利珠单抗 450 mg 后，脑脊液中 CD4：CD8 T 细胞比例或总细胞数没有变化[29,30]。为进一步证明整合素 α4β7 与 MAdCAM-1 的相互作用对细胞向脑脊液的迁移没有影响。研究人员使用抗 MAdCAM-1 抗体治疗中度至重度活动性 CD 患者，与维得利珠单抗的结果相似，在抗 MAdCAM-1 抗体治疗的患者中，脑脊液中 CD4/CD8 或 T 细胞数量没有变化[31]，提示 MAdCAM-1 在中枢神经系统组织中的表达相对较低。

（四）安全性评估

药物的安全性是临床药物应用中需考量的重要方面之一。已有许多临床试验证实维得利珠单抗治疗 UC 和 CD 的有效性和安全性。维得利珠单抗的肠道选择性作用，降低了 PML 发生的风险[32]。到目前为止，临床试验中尚未报道与维得利珠单抗治疗相关的 PML 病例。

临床试验结果显示，在维得利珠单抗的诱导和维持期，患者很少发生输注相关反应，因此停药的情况罕见。此外，在研究中观察到的维得利珠单抗治疗组患者恶性肿瘤的风险相对较低（<1%）。尽管维得利珠单抗治疗组在感染风险方面表现良好（UC 患者为 2%，CD 患者为 6%），但对于与肠道相关的感染的长期评估仍在进行中。另外，维得利珠单抗的长期免疫抑制风险仍需进一步评估[33]。

（张红杰）

------------------------- 参 考 文 献 -------------------------

［1］XAVIER R J, PODOLSKY D K. Unravelling the pathogenesis of inflammatory bowel disease. Nature, 2007, 448(7152): 427 – 434.

［2］ HESTERBERG P, WINSOR-HINES D, BRISKIN M, et al. Rapid resolution of chronic colitis in the cotton-top tamarin with an antibody to a gut-homing integrin alpha 4 beta 7. Gastroenterology, 1996, 111(5): 1373 – 1380.

［3］ FEAGAN B G, GREENBERG G R, WILD G, et al. Treatment of active Crohn's disease with MLN0002, a humanized antibody to the alpha4beta7 integrin. Clin Gastroenterol Hepatol, 2008, 6(12): 1370 – 1377.

［4］ SHERIDAN B S, LEFRANÇOIS L. Regional and mucosal memory T cells. Nat Immunol, 2011, 12(6): 485 – 491.

［5］ HABTEZION A, NGUYEN L P, HADEIBA H, et al. Leukocyte trafficking to the small intestine and colon. Gastroenterology, 2016, 150(2): 340 – 354.

［6］ TAKADA Y, YE X J, SIMON S. The integrins. Genome Biol, 2007, 8(5): 215.

［7］ BERG E L, MCEVOY L M, BERLIN C, et al. L-selectin-mediated lymphocyte rolling on MAdCAM-1. Nature, 1993, 366(6456): 695 – 698.

［8］ ANNACKER O, COOMBES J L, MALMSTROM V, et al. Essential role for CD103 in the T cell-mediated regulation of experimental colitis. J Exp Med, 2005, 202(8): 1051 – 1061.

［9］ TERAMOTO K, MIURA S, TSUZUKI Y, et al. Increased lymphocyte trafficking to colonic microvessels is dependent on MAdCAM-1 and C-C chemokine mLARC/CCL20 in DSS-induced mice colitis. Clin Exp Immunol, 2005, 139(3): 421 – 428.

［10］ SCHIPPERS A, LEUKER C, PABST O, et al. Mucosal addressin cell-adhesion molecule-1 controls plasma-cell migration and function in the small intestine of mice. Gastroenterology, 2009, 137(3): 924 – 933.

［11］ LEE M K, KIEFEL H, LAJEVIC M D, et al. Transcriptional programs of lymphoid tissue capillary and high endothelium reveal control mechanisms for lymphocyte homing. Nat Immunol, 2014, 15(10): 982 – 995.

［12］ DENNING T L, KIM G, KRONENBERG M. Cutting edge: CD4 + CD25 + regulatory T cells impaired for intestinal homing can prevent colitis. J Immunol, 2005, 174(12): 7487 – 7491.

［13］ ADAMS D H, EKSTEEN B. Aberrant homing of mucosal T cells and extra-intestinal manifestations of inflammatory bowel disease. Nat Rev Immunol, 2006, 6(3): 244 – 251.

［14］ ADAMS D H, EKSTEEN B, CURBISHLEY S M. Immunology of the gut and liver: a love/hate relationship. Gut, 2008, 57(6): 838 – 848.

［15］ LAMB C A, O'BYRNE S, KEIR M E, et al. Gut-selective integrin-targeted therapies for inflammatory bowel disease. J Crohns Colitis, 2018, 12(suppl_2): S653 – S668.

［16］ ZUNDLER S, FISCHER A, SCHILLINGER D, et al. The α4β1 homing pathway is essential for ileal homing of Crohn's disease effector T cells in vivo. Inflamm Bowel Dis, 2017, 23(3): 379 – 391.

［17］ COISNE C, MAO W X, ENGELHARDT B. Cutting edge: natalizumab blocks adhesion but not initial contact of human T cells to the blood-brain barrier in vivo in an animal model of multiple sclerosis. J Immunol, 2009, 182(10): 5909 – 5913.

［18］ BERGER J R. Natalizumab and progressive multifocal leucoencephalopathy. Ann Rheum Dis, 2006, 65 (suppl_3): iii48 – iii53.

［19］ MAJOR E O. Progressive multifocal leukoencephalopathy in patients on immunomodulatory therapies. Annu Rev Med, 2010, 61: 35 – 47.

［20］ WYANT T, YANG L L, FEDYK E. In vitro assessment of the effects of vedolizumab binding on peripheral blood lymphocytes. mAbs, 2013, 5(6): 842 – 850.

[21] YU Y M, ZHU J H, MI L Z, et al. Structural specializations of α(4)β(7), an integrin that mediates rolling adhesion. J Cell Biol, 2012, 196(1): 131 – 146.

[22] JENKINSON S E, WHAWELL S A, SWALES B M, et al. The αE(CD103)β7 integrin interacts with oral and skin keratinocytes in an E-cadherin-independent manner. Immunology, 2011, 132(2): 188 – 196.

[23] SOLER D, CHAPMAN T, YANG L L, et al. The binding specificity and selective antagonism of vedolizumab, an anti-alpha4beta7 integrin therapeutic antibody in development for inflammatory bowel diseases. J Pharmacol Exp Ther, 2009, 330(3): 864 – 875.

[24] OVERSTREET M G, GAYLO A, ANGERMANN B R, et al. Inflammation-induced interstitial migration of effector CD4 + T cells is dependent on integrin αV. Nat Immunol, 2013, 14(9): 949 – 958.

[25] SCHWARZBAUER J E, DESIMONE D W. Fibronectins, their fibrillogenesis, and in vivo functions. Cold Spring Harb Perspect Biol, 2011, 3(7): a005041.

[26] FEDYK E R, WYANT T, YANG L L, et al. Exclusive antagonism of the α4 β7 integrin by vedolizumab confirms the gut-selectivity of this pathway in Primates. Inflamm Bowel Dis, 2012, 18(11): 2107 – 2119.

[27] WYANT T, LEACH T, SANKOH S, et al. Vedolizumab affects antibody responses to immunisation selectively in the gastrointestinal tract: randomised controlled trial results. Gut, 2015, 64(1): 77 – 83.

[28] ROSARIO M, DIRKS N L, GASTONGUAY M R, et al. Population pharmacokinetics-pharmacodynamics of vedolizumab in patients with ulcerative colitis and Crohn's disease. Aliment Pharmacol Ther, 2015, 42(2): 188 – 202.

[29] STÜVE O, MARRA C M, BAR-OR A, et al. Altered CD4 +/CD8 + T-cell ratios in cerebrospinal fluid of natalizumab-treated patients with multiple sclerosis. Arch Neurol, 2006, 63(10): 1383.

[30] MILCH C, WYANT T, XU J, et al. Vedolizumab, a monoclonal antibody to the gut homing α4β7 integrin, does not affect cerebrospinal fluid T-lymphocyte immunophenotype. J Neuroimmunol, 2013, 264(1/2): 123 – 126.

[31] SARUTA M, PARK D I, KIM Y H, et al. Anti-MAdCAM-1 antibody (PF-00547659) for active refractory Crohn's disease in Japanese and Korean patients: the OPERA study. Intest Res, 2020, 18(1): 45 – 55.

[32] FEAGAN B G, RUTGEERTS P, SANDS B E, et al. Vedolizumab as induction and maintenance therapy for ulcerative colitis. N Engl J Med, 2013, 369(8): 699 – 710.

[33] COLOMBEL J F, SANDS B E, RUTGEERTS P, et al. The safety of vedolizumab for ulcerative colitis and Crohn's disease. Gut, 2017, 66(5): 839 – 851.

第三章

维得利珠单抗在炎症性肠病治疗的应用

第一节　维得利珠单抗治疗炎症性肠病
临床规范化使用流程

2020 年，维得利珠单抗在中国获批上市，用于治疗传统药物或抗肿瘤坏死因子-α（TNF-α）单抗应答不充分、失应答或不耐受的中度至重度活动性成年克罗恩病和溃疡性结肠炎患者[1]。

2022 年，中国健康促进基金会炎症性肠病诊疗质控建设专家委员会（IBDQCC）发布了《维得利珠单抗治疗 IBD 患者临床规范化使用流程》，本章节内容撰写主要参考这一文件，并进行一定的简化，读者可参考原文作为补充。

一、维得利珠单抗用药前筛查

在明确用药适应证后，启动 VDZ 治疗前应同时进行全面筛查，评估患者是否存在用药的绝对或相对禁忌证。需要排除的用药禁忌证主要包括[1]：①对 VDZ 中任何成分过敏者；②活动性重度感染者，如肠道艰难梭菌感染、败血症、巨细胞病毒、李斯特菌、寄生虫感染、EB 病毒感染等，存在活动性重度感染，以及肠道艰难梭菌感染时应先控制感染[2]；③进行性多灶性白质脑病。另外，VDZ 治疗前常规排查全身肿瘤，原发于胃肠道的淋巴瘤需要慎用 VDZ，其他肿瘤患者在病情稳定的情况下并非 VDZ 的使用禁忌人群[3]。需要注意的是，在用药前需重点筛查评估的内容还包括结核分枝杆菌感染和慢性乙型肝炎病毒感染。

中国是结核高发国家之一，所有患者在启动生物制剂治疗前均需要评估是否存在结核分枝杆菌感染或潜伏感染。评估内容包括结核病史、接触史，筛查检查包括肺部影像学（推荐胸部 CT，而非胸部 X 线）和结核菌素试验，由于卡介苗的接种导致结核菌素试验阳性比例高，因此建议同时结合 γ-干扰素释放试验（interferon-γ release assays，IGRAs）结果评估。IGRA 主要包括结核分枝杆菌抗原特异性 T 细胞酶联免疫斑点试验（T cell enzyme-linked immune-spot assay，T-SPOT. TB）和 T 细胞酶联免疫吸附技术（quanti FERON-TB Gold，QFT-G）两种，可根据可行性进行选择。对合并潜伏结核或陈旧性结核患者，建议用药前给予 1 ~ 2 种结核杀菌药预防结核再激活 3 周，VDZ 治疗期间继续用该抗结核治疗方案 3 ~ 6 个月，并且在用药期间定期监测，谨防活动性结核感染的发生。如果患者在接受本品治疗过程中确诊为活动性结核，则应暂停本品治疗，启动规范抗结核治疗，直至结核感染得到控制。

慢性乙型肝炎病毒感染的筛查主要包括血清乙型肝炎病毒（hepatitis B virus，HBV）标志物，包括乙型肝炎表面抗原（HBsAg）、表面抗体（抗-HBs）、e 抗原（HBeAg）、e 抗体（抗-HBe）、核心抗体（抗-HBc）。对于 HBsAg 阳性、抗-HBc 阳性者，需检测 HBV-DNA 定量。高病毒载量是发生 HBV 再激活最重要的危险因素。对 HBV 携带者需定期监测，建议结合肝功能情况、HBV-DNA 拷贝数决定是否使用核苷酸类药物进行抗病毒治疗，以防止 HBV 再激活。如果患者在接受 VDZ 治疗过程中发生乙型肝炎活动，应停用 VDZ 治疗，启动规范抗 HBV 治疗。推荐患者接种 HBV 疫苗，VDZ 治疗不影响 HBV 疫苗接种[4]。

二、维得利珠单抗的使用方法和监测

根据 VDZ 药物使用说明书，建议单次治疗剂量为 300 mg，静脉输注给药并持续 30 分钟以上，在第 0、第 2 和第 6 周，以及随后每 8 周给药 1 次。如果第 14 周仍未观察到治疗获益，则应停止治疗。药物配置及输注方法请参照《注射用维得利珠单抗说明书》[1]。

注射用维得利珠单抗应在配备可管理急性过敏反应（包括速发型过敏反应）的医疗环境中由专业医护人员进行给药，给药时应同时备好适当的监测和医疗支持措施。每次输注期间，应持续监测，在前 2 次输注后还应在输注结束后 2 小时内观察急性过敏反应体征和症状，后续输注则应于输注结束后约 1 小时内监测。临床研究中曾报告过 VDZ 的输注相关反应（IRR）和过敏反应，多数无须或仅需轻度干预，包括降低输注速率或暂时中断输注，IRR 缓解后可继续进行输注。对于有轻度至中度的 IRR 病史患者，可考虑下次输注前进行预防用药［如抗组胺药物、氢化可的松和（或）对乙酰氨基酚］，以尽量减少风险。如果发生重度 IRR、类过敏反应或其他重度反应，应立即终止 VDZ 给药，同时启动相应治疗，如肾上腺素和抗组胺药物。

与 IBD 治疗一样，使用 VDZ 治疗后的疗效评估指标主要包括临床疾病活动度、血清或粪便炎症指标、内镜以及影像学评估。建议每次输注时记录患者的血常规、肝肾功能、CRP 等指标，同时记录患者疾病活动度。用药第 14 周除评估上述指标外，可根据内镜、肠道超声等应答情况，决定是否继续用药。进入维持治疗期后根据疾病情况进行评估，患者如处于缓解期，建议每 6 ~ 12 个月完善评估，包括临床症状、炎症指标、内镜（肠镜/小肠镜/胶囊内镜）和 CT 肠道造影（CT enterography，CTE）或 MR 肠道成像（MR enterography，MRE）、肠道超声等。VDZ 治疗期间应密切监测感染事件，如出现疑似 PML 的神经体征，需暂停本品治疗并尽快神经科评估。目前尚无证据显示 VDZ 用药增加血液系统肿瘤或实体肿瘤的发生风险，治疗期间常规监测即可。

VDZ 的免疫原性低，目前缺乏依据支持 VDZ 联合免疫抑制剂治疗的获益，因此无须与免疫抑制剂常规联合治疗。对于难治性 CD 患者，可考虑予以强化诱导治疗以提高应答。在诱导治疗第 10 周评估临床应答情况，如果无应答可在第 10 周增加 1 次给药以提高疗效。即采用 0、2、6、10 周的诱导给药方案，14 周开始后续以每 8 周 1 次给药维持治疗[5]。如患者在维持治疗过程中出现疾病控制欠佳，可考虑缩短注射间隔至每 4 周给药 1 次以增强疗效[6,7]。对于通过 VDZ 治疗得到疾病缓解的患者，目前无足够的循证证据建议维持治疗疗程。建议根据患者的病情、治疗反应和药物的可及性，由主诊医师与患者共同决策。

三、维得利珠单抗在特殊人群中的使用

如使用 VDZ 治疗且病情稳定的 IBD 患者出现妊娠，妊娠期可采用相同剂量维持治疗，但建议在预产期前 6 ~ 10 周停药（如果每 4 周给药 1 次，则为预产期前 4 ~ 5 周停药），产后 48 小时可考虑恢复用药[9]。哺乳期可继续使用 VDZ。出生前母体暴露于 VDZ 的新生儿，在出生后 6 个月内不可接种活疫苗，接种灭活疫苗则不受影响[8]。

VDZ 在未成年人（<18 岁）中用药的疗效和安全性尚缺乏前瞻性随机对照研究支持，但目前已有单臂和回顾性研究显示 VDZ 在儿童中应用的有效性和安全性[9,10]。

VDZ 在老年患者中的应用无须进行剂量调整，不良事件发生率与年轻患者相当[11]。

除原发于胃肠道的淋巴瘤需慎用，其他起源的淋巴瘤、皮肤恶性肿瘤和实体瘤患者均非 VDZ 的禁忌人群[3]。

目前没有证据表明围手术期使用 VDZ 增加 CD 术后并发症风险，因此目前认为术前无须停药[12]。尚无相关临床证据指导术后给药时机，目前缺乏高质量研究证据，因此建议术后无并发症、病情稳定者，可考虑术后 2 周后启动治疗。

VDZ 系肠道选择性生物制剂，因此不影响静脉和肌内注射灭活疫苗的疗效，但可能降低口服灭活疫苗的疗效[4]。现有病例报道显示，VDZ 治疗期间接受活疫苗未发现不良反应，但鉴于证据非常有限，需充分评估获益和风险[13]。

（曹倩）

-------------------- 参 考 文 献 --------------------

[1] 注射用维得利珠单抗说明书（核准日期：2020 年 03 月 11 日）. https：//www.takeda.com.cn/4a3fc8/siteassets/zh-cn/home/what-we-do/our-products/-.pdf.

[2] 中国炎症性肠病诊疗质控评估中心，中华医学会消化病学分会炎症性肠病学组. 生物制剂治疗炎症性肠病专家建议意见. 中华消化杂志, 2021, 41(6)：366 – 378.

[3] CLICK B, REGUEIRO M. Managing risks with biologics. Curr Gastroenterol Rep, 2019, 21(1)：1 – 11.

[4] WYANT T, LEACH T, SANKOH S, et al. Vedolizumab affects antibody responses to immunisation selectively in the gastrointestinal tract：randomised controlled trial results. Gut, 2015, 64(1)：77 – 83.

[5] LÖWENBERG M, VERMEIRE S, MOSTAFAVI N, et al. Vedolizumab induces endoscopic and histologic remission in patients with Crohn's disease. Gastroenterology, 2019, 157(4): 997 – 1006. e6.

[6] LOFTUS E V, COLOMBEL J F, FEAGAN B G, et al. Long-term efficacy of vedolizumab for ulcerative colitis. J Crohns Colitis, 2017, 11(4): 400 – 411.

[7] VERMEIRE S, LOFTUS E V, COLOMBEL J F, et al. Long-term efficacy of vedolizumab for Crohn's disease. J Crohns Colitis, 2017, 11(4): 412 – 424.

[8] MAHADEVAN U, ROBINSON C, BERNASKO N, et al. Inflammatory bowel disease in pregnancy clinical care pathway: a report from the American gastroenterological association IBD parenthood project working group. Gastroenterology, 2019, 156(5): 1508 – 1524.

[9] SINGH N, RABIZADEH S, JOSSEN J, et al. Multi-center experience of vedolizumab effectiveness in pediatric inflammatory bowel disease. Inflamm Bowel Dis, 2016, 22(9): 2121 – 2126.

[10] LEDDER O, ASSA A, LEVINE A, et al. Vedolizumab in paediatric inflammatory bowel disease: a retrospective multi-centre experience from the paediatric IBD Porto group of ESPGHAN. J Crohns Colitis, 2017, 11(10): 1230 – 1237.

[11] SHASHI P, GOPALAKRISHNAN D, PARIKH M, et al. Efficacy and safety of vedolizumab in elderly patients with inflammatory bowel disease: a matched case-control study. Gastroenterol Rep, 2019, 8: 306 – 311.

[12] ADAMINA M, European Crohn's and Colitis Organisation [ECCO], BONOVAS S, et al. ECCO guidelines on therapeutics in Crohn's disease: surgical treatment. J Crohns Colitis, 2020, 14(2): 155 – 168.

[13] WICHMANN A, CLEVELAND N K, RUBIN D T. Safety and efficacy of live measles vaccine administered to a Crohn's disease patient receiving vedolizumab. Am J Gastroenterol, 2016, 111(4): 577.

第二节　维得利珠单抗在炎症性肠病中的应用：医学问答

☞ **问题**

一、临床应用

（一）中重度溃疡性结肠炎的治疗

1. 维得利珠单抗作为一线生物制剂有什么优势？

2. 抗 TNF-α 单抗治疗继发性失应答时可以转换为维得利珠单抗吗？

3. 维得利珠单抗在中国患者中的疗效如何？

（二）中重度克罗恩病的治疗

1. 维得利珠单抗作为一线生物制剂有什么优势？

2. 抗 TNF-α 单抗治疗继发性失应答时可以转换为维得利珠单抗吗？

3. 哪些 CD 患者比较适合选择维得利珠单抗治疗？

4. 维得利珠单抗治疗中国患者的疗效如何？

（三）维得利珠单抗什么时候需要剂量强化、如何强化？

（四）维得利珠单抗是否可以与其他生物制剂或小分子药物联合使用？

二、维得利珠单抗在特殊 IBD 患者中的应用

（一）维得利珠单抗在急性重度 UC 患者治疗中有什么作用？

（二）维得利珠单抗在慢性贮袋炎治疗中有什么作用？

三、安全性

（一）维得利珠单抗在治疗 IBD 时的安全性方面有什么优势？

（二）维得利珠单抗治疗 IBD 时结核感染的风险如何？

（三）维得利珠单抗治疗 IBD 时激活乙型肝炎病毒感染的风险如何？

（四）维得利珠单抗治疗 IBD 时艰难梭菌感染的风险如何？

（五）维得利珠单抗治疗有恶性肿瘤病史的 IBD 患者时的安全性如何？

（六）维得利珠单抗治疗老年性 IBD 的安全性如何？

（七）维得利珠单抗是否可用于妊娠期的 IBD 患者？是否可用于哺乳期的 IBD 患者？

（八）维得利珠单抗治疗期间是否可以接种疫苗？

☞ 问题解答

一、临床应用

（一）中重度溃疡性结肠炎的治疗

1. 维得利珠单抗作为一线生物制剂有什么优势？

维得利珠单抗可以作为治疗中重度 UC 的一线生物制剂，其优势是对其与抗 TNF-α 单抗作为治疗中重度 UC 一线生物制剂的疗效比较研究中，有较高质量临床研究证据支持其具有稍优或相似的维持缓解疗效，且有较大量研究证明其更高的安全性。

维得利珠单抗治疗中重度 UC Ⅲ期临床试验（GEMINI 1）[1]是随机双盲安慰剂对照研究（RCT），6 周诱导期，维得利珠单抗组临床应答率显著高于安慰剂组（47.1% *vs.* 25.5%，$P<0.001$）。52 周维持期，维得利珠单抗每 8 周 1 次组、每 4 周 1 次组和安慰剂组的临床缓解率分别为 41.8%、44.8% 和 15.9%（与安慰剂组比较分别 $P<0.001$ 和 $P<0.001$）；黏膜愈合率分别为 51.6%、56.0% 和 19.8%（与安慰剂组比较分别 $P<0.01$ 和 $P<0.001$）。

VARSITY 研究：该研究是一项比较维得利珠单抗与阿达木单抗的"头对头"的 RCT[2]，52 周维得利珠单抗临床缓解率和黏膜愈合率均显著高于阿达木单抗（31.3% *vs.* 22.5%，95% *CI* 2.5~15.0，$P=0.006$；39.7% *vs.* 27.7%，95% *CI* 5.3~18.5，$P<0.001$），而无激素临床缓解率无统计学差异。亚组分析，临床缓解率和黏膜愈合率的统计学差异只见于先前未接受过抗 TNF-α 单抗治疗者。本研究提供的证据质量高。

EVOLVE 研究：该研究是一项比较维得利珠单抗与抗 TNF-α 单抗作为一线生物制剂治疗 IBD 的多国、多中心的回顾性研究[3]，纳入逆概率加权法比较的 UC 597 例，包含维得利珠单抗 376 例和抗 TNF-α 单抗 221 例。结果显示，24 个月校正累积临床缓解率和黏膜愈合率维得利珠单抗与抗 TNF-α 单抗两组无显著差异（分别为 65.9% *vs.* 48.6%，

$P = 0.09$；86.6% *vs.* 80.6%，$P = 0.66$）。但是，24 个月用药持续率维得利珠单抗显著高于抗 TNF-α 单抗（$P < 0.01$）；疾病加重率维得利珠单抗显著低于抗 TNF-α 单抗（$HR = 0.58$，95% *CI* 0.45 ~ 0.76）；严重不良反应率和严重感染率维得利珠单抗显著低于抗 TNF-α 单抗（分别为 $HR = 0.42$，95% *CI* 0.28 ~ 0.62；$HR = 0.40$，95% *CI* 0.19 ~ 0.85）。研究结果提示，维得利珠单抗作为 UC 的一线生物制剂，有理想的效益/风险比。

EXPLORYS 研究：该研究是一项从美国 IBM Explorys Universe database 提取的队列分析[4]，纳入未接受过生物制剂治疗的 UC 和 CD 患者，在 UC 患者中维得利珠单抗组与英夫利西单抗组比较，校正后 24 个月维持期内用药持续率前者显著高于后者（78.5% *vs.* 63.5%，$P = 0.0466$）；药物剂量强化的频率 12 个月和 24 个月前者均显著少于后者（分别为 6.4% *vs.* 21.8%，$P = 0.0008$；12.8% *vs.* 25.1%，$P = 0.0022$）。研究结果提示，对 UC 患者，维得利珠单抗可能比英夫利西单抗更能取得长期持续获益，这仍有待"头对头"的 RCT 证实。

VEDO$_{IBD}$ 研究：该研究是一项德国的前瞻性、非干预性登记研究[5]，纳入未接受过生物制剂治疗的 UC 患者，维得利珠单抗 182 例与抗 TNF-α 单抗 132 例（有 2/3 病例为英夫利西单抗），经过倾向性评分校正的结果，诱导期（第 14 周）两药临床缓解率均低，数字上维得利珠单抗略低于抗 TNF-α 单抗但无统计学差异（23% *vs.* 30.4%，$P = 0.204$）；但 2 年后临床缓解率和无激素临床缓解率维得利珠单抗均显著高于抗 TNF-α 单抗（分别为 43.2% *vs.* 25.8%，$P < 0.011$；42.5% *vs.* 25.1%，$P < 0.011$）；期间转换到其他生物制治疗者，维得利珠单抗组有 29%，而抗 TNF-α 单抗组有 54%。研究结果提示，无论是维得利珠单抗还是抗 TNF-α 单抗，诱导期诱导临床缓解率均偏低，而维得利珠单抗比抗 TNF-α 单抗更能取得长期持续获益。这是当前国际上一项样本量最大的真实世界前瞻性开放性研究，研究结果进一步支持维得利珠单抗作为一线生物制剂治疗 UC 的优势。

荟萃分析：一项对维得利珠单抗作为一线生物制剂治疗 UC 的荟萃分析[6]，纳入患者 4520 例，第 14 周和第 52 周临床缓解率分别为 40.0%（95% *CI* 27.0 ~ 54.0，I^2 86%）和 63.9%（95% *CI* 47.0 ~ 79.2，I^2 36%）。该分析中各个研究间异质性偏高，但可大概反映其疗效。

维得利珠单抗治疗 IBD 的起效速度较慢，达到临床缓解所需的时间较长，在临床应用中应注意。新近一项比较起效速度的网络荟萃分析[7]，纳入 14 个 RCTs，比较 2 周症状缓解（便血消失及排便频率恢复正常），测算的 2 周症状缓解率，乌帕替尼、非戈替尼、英夫利西单抗、阿达木单抗、戈利木单抗、乌司奴单抗、维得利珠单抗、奥扎莫德分别为 68%、22%、23.7%、23.9%、22.2%、18.4%、15.7%、10.9%。先前未纳入乌帕替尼等新研发小分子药物的网络荟萃分析显示[8]，诱导 UC 临床缓解率，先前未接受过抗 TNF-α 单抗治疗病例，英夫利西单抗、维得利珠单抗、托法替尼依次居前 3 位。有鉴于此，对急需尽快控制疾病活动性的症状偏重的中重度 UC，维得利珠单抗未必是首选的一线生物制剂。

综上所述，维得利珠单抗作为治疗中重度 UC 的一线生物制剂的应用有较充分的临床研究证据。其优势是维持缓解的疗效可能稍优于包括英夫利西单抗在内的抗 TNF-α 单抗，长程持续使用率显著高于抗 TNF-α 单抗。大量研究证明其具更高安全性。因此，对于治疗中重度 UC 的选择，推荐维得利珠单抗与英夫利西单抗并列。如从安全性及长期维持治疗可持续性考虑，可选择维得利珠单抗。对于急需控制疾病活动性的病情偏重的中重度 UC，由于维得利珠单抗起效较慢，可考虑选择英夫利西单抗；如患者未接受过激素治疗或非激素治疗后短期复发或频发者，也可考虑先予激素，当激素有效控制症状后加用维得利珠单抗，然后逐渐将激素减量至停用，过渡到以维得利珠单抗长期治疗。

2. 抗 TNF-α 单抗治疗继发性失应答时可以转换为维得利珠单抗吗?

维得利珠单抗在抗 TNF-α 单抗治疗继发性失应答时作为二线生物制剂具有诱导和维持缓解的疗效。此时与作为一线生物制剂时比较，疗效会有一定程度下降；但如选择换用另一种抗 TNF-α 单抗的疗法疗效下降可能更明显。乌帕替尼、乌司奴单抗作为抗 TNF-α 单抗继发性失应答时的二线生物制剂，在诱导缓解的疗效可能优于维得利珠单抗，但乌司奴单抗在我国未批准治疗 UC 适应证；在维得利珠单抗与乌帕替尼之间选择时，宜充分考虑获益/风险比，乌帕替尼使用时间尚短，有待进一步研究及积累更多临床经验。

GEMINI 1 研究的事后分析：从该 RCT 中提取未接受过抗 TNF-α 单抗患者与抗 TNF-α 单抗治疗失败患者（包括：应答不理想、继发性失应答和药物不耐受），分析两类患者各自维得利珠单抗治疗与安慰剂比较的疗效[9]。第 6 周临床反应率，未接受过抗 TNF-α 单抗组与安慰剂组分别为 53.1% 和 26.3% （绝对差值 26.4%，95% CI 12.4 ~ 40.4%；$RR = 2.0$，95% CI 1.3 ~ 3.0）；抗 TNF-α 单抗治疗失败组与安慰剂组分别为 39.0% 和 20.6% （绝对差值 18.1%，95% CI 2.8 ~ 33.5%；$RR = 1.9$，95% CI 1.1 ~ 3.2）。与安慰剂对照组的绝对差值，未接受过抗 TNF-α 单抗组数字上高于抗 TNF-α 单抗失败组，但两组与安慰剂比较 RR 值相似。第 52 周维持临床缓解率，未接受过抗 TNF-α 单抗组与安慰剂组分别为 46.9% 和 19.0% （绝对差值 28.0%，95% CI 14.9 ~ 41.1%；$RR = 2.5$，95% CI 1.5 ~ 4.0）；抗 TNF-α 单抗失败组与安慰剂组分别为 36.1% 和 5.3% （绝对差值 29.5%，95% CI 12.8 ~ 46.1%；$RR = 6.6$，95% CI 1.7 ~ 26.5）。与安慰剂对照组的绝对差值，两组相似。该分析结果提示，维得利珠单抗无论对接受或未接过抗 TNF-α 单抗治疗的中重度 UC 均有诱导和维持缓解的疗效，对接受过抗 TNF-α 单抗者起效可能较慢。

VICTORY 研究：这是一项北美的多中心回顾性研究[10]，维得利珠单抗治疗 321 例 UC 患者中有 71% 先前接受过 1 种或以上的抗 TNF-α 单抗，1 年临床缓解率和内镜缓解率分别为 51% 和 41%。多因素分析显示，先前接受过抗 TNF-α 单抗者 1 年临床缓解率和内镜缓解率显著低于未接受者（分别为 $HR = 0.53$，95% CI 0.38 ~ 0.75；$HR = 0.51$，95% CI 0.29 ~ 0.88）。

荟萃分析：对维得利珠单抗观察性研究的荟萃分析[11]，共纳入 10 215 例 UC，诱导期临床缓解率为 40%，未使用过生物制剂者优于使用过者（$OR = 2.34$，95% CI 1.74 ~ 3.14）；维持期临床缓解率为 45%，未使用过生物制剂者优于使用过者（$OR = 1.47$，95% CI 1.17 ~ 1.85）。

上述两项真实世界的大样本观察性研究证明先前接受过抗 TNF-α 单抗者维得利珠单抗疗效会下降。

临床决策支持工具（CDST）：该研究通过对 GEMINI 1 RCT 资料的分析，提出维得利珠单抗治疗中重度 UC 疗效的预测模型[12]。多元回归分析发现与维得利珠单抗疗效呈负相关的 4 个独立因素：既往使用抗 TNF-α 单抗、病程≥2 年、基线内镜病变严重和基线血白蛋白水平下降。将这些因素评分建立一个预测模型，界限值为 26 分，低于该值者 93% 对维得利珠单抗治疗无反应。研究结果提示，先前使用抗 TNF-α 单抗是影响维得利珠单抗疗效的独立危险因素，对此类患者是否选择维得利珠单抗可参考此模型做出决定，但该模型特异性偏低，使用时宜密切结合临床。

维得利珠单抗与抗 TNF-α 单抗比较的 VICTORY 研究是另一项北美的多中心回顾性研究[13]，纳入中重度 UC 患者维得利珠单抗 454 例与抗 TNF-α 单抗 268 例，平均随访时间为 333 天（167～494 天）。校正后临床缓解率、无激素临床缓解率和无激素深度缓解率维得利珠单抗显著高于抗 TNF-α 单抗（分别 $HR = 1.651$，95% CI 1.229～2.217；$HR = 1.828$，95% CI 1.135～2.944；$HR = 2.819$，95% CI 1.496～5.310）。亚组分析，未使用过生物制剂患者和使用过生物制剂患者中，维得利珠单抗显著优于抗 TNF-α 单抗的结果不变。研究结果提示，在真实世界中维得利珠单抗无论作为一线还是二线生物制剂疗效都优于抗 TNF-α 单抗。

3. 维得利珠单抗在中国患者中的疗效如何？

我国报道的维得利珠单抗治疗中重度 UC 的疗效基本上与国际报道相仿。

邵逸夫医院一项单中心回顾性研究[14]，纳入 64 例中重度 UC（12.5% 使用过抗 TNF-α 单抗、6.3% 使用过托法替尼），第 14 周临床应答率、临床缓解率、无激素临床缓解率分别为 73.4%、65.6% 和 57.4%，34 例有内镜复查者的黏膜愈合率为 38.2%（13/34）。有 48 例患者治疗达到 52 周，按 ITT 计算，第 52 周临床应答率、临床缓解率、无激素临床缓解率分别为 68.8%、64.1% 和 64.1%，17 例有内镜复查者的黏膜愈合率为 35.3%（6/17）。无结核感染和乙型肝炎激活。

中国台湾一项多中心登记研究[15]，纳入 UC 患者 147 例，70.7% 未使用过抗 TNF-α 单抗，其中随访至 1 年者，临床应答率、临床缓解率、无激素临床缓解率、黏膜愈合率分别为 76.0%、58.0%、35.0% 和 62.2%。

中山大学附属第六医院单中心回顾性研究[16]，81 例 UC 患者，维得利珠单抗治疗第 14 周，临床应答率为 84.0%，临床缓解率为 69.1%，其中合并使用糖皮质激素治疗的 17 例患者中，10 例患者达到无激素临床缓解。无结核感染和乙型肝炎激活。

北京协和医院单中心回顾性研究[17]，65 例 UC 患者，维得利珠单抗治疗第 14 周，临床应答率为 89.2%，临床缓解率为 63.1%。

国内报道的第 14 周及第 52 周临床缓解率和无激素临床缓解率比 GEMINI 1 研究及国外不少报道高，可能与较多患者未使用过抗 TNF-α 单抗以及部分患者在 5-氨基水杨酸治疗失败后未经过激素治疗阶段即使用维得利珠单抗有关。

国内正在进行一项名为 VALUE 的全国多中心大样本的维得利珠单抗治疗 IBD 的登记研究，中期分析（ACG 2023 poster P3020），UC 患者 14 周临床应答率和临床缓解率分别为 79% 和 67%，期望进一步研究为维得利珠单抗治疗我国 IBD 患者的疗效与安全性提供更多、更可靠的数据。

（二）中重度克罗恩病的治疗

1. 维得利珠单抗作为一线生物制剂有什么优势？

维得利珠单抗作为治疗中重度 CD 的一线生物制剂中一种选择，其优势在于高安全性。

维得利珠单抗治疗中重度 CD Ⅲ期临床试验（GEMINI 2）[18]：治疗第 6 周，临床缓解率维得利珠单抗组显著高于安慰剂组（14.5% $vs.$ 6.8%，$P = 0.02$）；临床应答率两组无统计学差异（31.4% $vs.$ 25.7%，$P = 0.23$）。治疗第 52 周，临床缓解率维得利珠单抗每 8 周 1 次组、每 4 周 1 次组分别为 39.0% 和 36.4%，均显著高于安慰剂组的 21.6%（分别为 $P < 0.001$ 和 $P = 0.004$）。

VERSIFY 研究：该研究是一项观察维得利珠单抗治疗中重度 CD 内镜和影像学疗效的Ⅲb 期临床研究[19]，为开放性、单组研究，纳入中重度 CD 患者 101 例。结果显示，第 26 周和第 52 周内镜缓解率分别为 11.9% 和 17.9%。

分析上述Ⅲ期临床研究结果时要注意，研究中近半数病例为先前抗 TNF-α 单抗失败者，拉低了总的有效率（见下文详述）。

EVOLVE EXPANSION 研究：该研究是一项比较维得利珠单抗与抗 TNF-α 单抗作为一线生物制剂治疗 IBD 的多国、多中心的回顾性研究[3]，纳入 CD 患者包含维得利珠单抗 215 例和抗 TNF-α 单抗 266 例，结果显示，24 个月校正累积临床缓解率维得利珠单抗与抗 TNF-α 单抗两组无显著差异（76.6% $vs.$ 68.5%，$P = 0.10$）。

VEDO$_{IBD}$ 研究：该研究是一项德国多中心登记研究[20]，纳入 327 例未使用过抗 TNF-α 单抗 CD 患者（维得利珠单抗 86 例，抗 TNF-α 单抗 241 例），诱导期临床缓解率，维得利珠单抗显著低于抗 TNF-α 单抗（56.3% $vs.$ 73.9%，$P < 0.5$）。但到 2 年后临床缓解率，维得利珠单抗却显著高于抗 TNF-α 单抗（74.2% $vs.$ 44.7%，$OR = 0.45$，95% CI 0.22~0.94），而且维得利珠单抗组只有 17% 转换其他生物制剂治疗，而抗 TNF-α 单抗组有 44% 转换治疗。

EXPLORYS 研究：该研究是一项美国从数据库提取的队列研究[21]，纳入未接受过抗 TNF-α 单抗治疗 CD 患者维得利珠单抗组 542 例和英夫利西单抗组 1179 例，主要分析用药持续率，维持治疗 12 个月和 24 个月，维得利珠单抗组均显著高于英夫利西单抗组（分别为 84.5% $vs.$ 77.5%，$P = 0.0061$ 和 77.6% $vs.$ 64.6%，$P = 0.0005$）。

SOJOURN 研究：该研究是一项回顾性的队列研究[22]，以 CD 相关手术率为主要研究终点，从美国一个称为 Optum® 的数据库提取作为一线生物制剂的维得利珠单抗 578 例、乌司奴单抗 544 例，平均随访时间为 9.3 个月（0.4~27.2 个月），1 年累积手术率分别为 7.7% 和 11.6%，校正后维得利珠单抗手术风险率低于乌司奴单抗 34.2%（$HR =$

0.658，95% *CI* 0.436～0.994，*P* = 0.047）。

上述几个研究提示，维得利珠单抗作为一线生物制剂治疗中重度 CD 的疗效，与抗 TNF-α 单抗比较，诱导缓解起效可能较慢，但维持缓解持续时间可能更长，与乌司奴单抗比较疗效可能相似。但因均属观察性研究，证据质量偏低。目前尚未有维得利珠单抗与其他药物治疗 CD 的"头对头"RCT，网络荟萃分析则显示抗 TNF-α 单抗和乌司奴单抗比维得利珠单抗排位靠前，但在维持缓解的疗效维得利珠单抗皮下注射疗法则排前位（此剂型我国未上市）。因此，以目前研究证据，维得利珠单抗作为治疗中重度 CD 一线生物制剂的疗效是肯定的，至于与其他生物制剂的疗效比较，还需要更高质量的证据。

2. 抗 TNF-α 单抗治疗继发性失应答时可以转换为维得利珠单抗吗？

维得利珠单抗在抗 TNF-α 单抗治疗继发性失应答时作为二线生物制剂具有诱导和维持缓解的疗效。但与其作为一线生物制剂相比，起效时间减慢，诱导临床缓解率有一定下降。与转换另一种抗 TNF-α 单抗比较，主要优势是安全性较高。

（1）维得利珠单抗作为一线生物制剂与作为使用过抗 TNF-α 单抗之后二线生物制剂疗效的自身比较

GEMINI 3 研究：该研究是一项维得利珠单抗治疗抗 TNF-α 单抗治疗失败的中重度 CD 患者的随机、双盲、安慰剂对照研究[23]，临床缓解率，第 6 周维得利珠单抗组与安慰剂组无显著性差异（15.2% *vs.* 12.1%，*P* = 0.433）；第 10 周维得利珠单抗组显著高于安慰剂组（26.6% *vs.* 12.1%，*RR* = 2.2，95% *CI* 1.3～3.6，*P* = 0.001）。但第 6 周临床应答率，维得利珠单抗组已显著高于安慰剂组（39.2% *vs.* 22.3%，*RR* = 1.8，95% *CI* 1.2～2.5，*P* = 0.01）。研究结果证实，维得利珠单抗对抗 TNF-α 单抗治疗失败的 CD 患者具有诱导缓解的疗效，但明确疗效要在治疗第 10 周才显现出来。

GEMINI 2 和 GEMINI 3 研究的事后分析：将两个研究病例合并[24]，第 6 周有临床应答者维持治疗至第 52 周，临床缓解率在未使用过抗 TNF-α 单抗组和抗 TNF-α 单抗失败组分别为 48.9% 和 27.7%，均显著高于安慰剂组的 26.8% 和 12.8%[24]。研究结果显示，无论有无用抗 TNF-α 单抗的 CD 患者，维得利珠单抗都有高于安慰剂的疗效，但抗 TNF-α 单抗失败者疗效在数字上低于未使用过抗 TNF-α 单抗者。

VERSIFY[19] 和 VICTORY[25] 研究亦显示，维得利珠单抗治疗达到内镜缓解率，使用过抗 TNF-α 单抗者低于未使用过者。

（2）维得利珠单抗与抗 TNF-α 单抗作为使用过抗 TNF-α 单抗之后二线生物制剂疗效比较

VICTORY 研究：这是一项大样本、回顾性的比较维得利珠单抗与抗 TNF-α 单抗治疗 CD 安全性和疗效的队列研究[26]，共纳入 1266 例，其中 659 例维得利珠单抗治疗者中有 90.7% 接受过 1 种或以上抗 TNF-α 单抗治疗。经校正统计的结果显示，两组之间的临床缓解率、无激素临床缓解率和内镜缓解率均无统计学差异（分别为 *HR* = 0.932，95% *CI* 0.707～1.228；*HR* = 1.250，95% *CI* 0.677～2.310；*HR* = 0.827，95% *CI* 0.595～1.151），但抗 TNF-α 单抗使用持续率高于维得利珠单抗。非感染性不良反应维得利珠单抗则显著低于抗 TNF-α 单抗。

（3）维得利珠单抗与乌司奴单抗作为使用过抗 TNF-α 单抗之后二线生物制剂疗效比较

荟萃分析[27]：纳入可供分析的 5 项研究（乌司奴单抗 659 例，维得利珠单抗 357例），结果显示两药诱导缓解疗效无显著性差异，但在维持治疗上乌司奴单抗优于维得利珠单抗，第 52 周乌司奴单抗有更高临床缓解率（$OR = 1.87$，95% CI $1.18 \sim 2.98$，I^2 0）、无激素临床缓解率（$OR = 1.56$，95% CI $1.23 \sim 1.97$，I^2 0）和持续用药率（$OR = 2.37$，95% CI $1.56 \sim 3.62$，I^2 0）。

ENEIDA 研究：该研究是一项欧洲多中心登记研究，共纳入 30 个中心 835 例使用过抗 TNF-α 单抗 CD 病例[28]，维得利珠单抗和乌司奴单抗停药率分别为 49/100（人·年）和 19/100（人·年），经校正统计，停药率维得利珠单抗高于乌司奴单抗（$HR = 2.55$，95% CI $2.02 \sim 3.21$）；临床反应率、临床缓解率、无激素临床缓解率，乌司奴单抗均高于维得利珠单抗。

意大利全国多中心回顾性研究：纳入使用过抗 TNF-α 单抗 CD 病例乌司奴单抗 239 例和维得利珠单抗 231 例[29]，结果显示，第 52 周维得利珠单抗有更高临床缓解率（55.5% $vs.$ 42.5%，$P = 0.01$）和更高无激素临床缓解率（51.1% $vs.$ 40.6%，$P = 0.038$），但以客观应答和缓解指标（内镜或 MRI 评分）评估的结局两药并无差异。

英国的多中心回顾性研究：在数据库中抽取使用过抗 TNF-α 单抗 CD 病例乌司奴单抗 275 例和维得利珠单抗 118 例，校正第 52 周临床缓解率两药并无统计学差异[30]。

综上所述，与安慰剂对照的 RCT 及对 RCTs 的事后分析，可以肯定维得利珠单抗作为抗 TNF-α 单抗治疗失败时二线生物制剂在诱导和维持缓解的疗效，但亦显示其起效减慢和疗效有一定程度下降。在真实世界的观察性研究中，维得利珠单抗对使用过抗 TNF-α 单抗患者的疗效，有限资料显示并不显著低于抗 TNF-α 单抗，但安全性则较高；其与乌司奴单抗疗效比较的研究结果不一致。网络荟萃分析显示，在接受过抗 TNF-α 单抗治疗患者转换另一种抗 TNF-α 单抗及乌司奴单抗排位靠前，纳入新药后的分析则乌帕替尼更靠前。由于没有"头对头"的 RCTs，目前很难有基于高质量证据的疗效评价，但维得利珠单抗在作为治疗中重度 CD 的二线药物，以已知的有效性及高安全性，仍然是一种选择。临床应用中注意权衡效益/风险比，进行个体化选择。

3. 哪些 CD 患者比较适合选择维得利珠单抗治疗？

目前没有准确预测药物疗效的生物标志物，有研究提出维得利珠单抗治疗 CD 的临床决策支持工具（CDST），可能对选择适合维得利珠单抗治疗的患者有帮助。

研究通过对 GEMINI 2 RCT 分析建立模型，用 VICTORY 队列验证模型，最后提出一个维得利珠单抗治疗 CD 的临床决策支持工具（CDST）[31]。该工具的要点是识别出维得利珠单抗治疗失败的独立危险因素：接受过肠手术、使用过抗 TNF-α 单抗、发生过瘘管、低白蛋白水平和高 CRP 水平，危险因素越多，治疗成功的把握度越低。将这些因素量化建立预测模型见表 3 – 2 – 1。分数越低，治疗成功的把握度越低，≤13 分具有预测无效的很高敏感性，>19 分具有预测有效的中度特异性。概言之，在疾病早期未发生并发症、未使用过抗 TNF-α 单抗前，维得利珠单抗治疗成功的把握度最高，在需要特别考虑药物安全性时，选择维得利珠单抗获益更大。

表 3－2－1　维得利珠单抗治疗 CD 的临床决策支持工具（CDST）

因素	未接受过肠手术	未使用过抗 TNF-α 单抗	未发生过瘘管	基线人血白蛋白水平	基线 CRP 水平
评分	+2 分	+3 分	+2 分	+0.4 分 X g（g/L）	−0.5 分（3～10 mg/L）−3 分（>10 mg/L）

注：低分≤13 分，中分 >13－≤19 分，高分 >19 分。

4. 维得利珠单抗治疗中国患者的疗效如何？

报道较少，有限资料显示疗效与安全性与国外报道相似。

中山大学附属第六医院单中心研究：为回顾性单臂队列研究[32]，45 例中重度 CD 患者，维得利珠单抗治疗第 22 周，达到临床应答和临床缓解分别为 64.4% 和 46.7%。33 例治疗至 52 周，临床应答和临床缓解分别为 39.4%（13/33）和 33.3%（11/33）。1 例皮疹（2.2%）、2 例新发关节炎（4.4%）。

中国台湾多中心登记研究：127 中重度 CD 患者纳入登记，达到维得利珠单抗治疗 1 年者，临床应答、临床缓解、无激素临床缓解、黏膜愈合分别为 57.1%、71.4%、33.3%、30.0%[15]。

北京协和医院有 13 例 CD 维得利珠单抗治疗至第 14 周的报道，临床应答和临床缓解分别 9 例和 6 例[17]。

（三）维得利珠单抗什么时候需要剂量强化、如何强化？

维得利珠单抗与其他生物制剂一样，在维持治疗期间出现继发性失应答常见，在发生继发性失应答时可进行剂量强化，方法是缩短用药间隔期（一般从每隔 8 周 1 次缩短为每隔 4 周 1 次）。还有其他情况下也可采用剂量强化，因研究尚不充分，文内会作简单介绍。

荟萃分析：1 项纳入 10 项队列研究的荟萃分析[33]，维得利珠单抗治疗 CD 继发性失应答的发生率为 47.9/100（人·年）（95% CI 26.3～87.0%，I^2 74%），治疗 UC 为 39.8/100（人·年）（95% CI 35.0～45.3%，I^2 0%），剂量强化临床应答率达 53.8%（95% CI 21.8%～82.9%，I^2 77%）。

GEMINI LTS 研究：该研究是 1 项维得利珠单抗治疗 UC 的临床Ⅲ期研究（GEMINI 1）的拓展研究[34]，从 GEMINI 1 研究中，每 8 周 1 次组中撤离的 32 例，进入拓展研究时剂量转为每 4 周 1 次，治疗 52 周后临床应答率和临床缓解率分别达 41% 和 28%。

GEMINI LTS 研究：该研究是 1 项维得利珠单抗治疗 CD 的临床Ⅲ期研究（GEMINI 2）的拓展研究[35]，从 GEMINI 2 研究中，每 8 周 1 次组中撤离的 57 例，进入拓展研究时剂量转为每 4 周 1 次，治疗 52 周后临床应答率和临床缓解率分别达 47% 和 32%。

上述是维得利珠单抗继发性失应答时剂量强化疗效的研究证据。以下为其他情况进行剂量强化的研究：

维持治疗期虽然有稳定的临床应答，但判断为应答不理想者，早期剂量强化，可能有加快临床缓解和提高临床缓解率作用。一项纳入90例UC的回顾性研究，其中有20例在维持治疗期虽然应答处于稳定状态，但疗效无进一步进展，早期改为每4周1次给药，结果10例达到无激素临床缓解，10例临床应答有改善[36]。应答不理想无明确定义，主要由临床医师综合临床症状、实验室检查及内镜、影像判断。在什么情况下早期强化治疗而非继续等待标准治疗的结果，有待进一步研究，也有赖于医师在实际临床工作中的个体化判断。

诱导期临床有应答但应答不理想，可在第0、第2、第6周3次给药后，第10周补充1次给药。LOVE-CD研究[37]，观察维得利珠单抗治疗CD黏膜愈合和组织学愈合的研究中采用这一方法，结果发现，第22周维得利珠单抗血药浓度超过10 mg/L，与第26周内镜愈合率相关，但未证明补充1次给药与标准给药在药物血药浓度及内镜愈合率的相关性。对3次给药后有一定应答但未达到应答标准者或病情较重者，第10周补充1次给药的方法，从临床工作角度是可以考虑的，但更多证据尚有待对维得利珠单抗药物动力学及其与疗效关系的研究。

对于接受维得利珠单抗剂量强化治疗获得长时间稳定缓解的UC患者或CD患者，给药频率重新降低至每8周1次有可能维持长期缓解。XAP研究是将GEMINI LTS研究和VERSIFY研究中使用维得利珠单抗每4周1次已1年，临床稳定的患者重新降级为每8周1次给药[38]，共纳入了311例患者（142例UC患者和169例CD患者），基线时UC患者临床缓解率为93.7%、CD患者临床缓解率为89.3%，93.0%的UC患者和84.6%的CD患者的给药频率从每4周1次降低到每8周1次。经过2年的随访，高达93.9%的UC患者和91.6%的CD患者仍然持续接受q8W维得利珠单抗治疗；所有治疗降级（每4周1次降为每8周1次）的患者中，整个随访期间临床复发率仅为9.1%（UC）和14.0%（CD）；6.1%的UC患者和8.4%的CD患者，在随访期间给药频率重新升级为每4周1次。研究提示，剂量强化后取得较长期稳定缓解患者，重新降级为标准治疗有可能继续保持长期缓解，但这需要进步研究提供更多证据。

（四）维得利珠单抗是否可以与其他生物制剂或小分子药物联合使用？

目前报道最常用的双靶向联合治疗的药物中，最常用的是维得利珠单抗与其他生物制剂剂或小分子药物联合。联合治疗的效果与联合前相比有提高，不良反应是否会明显增加尚难定论。

一项系统综述和荟萃分析综合30个研究共279例IBD患者（76%为CD）[39]，联合用药原因主要是难治肠道病变（占81%），其次是合并肠外表现（占12%）。与维得利珠单抗联合最常用，分别为抗整合素制剂联合抗TNF-α单抗占48%、维得利珠单抗联合乌司奴单抗占14%和维得利珠单抗联合托法替尼占11%。多为小样本单臂研究，各报道的疗效和不良反应在另一篇系统综述中有详细介绍[40]，可参阅。双靶向联合治疗的研究刚起步，有待进一步研究。

二、维得利珠单抗在特殊 IBD 患者中的应用

（一）维得利珠单抗在急性重度 UC 患者治疗中有什么作用？

急性重度 UC 静脉用糖皮质激素无效者，如转换为钙调磷酸酶抑制剂（如环孢素）治疗有效后，可以桥接到维得利珠单抗作为长期维持治疗。

使用方法是在钙调磷酸酶抑制剂有理想反应之后加用维得利珠单抗，最长在 3 个月内停用钙调磷酸酶抑制剂，继续生物制剂维持。

法国 1 项多中心回顾性研究[41]，纳入转换钙调磷酸酶抑制剂的急性重度 UC（ASUC）患者 39 例，其中 85% 患者用过硫嘌呤类药物，92% 用过抗 TNF-α 单抗。转换钙调磷酸酶抑制剂起效后加上维得利珠单抗，结果 12 个月累积无手术率为 64%（半数患者在 14 周内手术），44% 患者 1 年内仍继续维得利珠单抗治疗。

1 项单中心的回顾性研究纳入转换钙调磷酸酶抑制剂的 ASUC 患者 71 例[42]，其中 85% 患者用过抗 TNF-α 单抗，半数用过硫嘌呤类药物。转换钙调磷酸酶抑制剂起效后加上维得利珠单抗，1 年和 2 年累积无手术率为 67% 和 55%，但 1 年和 2 年停用维得利珠单抗治疗率为 57% 和 72%。

目前研究证据质量尚低，有待进一步对照研究。

（二）维得利珠单抗在慢性贮袋炎治疗中有什么作用？

慢性抗生素抵抗贮袋炎传统治疗无效选择生物制剂治疗者，国际共识意见推荐首选维得利珠单抗。

对于慢性抗生素抵抗贮袋炎（chronic antibiotic-refractory pouchitis，CARP）传统治疗无效选择生物制剂治疗者，国际共识意见推荐首选维得利珠单抗[43]。

EARNEST 研究：该研究是一项随机双盲安慰剂对照研究[44]，纳入维得利珠单抗组 51 例、安慰剂组 51 例。改良 PDAI 评分定义的临床缓解率，第 14 周和第 34 周维得利珠单抗组显著高于安慰剂组（分别为 31.4% *vs.* 9.8%，$P=0.013$；35.3% *vs.* 17.6%，$P=0.043$）；严重不良反应两组分别为 6% 和 8%。

美国的多中心回顾性研究[45]：UC 术后慢性贮袋炎或 CD 贮袋炎 83 例，维得利珠单抗治疗平均随访 1.3 年，71.1% 和 19.3% 分别取得临床反应和临床缓解，其中有内镜随访 74 例，54.1% 内镜反应、17.6% 内镜缓解。

早前治疗多用抗 TNF-α 单抗，亦显示一定疗效，但迄今无两药的比较性研究。

三、安全性

（一）维得利珠单抗在治疗 IBD 时的安全性方面有什么优势？

维得利珠单抗是目前获批治疗 IBD 的生物制剂和小分子药物中最安全的一种，这有利于在特别需要关注药物安全性患者的应用，也有利于该药治疗有效患者的长期用药。

评估药物的安全性主要包括不良反应的种类和发生频率、严重不良反应、机会感染

发生率和严重感染发生率、恶性肿瘤发生风险、免疫源性、对代谢的影响等，以及妊娠安全性。从临床Ⅲ期研究、拓展性研究、国内外真实世界观察性研究报道，以及与其他药物的对照研究，综合分析，维得利珠单抗是目前获批治疗 IBD 的生物制剂和小分子药物中最安全的一种。

1. 与安慰剂的对照研究

临床Ⅲ期研究（GEMINI 1 和 GEMINI 2）[1,18]：总的不良反应率与安慰剂相似，感染率维得利珠单抗组为 0.85/100（人·年）、安慰剂组为 0.70/100（人·年）。发生率 > 5% 的不良反应包括头痛、恶心、鼻咽炎、上呼吸道感染、关节痛、发热、疲劳、咳嗽。输注相关反应发生率该药与安慰剂分别为 4% 和 3%。临床Ⅲ期的拓展研究（GEMINI LTS）[46]：纳入 UC894 例和 CD1349 例，随访超过 8 年，没有发现与先前报道的不同的不良反应倾向，没有出现进行性多灶性白质脑病。

系统综述[47]：一项对 6 个 RCTs 包含 2830 例 IBD 患者随访达 5 年的系统综述显示，严重感染率维得利珠单抗与安慰剂相似［4.3/100（例·年）*vs.* 3.8/100（例·年）］，其中，艰难梭菌感染及结核菌感染发生率低［分别为 0.3/100（例·年）和 0.1/100（例·年）］，无乙型肝炎病毒感染激活报道，无进行性多灶性白质脑病，恶性肿瘤发生率 0.1/100（例·年），输注反应 <5%。

2. 药物间的比较

VARSITY 研究[2]：维得利珠单抗与阿达木单抗的"头对头" RCT，感染率和严重感染率，维得利珠单抗数字上少于阿达木单抗［分别为 23.4/100（例·年）*vs.* 34.6/100（例·年）和 1.6/100（例·年）*vs.* 2.2/100（例·年）］；严重不良事件两组无差异。

治疗 UC 药物的网络荟萃分析[48]：各种药物中维得利珠单抗在严重不良事件和严重感染均最少。

治疗 IBD 药物发生严重感染的系统综述和荟萃分析[49]：纳入 20 个对照性研究（2 个 RCTs、18 个队列研究）共 55 000 多例 IBD 患者，在 UC 患者中严重感染率，维得利珠单抗显著低于抗 TNF-α 单抗（*OR* = 0.68，95% *CI* 0.56 ~ 0.83，I^2 0）。

（二）维得利珠单抗治疗 IBD 时结核感染的风险如何？

目前报道的资料显示维得利珠单抗治疗 IBD 时结核感染的风险没有增加。

目前报道的资料，包括国外[1,18,46,47]和国内[14-17,32]的研究，均显示维得利珠单抗治疗 IBD 时结核感染的风险没有增加。但在临床常规工作，仍应按规范进行结核筛查，对存在潜伏结核者给予预防药物，对活动性结核病控制后再行治疗。

（三）维得利珠单抗治疗 IBD 时激活乙型肝炎病毒感染的风险如何？

目前报道的资料显示维得利珠单抗治疗 IBD 时激活乙型肝炎病毒感染的概率很低。

目前报道的资料，包括国外[1,18,46,47]和国内[14-17,32]的研究，均显示维得利珠单抗治疗 IBD 时激活乙型肝炎病毒感染的概率很低。但在临床常规工作，仍应按规范进行肝炎病毒筛查，对 HBsAg 阳性或（及）抗 HBcAB 阳性者按我国肝病学会指南处理。

（四）维得利珠单抗治疗 IBD 时艰难梭菌感染的风险如何？

目前没有证据支持维得利珠单抗治疗 IBD 时艰难梭菌感染的风险比其他治疗 IBD 的药物高。

在比较维得利珠单抗与阿达木单抗治疗的 VARSITY 研究中发现[2]，维得利珠单抗组艰难梭菌感染率数字上高于阿达木单抗组 [1.1/100（例·年）vs. 0.6/100（例·年）]。一项对 6 个 RCTs 的系统综述显示[47]：维得利珠单抗与安慰剂比较，艰难梭菌感染率数字上高于安慰剂 [0.3/100/100（例·年）（0.2~0.5）vs. 0.0/100/100（例·年）（0.0~1.4）]。

维得利珠单抗的肠道选择性免疫抑制作用是否会增加艰难梭菌感染率？

一项单中心回顾研究[50]，纳入 805 例 UC 患者，加权 Cox 回归逆概率校正后，维得利珠单抗与阿达木单抗两组艰难梭菌感染率无显著差异（$HR = 0.33$，95% CI 0.05~2.03），但严重艰难梭菌感染率维得利珠单抗组显著低于阿达木单抗组（$HR = 0.10$，95% CI 0.01~0.76）。事实上其他生物制剂治疗 IBD 时艰难梭菌感染率也有数字上的增加，药物间的直接比较有待进一步研究。IBD（主要是 UC 和累及大肠的 CD）本身就是艰难梭菌感染的独立因素，因此，治疗期间无论使用那种免疫抑制药物都要密切监测艰难梭菌感染。

（五）维得利珠单抗治疗有恶性肿瘤病史的 IBD 患者时的安全性如何？

目前资料没有显示维得利珠单抗会增加恶性肿瘤发生风险，也没有显示会增加有恶性肿瘤病史 IBD 患者发生恶性肿瘤复发或新发肿瘤的风险，因为研究样本量及随访时间尚有限，仍需进一步研究。目前推荐对有恶性肿瘤病史的 IBD 患者在多学科团队的讨论后可考虑维得利珠单抗治疗。

发生恶性肿瘤风险的研究：临床Ⅲ期研究（GEMINI 1 和 GEMINI 2）[1,18]、临床Ⅲ期的拓展研究（GEMINI LTS)[46]和对 RCTs 的系统综述[47]，均未发现维得利珠单抗有比普通人群增加的恶性肿瘤发生率。一项针对维得利珠单抗安全性的系统综述[47]，纳入 6 个研究 2830 例 IBD 患者，仅有 7 例恶性肿瘤发生（<1%）。一项多中心联合数据库统计研究[51]，纳入 1087 例使用维得利珠单抗的 IBD 患者，随访期有 2 例癌症（皮肤癌 1 例、结肠癌 1 例）。这两项真实世界观察研究均显示维得利珠单抗恶性肿瘤风险与普通人群发病相似。

有恶性肿瘤病史 IBD 患者使用维得利珠单抗的研究：该研究是一项多中心回顾性研究[52]，纳入 390 例有恶性肿瘤史的 IBD 病例，比较不同生物制剂与未接受生物制剂及免疫抑制剂治疗患者对肿瘤复发的影响，经多因素分析显示，维得利珠单抗和乌司奴单抗对肿瘤复发无影响（分别为校正 $HR = 1.36$，95% CI 0.27~7.01；校正 $HR = 0.96$，95% CI 0.17~5.41）。一项更大样本的多中心回顾性研究[53]，纳入有恶性肿瘤病史 IBD 患者中，维得利珠单抗治疗 96 例、抗 TNF-α 单抗 184 例、无免疫抑制药物治疗 183 例，经多因素分析显示，与无免疫抑制药物治疗对比，维得利珠单抗和抗 TNF-α 单抗对肿瘤复发无影响（分别为校正 $HR = 1.38$，95% CI 0.38~1.36；$HR = 1.03$，95% CI 0.65~1.64）。

ECCO 2023 年发表的 IBD 与恶性肿瘤的指引提出[54]：对有恶性肿瘤病史患者，目前证据似乎显示维得利珠单抗不会增加恶性肿瘤复发和新出现肿瘤的风险，因此对有恶性肿瘤病史的 IBD 患者在多学科团队的讨论后可考虑维得利珠单抗治疗。

维得利珠单抗与恶性肿瘤的风险尚有待大样本长程队列研究和数据库的搜集。

（六）维得利珠单抗治疗老年性 IBD 的安全性如何？

老年性 IBD 患者免疫功能下降、常有严重心肺等严重共存病，因此在免疫抑制治疗时容易发生感染，对严重不良反应耐受差。维得利珠单抗具肠道选择性免疫抑制作用，综合的安全性高，因此是治疗老年性 IBD 生物制剂的优选。

老年性 IBD 患者免疫功能下降、常有严重共存病，因此在免疫抑制治疗时容易发生感染，对严重不良反应耐受差，治疗中应特别考虑药物的安全性[55]。前文已分析了维得利珠单抗的总体安全性，因此该药是老年性 IBD 生物制剂的优选。

IG-IBD LIVE study：是一项意大利多中心病例对照研究[56]，纳入老年组 198 例（UC108 例和 CD90 例）和匹配的非老年组 396 例（UC205 例和 CD191 例）。结果显示，不良反应率两组无统计学差异；在 UC 的持续使用率非老年组显著高于老年组（67.6% *vs*. 51.4%，*P* = 0.02），但在 CD 无统计学差异。

系统综述和荟萃分析：比较维得利珠单抗治疗在老年组 IBD 患者和非老年 IBD 患者中的疗效与安全性[57]，纳入 11 个研究，共 3546 个 IBD 患者（老年组 1314 例和非老年组 2232 例）。结果显示，两组总感染率和严重感染率无统计学差异，临床缓解率、内镜缓解率、IBD 相关住院率、IBD 相关手术率均无统计学差异，无激素临床缓解率非老年组显著高于老年组。

另有多中心的前瞻性研究显示[58]，共存病指数（charlson comorbidity index）而非年龄与维得利珠单抗治疗发生的感染相关（*OR* = 1.387，95% *CI* 1.022 ~ 1.883，*P* = 0.036），提示治疗老年患者要特别注意分析严重共存病，亦提示维得利珠单抗治疗老年患者亦非保证安全，选择时仍应慎重分析患者的全身状况并与患者充分沟通。

（七）维得利珠单抗是否可用于妊娠期的 IBD 患者？是否可用于哺乳期的 IBD 患者？

如使用维得利珠单抗治疗且病情稳定的 IBD 患者出现妊娠，妊娠期可采用相同剂量维持治疗，但建议在预产期前 6 ~ 10 周停药（如果每 4 周给药 1 次，则为预产期前 4 ~ 5 周停药），产后 48 小时可考虑恢复用药。哺乳期可继续使用维得利珠单抗。出生前母体暴露于维得利珠单抗的新生儿，在出生后 6 个月内不可接种活疫苗，接种灭活疫苗则不受影响。

维得利珠单抗被 FDA 评定为 B 级（低风险）。

1 项系统综述包括 48 项研究、6963 例使用生物制剂的 IBD 妊娠妇女，结果显示，妊娠期使用生物制剂的妊娠结局与普通人群并无差异[59]。既然已经明确 IBD 本身疾病活动会显著影响妊娠结局，而停用生物制剂易发生疾病复发，因此如病情需要宜在整个妊娠期继续使用生物制剂[60]。

推荐病情稳定者在预产期 6 ~ 10 周停药（每 8 周 1 次用药者）或 4 ~ 5 周停药（每 4

周 1 次用药者），是因为这样既可维持药物下限谷浓度，又可减少对新生儿出生时的免疫影响[60]。

哺乳期可继续使用维得利珠单抗的依据是，研究检出英夫利西单抗、阿达木单抗、那他珠单抗和乌司奴单抗在乳汁浓度很低，且观察用药期间哺乳的婴儿生长发育及感染率与无哺乳婴儿无差异[61]。

（八）维得利珠单抗治疗期间是否可以接种疫苗？

维得利珠单抗系肠道选择性生物制剂，因此可能不影响静脉和肌内注射灭活疫苗的疗效，但可能降低口服灭活疫苗的疗效。迄今尚未见维得利珠单抗治疗期间接受活疫苗出现继发性感染的报道。但鉴于证据非常有限，需充分评估获益和风险。

随机双盲安慰剂对照研究[62]：静脉维得利珠单抗（750 mg）56 例与安慰剂 54 例比较，肌内注射乙肝疫苗后两组抗体浓度无差异，而口服霍乱疫苗 IgG 抗体浓度安慰剂组显著高于维得利珠单抗组。1 项比较不同药物治疗的 IBD 患者在接种新冠疫苗后的抗体浓度研究显示[63]，英夫利西单抗和托法替尼治疗者保护性抗体浓度显著下降，而维得利珠单抗及乌司奴单抗治疗者保护性抗体浓度与健康对照者无差异。

（胡品津）

-------------------------- 参 考 文 献 --------------------------

［1］ FEAGAN B G, RUTGEERTS P, SANDS B E, et al. Vedolizumab as induction and maintenance therapy for ulcerative colitis. N Engl J Med, 2013, 369(8): 699 – 710.

［2］ SANDS B E, PEYRIN-BIROULET L, LOFTUS E V Jr, et al. Vedolizumab versus adalimumab for moderate-to-severe ulcerative colitis. N Engl J Med, 2019, 381(13): 1215 – 1226.

［3］ BRESSLER B, YARUR A, SILVERBERG M S, et al. Vedolizumab and anti-tumour necrosis factor α real-world outcomes in biologic-Naïve inflammatory bowel disease patients: results from the EVOLVE study. J Crohns Colitis, 2021, 15(10): 1694 – 1706.

［4］ LATREMOUILLE-VIAU D, BURNE R, SHI S, et al. P379 Comparison of real-world treatment outcomes with infliximab vs. vedolizumab in biologic-naïve patients with inflammatory bowel disease. J Crohns Colitis, 2019, 13(Supplement_1): S295 – S296.

［5］ BOKEMEYER B, PLACHTA-DANIELZIK S, DI GIUSEPPE R, et al. Real-world effectiveness of vedolizumab compared to anti-TNF agents in biologic-naïve patients with ulcerative colitis: a two-year propensity-score-adjusted analysis from the prospective, observational VEDO$_{IBD}$-study. Aliment Pharmacol Ther, 2023, 58(4): 429 – 442.

［6］ ATTAUABI M, MADSEN G R, BENDTSEN F, et al. Vedolizumab as the first line of biologic therapy for ulcerative colitis and Crohn's disease-a systematic review with meta-analysis. Dig Liver Dis, 2022, 54(9): 1168 – 1178.

［7］ AHUJA D, MURAD MH, MA C, et al. Comparative speed of early symptomatic remission with advanced therapies for moderate-to-severe ulcerative colitis: A systematic review and network Meta-analysis. Am J Gastroenterol, 2023, 24.

［8］SINGH S, MURAD M H, FUMERY M, et al. First- and second-line pharmacotherapies for patients with moderate to severely active ulcerative colitis：an updated network meta-analysis. Clin Gastroenterol Hepatol, 2020, 18(10)：2179 - 2191. e6.

［9］FEAGAN B G, RUBIN D T, DANESE S, et al. Efficacy of vedolizumab induction and maintenance therapy in patients with ulcerative colitis, regardless of prior exposure to tumor necrosis factor antagonists. Clin Gastroenterol Hepatol, 2017, 15(2)：229 - 239. e5.

［10］NARULA N, PEERANI F, MESERVE J, et al. Vedolizumab for ulcerative colitis：treatment outcomes from the VICTORY consortium. Am J Gastroenterol, 2018, 113(9)：1345.

［11］MACALUSO FS, VENTIMIGLIA M, ORLANDO A. Effectiveness and safety of vedolizumab in inflammatory bowel disease：A comprehensive Meta-analysis of observational studies. J Crohns Colitis, 2023.

［12］DULAI P S, SINGH S, VANDE CASTEELE N, et al. Development and validation of clinical scoring tool to predict outcomes of treatment with vedolizumab in patients with ulcerative colitis. Clin Gastroenterol Hepatol, 2020, 18(13)：2952 - 2961. e8.

［13］LUKIN D, FALECK D, XU R H, et al. Comparative safety and effectiveness of vedolizumab to tumor necrosis factor antagonist therapy for ulcerative colitis. Clin Gastroenterol Hepatol, 2022, 20 (1)：126 - 135.

［14］HUANG K, LIU J, XIA W, et al. Effectiveness and safety of vedolizumab for ulcerative colitis：a single-center retrospective real-world study in China. Front Pharmacol, 2023.

［15］LIN WC, TAI WC, CHANG CH, et al. Real-world evidence of effectiveness and safety of vedolizumab for inflammatory bowel disease in Taiwan：A prospective nationwide registry (VIOLET) study. Inflamm Bowel Dis, 2023.

［16］唐健, 黄钊鹏, 邓钧, 等. 维得利珠单抗对活动期溃疡性结肠炎81例疗效和安全性的单中心回顾性研究. 中华消化杂志, 2023, 43(2)：117 - 121.

［17］芦波, 刘昭诗, 郑威扬, 等. 维得利珠单抗对炎症性肠病患者的短期疗效及安全性. 中华医学杂志, 2022, 102(42)：3388 - 3394.

［18］SANDBORN W J, FEAGAN B G, RUTGEERTS P, et al. Vedolizumab as induction and maintenance therapy for Crohn's disease. N Engl J Med, 2013, 369(8)：711 - 721.

［19］DANESE S, SANDBORN W J, COLOMBEL J F, et al. Endoscopic, radiologic, and histologic healing with vedolizumab in patients with active Crohn's disease. Gastroenterology, 2019, 157(4)：1007 - 1018. e7.

［20］BOKEMEYER B, PLACHTA-DANIELZIK S, DI GIUSEPPE R, et al. Real-world effectiveness of vedolizumab vs anti-TNF in riologic-naïve crohn's disease patients：A 2-year propensity-score-adjusted analysis from the VEDOIBD-study. Inflamm Bowel Dis, 2023.

［21］PATEL H, LATREMOUILLE-VIAU D, BURNE R, et al. Comparison of real-world treatment outcomes with vedolizumab versus infliximab in biologic-naive patients with inflammatory bowel disease, 2019.

［22］VU M, GHOSH S, UMASHANKAR K, et al. S984 Comparison of surgery rates in biologic-naive patients with Crohn's disease who were treated with vedolizumab or ustekinumab：findings from SOJOURN. Am J Gastroenterol, 2022, 117(10S)：e715 - e716.

［23］SANDS B E, FEAGAN B G, RUTGEERTS P, et al. Effects of vedolizumab induction therapy for patients with Crohn's disease in whom tumor necrosis factor antagonist treatment failed. Gastroenterology, 2014, 147(3): 618 - 627. e3.

[24] SANDS B E, SANDBORN W J, VAN ASSCHE G, et al. Vedolizumab as induction and maintenance therapy for Crohn's disease in patients Naïve to or who have failed tumor necrosis factor antagonist therapy. Inflamm Bowel Dis, 2017, 23(1): 97 - 106.

[25] DULAI P S, SINGH S, JIANG X Q, et al. The real-world effectiveness and safety of vedolizumab for moderate-severe Crohn's disease: results from the US VICTORY consortium. Am J Gastroenterol, 2016, 111(8): 1147 - 1155.

[26] BOHM M, XU R H, ZHANG Y R, et al. Comparative safety and effectiveness of vedolizumab to tumour necrosis factor antagonist therapy for Crohn's disease. Aliment Pharmacol Ther, 2020, 52(4): 669 - 681.

[27] PARROT L, DONG C, CARBONNEL F, et al. Systematic review with meta-analysis: the effectiveness of either ustekinumab or vedolizumab in patients with Crohn's disease refractory to anti-tumour necrosis factor. Aliment Pharmacol Ther, 2022, 55(4): 380 - 388.

[28] GARCÍA MJ, RIVERO M, FERNÁNDEZ-CLOTET A, et al. and ENEIDA project of GETECCU. Comparative Study Of The Effectiveness Of Vedolizumab Versus Ustekinumab After Anti-Tnf Failure In Crohn's Disease (Versus-Cd): Data From Eneida Registry. J Crohns Colitis, 2023.

[29] ONALI S, PUGLIESE D, CAPRIOLI F A, et al. t. 06. 8 comparative objective effectiveness of vedolizumab and ustekinumab in a real-life cohort of active Crohn's disease patients failure to tnf inhibitors. Dig Liver Dis, 2022, 54: S140 - S141.

[30] LENTI M V, DOLBY V, CLARK T, et al. P352 A propensity score-matched, real-world comparison of ustekinumab vs vedolizumab as a second-line treatment for Crohn's disease. The Cross Pennine study II. J Crohn's Colitis, 2021, 15(S1): S372 - S373.

[31] DULAI P S, BOLAND B S, SINGH S, et al. Development and validation of a scoring system to predict outcomes of vedolizumab treatment in patients with Crohn's disease. Gastroenterology, 2018, 155(3): 687 - 695. e10.

[32] 唐健, 邓钧, 黄梓城, 等. 单中心回顾性研究维得利珠单克隆抗体治疗活动期克罗恩病的真实世界疗效及安全性. 中华炎性肠病杂志(中英文), 2022(3): 217 - 222.

[33] PEYRIN-BIROULET L, DANESE S, ARGOLLO M, et al. Loss of response to vedolizumab and ability of dose intensification to restore response in patients with Crohn's disease or ulcerative colitis: a systematic review and meta-analysis. Clin Gastroenterol Hepatol, 2019, 17(5): 838 - 846. e2.

[34] LOFTUS E V, COLOMBEL J F, FEAGAN B G, et al. Long-term efficacy of vedolizumab for ulcerative colitis. J Crohns Colitis, 2017, 11(4): 400 - 411.

[35] VERMEIRE S, LOFTUS E V, COLOMBEL J F, et al. Long-term efficacy of vedolizumab for Crohn's disease. J Crohns Colitis, 2017, 11(4): 412 - 424.

[36] PERRY C, FISCHER K, ELMOURSI A, et al. Vedolizumab dose escalation improves therapeutic response in a subset of patients with ulcerative colitis. Dig Dis Sci, 2021, 66(6): 2051 - 2058.

[37] LÖWENBERG M, VERMEIRE S, MOSTAFAVI N, et al. Vedolizumab induces endoscopic and histologic remission in patients with Crohn's disease. Gastroenterology, 2019, 157(4): 997 - 1006. e6.

[38] DANESE S, SUBRAMANIAM K, VAN ZYL J, et al. Vedolizumab treatment persistence and safety in a

2-year data analysis of an extended access programme. Aliment Pharmacol Ther, 2021, 53 (2): 265 – 272.

[39] AHMED W, GALATI J, KUMAR A, et al. Dual biologic or small molecule therapy for treatment of inflammatory bowel disease: a systematic review and meta-analysis. Clin Gastroenterol Hepatol, 2022, 20 (3): e361 – e379.

[40] BERINSTEIN E M, SHEEHAN J L, JACOB J, et al. Efficacy and safety of dual targeted therapy for partially or non-responsive inflammatory bowel disease: a systematic review of the literature. Dig Dis Sci, 2023, 68(6): 2604 – 2623.

[41] PELLET G, STEFANESCU C, CARBONNEL F, et al. Efficacy and safety of induction therapy with calcineurin inhibitors in combination with vedolizumab in patients with refractory ulcerative colitis. Clin Gastroenterol Hepatol, 2019, 17(3): 494 – 501.

[42] OLLECH J E, DWADASI S, RAI V, et al. Efficacy and safety of induction therapy with calcineurin inhibitors followed by vedolizumab maintenance in 71 patients with severe steroid-refractory ulcerative colitis. Aliment Pharmacol Ther, 2020, 51(6): 637 – 643.

[43] SHEN B, KOCHHAR G S, RUBIN D T, et al. Treatment of pouchitis, Crohn's disease, cuffitis, and other inflammatory disorders of the pouch: consensus guidelines from the International Ileal Pouch Consortium. Lancet Gastroenterol Hepatol, 2022, 7(1): 69 – 95.

[44] TRAVIS S, SILVERBERG M S, DANESE S, et al. Vedolizumab for the treatment of chronic pouchitis. N Engl J Med, 2023, 388(13): 1191 – 1200.

[45] MARTIN G, WEAVER KIMBERLY N, PATRICK H, et al. Efficacy of vedolizumab for refractory pouchitis of the ileo-anal pouch: results from a multicenter US cohort. Inflamm Bowel Dis, 2019, 25(9): 1569 – 1576.

[46] LOFTUS EV J R, FEAGAN BG, PANACCIONE R, et al. Long-term safety of vedolizumab for inflammatory bowel disease. Aliment Pharmacol Ther, 2020, 52(8): 1353 – 1365.

[47] COLOMBEL J F, SANDS B E, RUTGEERTS P, et al. The safety of vedolizumab for ulcerative colitis and Crohn's disease. Gut, 2017, 66(5): 839 – 851.

[48] BURR NICHOLAS E, GRACIE DAVID J, BLACK CHRISTOPHER J, et al. Efficacy of biological therapies and small molecules in moderate to severe ulcerative colitis: systematic review and network meta-analysis. Gut, 2021: 1976 – 1987.

[49] SOLITANO V, FACCIORUSSO A, JESS T, et al. Comparative risk of serious infections with biologic agents and oral small molecules in inflammatory bowel diseases: a systematic review and meta-analysis. Clin Gastroenterol Hepatol, 2023, 21(4): 907 – 921. e2.

[50] DALAL R S, MITRI J, GOODRICK H, et al. Risk of gastrointestinal infections after initiating vedolizumab and anti-TNFα agents for ulcerative colitis. J Clin Gastroenterol, 2023, 57(7): 714 – 720.

[51] MESERVE J, ANIWAN S, KOLIANI-PACE J L, et al. Retrospective analysis of safety of vedolizumab in patients with inflammatory bowel diseases. Clin Gastroenterol Hepatol, 2019, 17(8): 1533 – 1540. e2.

[52] HONG S J, ZENGER C, PECORIELLO J, et al. Ustekinumab and vedolizumab are not associated with subsequent cancer in IBD patients with prior malignancy. Inflamm Bowel Dis, 2022, 28 (12): 1826 – 1832.

［53］ VEDAMURTHY A, GANGASANI N, ANANTHAKRISHNAN A N. Vedolizumab or tumor necrosis factor antagonist use and risk of new or recurrent cancer in patients with inflammatory bowel disease with prior malignancy: a retrospective cohort study. Clin Gastroenterol Hepatol, 2022, 20(1): 88 – 95.

［54］ GORDON H, BIANCONE L, FIORINO G, et al. ECCO guidelines on inflammatory bowel disease and malignancies. J Crohns Colitis, 2023, 17(6): 827 – 854.

［55］ HRUZ P, JUILLERAT P, KULLAK-UBLICK G A, et al. Management of the elderly inflammatory bowel disease patient. Digestion, 2020, 101(Suppl. 1): 105 – 119.

［56］ PUGLIESE D, PRIVITERA G, CRISPINO F, et al.; IG - IBD LIVE Study Group. Effectiveness and safety of vedolizumab in a matched cohort of elderly and nonelderly patients with inflammatory bowel disease: the IG-IBD LIVE study. Aliment Pharmacol Ther, 2022, 56(1): 95 – 109.

［57］ DAHIYA D S, CHANDAN S, BAPAYE J, et al. Safety and effectiveness of vedolizumab in elderly patients with inflammatory bowel disease. J Clin Gastroenterol, 2023.

［58］ ASSCHER VER, BIEMANS VBC, PIERIK MJ, et al. Dutch Initiative on Crohn and Colitis (ICC). Comorbidity, not patient age, is associated with impaired safety outcomes in vedolizumab- and ustekinumab-treated patients with inflammatory bowel disease-a prospective multicentre cohort study. Aliment Pharmacol Ther, 2020, 52(8): 1366 – 1376.

［59］ NIELSEN O H, GUBATAN J M, JUHL C B, et al. Biologics for inflammatory bowel disease and their safety in pregnancy: a systematic review and meta-analysis. Clin Gastroenterol Hepatol, 2022, 20(1): 74 – 87. e3.

［60］ MAHADEVAN U, ROBINSON C, BERNASKO N, et al. Inflammatory bowel disease in pregnancy clinical care pathway: a report from the American gastroenterological association IBD parenthood project working group. Gastroenterology, 2019, 156(5): 1508 – 1524.

［61］ MATRO R, MARTIN C F, WOLF D, et al. Exposure concentrations of infants breastfed by women receiving biologic therapies for inflammatory bowel diseases and effects of breastfeeding on infections and development. Gastroenterology, 2018, 155(3): 696 – 704.

［62］ WYANT T, LEACH T, SANKOH S, et al. Vedolizumab affects antibody responses to immunisation selectively in the gastrointestinal tract: randomised controlled trial results. Gut, 2015, 64(1): 77 – 83.

［63］ ALEXANDER J L, KENNEDY N A, IBRAHEIM H, et al. COVID-19 vaccine-induced antibody responses in immunosuppressed patients with inflammatory bowel disease (VIP): a multicentre, prospective, case-control study. Lancet Gastroenterol Hepatol, 2022, 7(4): 342 – 352.

第三节　如何使用维得利珠单抗治疗克罗恩病

2020 年之前，我国可用于治疗克罗恩病和溃疡性结肠炎的生物制剂只有抗 TNF-α 单抗（如英夫利西单抗、阿达木单抗），但抗 TNF-α 单抗存在原发无应答、继发失应答和不耐受等问题，因此 IBD 的治疗迫切需要新的药物选择。维得利珠单抗于 2020 年 11 月 6 日在我国获批上市，可以用于 CD 和 UC 的治疗，为 IBD 患者提供了新的治疗选择。

截至 2023 年 6 月，维得利珠单抗已在国内上市 3 年，基于Ⅲ期临床试验的数据之上，中国医师也逐渐积累了国内用药的临床经验，其中不乏成功案例，但也引起了一些对未来治疗的思考。为了更好地指导维得利珠单抗治疗 CD 患者，以及更好发挥该药物的价值，提高患者获益，特针对几类临床医生关心的问题进行阐述，供临床参考。

一、维得利珠单抗治疗克罗恩病：需要了解的几个重要问题

（一）维得利珠单抗治疗克罗恩病，应该对疗效有怎样的期待

首先，维得利珠单抗治疗中重度 CD 的全球多中心Ⅲ期临床试验结果肯定了其有效性：治疗后第 10 周和第 52 周的临床应答率和缓解率为 30% ~ 60%[1]，在未使用过生物制剂治疗的初治患者中疗效更好。来自中山大学附属第六医院的真实世界研究数据显示维得利珠单抗治疗 CD 的疗效与安全性与全球Ⅲ期研究一致。研究总计纳入 45 例中重度 CD 患者，治疗 22 周临床应答率为 64.4%，内镜应答率为 40%；治疗 52 周临床应答率为 39.4%，临床缓解率为 33.3%。随访期间新发面部皮疹 1 例（2.2%），关节疼痛 2 例（4.4%），未见新发活动性结核和乙肝病毒感染[2]。

同样的，乌司奴单抗（抗 IL12/23 单抗）治疗中重度 CD 患者的全球多中心Ⅲ期临床试验和日本Ⅲ期临床试验结果也肯定了其有效性[3-5]：治疗第 8 周临床应答率为 30% ~ 60%，临床缓解率为 20% ~ 40%；治疗 1 年的临床缓解率约为 50%，临床应答率约为 60%。与维得利珠单抗相似，乌司奴单抗在未使用过生物制剂治疗的初治患者中也有更好的疗效。

由上述数据可以看出，尽管目前已经有多种生物制剂可供选择，但生物制剂的疗效存在"天花板"效应[6]；具体来说，由于 CD 疾病进展性和复杂的发病机制，无论使用哪种生物制剂的单药治疗均存在疗效"上限"，仍有 30% ~ 60% 的患者（取决于不同研究人群和针对疾病缓解的定义）无法实现疾病缓解。

（二）同为新型生物制剂，维得利珠单抗与乌司奴单抗相比疗效如何？

维得利珠单抗与乌司奴单抗都属于作用机制不同于抗 TNF-α 单抗的新型生物制剂，二者间疗效对比是目前临床普遍关心的问题。目前尚缺乏维得利珠单抗与乌司奴单抗治疗 CD 的"头对头"随机对照研究，但已经有 Meta 分析、真实世界研究等比较二者的疗效差异。

2022 年发表的一项 Meta 分析比较了不同生物制剂治疗 CD 的Ⅲ期试验数据，发现相较于病程 18 个月以上的 CD 患者，处于病程早期（病程 18 个月以内）的患者对治疗反应更好，且不同机制的药物（抗 TNF-α 类和抗整合素类药物）并不存在显著的差异，提示病程或是影响生物制剂疗效的主要因素，而不同作用机制生物制剂之间或并无疗效的"类别"差异[7]。

1 项发表于 2018 年的网络 Meta 分析纳入了维得利珠单抗和乌司奴单抗的Ⅲ期临床试验数据，发现对于 CD 患者，无论是否生物制剂初治（Biologic-naïve），二者在诱导临床应答和临床缓解方面均无显著差异[8]。2021 年 1 项系统综述和网状 Meta 分析对比来

自 15 项随机对照试验的 2931 名生物制剂初治（Biologic-naïve）的 CD 患者数据，也发现类似结果，即维得利珠单抗与乌司奴单抗在诱导和维持临床缓解疗效方面没有显著差异[9]。

来自真实世界的数据也支持维得利珠单抗和乌司奴单抗治疗 CD 疗效相当的结论。2022 年 1 项英国多中心真实世界回顾性研究比较了维得利珠单抗与乌司奴单抗的疗效，研究纳入 275 例使用乌司奴单抗和 118 例使用维得利珠单抗治疗的 CD 患者，通过倾向性匹配评分分析，发现当作为抗 TNF-α 单抗失败后的二线治疗方案时，乌司奴单抗在 14 周时相较于维得利珠单抗更易获得临床应答，但二者在治疗达 1 年（52 周）时的持续治疗率和应答率并无差异[10]。

（三）维得利珠单抗可以治疗结肠 CD，也可以治疗 CD 小肠病变

由于维得利珠单抗治疗 UC 的临床缓解率和黏膜愈合率较高，且有研究提示维得利珠单抗治疗 CD 患者小肠病变愈合率低于结肠，因此有学者猜测维得利珠单抗可能更适合治疗结肠病变，而不适合治疗 CD 的小肠病变。

2019 年 1 项 Meta 分析专门研究了不同生物制剂治疗 CD 小肠和结肠病变的疗效差异问题[11]。该研究纳入了英夫利西单抗、阿达木单抗、维得利珠单抗和乌司奴单抗的Ⅲ期临床试验数据，分析不同肠段的药物疗效结局。结果显示抗 TNF-α 单抗、维得利珠单抗和乌司奴单抗治疗小肠 CD 病变的疗效均不如结肠 CD（$RR = 0.7$），且没有证据显示某种生物制剂治疗小肠 CD 的疗效显著优于（或劣于）其他生物制剂。因此，尽管维得利珠单抗治疗 CD 在不同肠段可能确实存在疗效差异，但这是目前生物制剂治疗 CD 时观察到的普遍现象，猜测或许与 CD 小肠病变治疗更困难有关。

（四）国际 CD 临床指南如何推荐维得利珠单抗的使用

目前，美国（ACG 和 AGA）及欧洲（ECCO）的 CD 临床指南，都对维得利珠单抗治疗 CD 做出推荐，既可作为未使用过生物制剂治疗（Bio-naive）CD 患者的一线生物制剂疗法，也可以作为抗 TNF-α 单抗失败之后的二线生物制剂疗法。2018 年美国胃肠病学会 CD 指南推荐维得利珠单抗用于中重度活动性 CD 的治疗（强烈推荐）[12]。2020 年欧洲克罗恩与结肠炎组织 CD 指南推荐使用维得利珠单抗治疗传统药物或抗 TNF-α 单抗应答不充分的中重度 CD 患者（强烈推荐）；对于通过维得利珠单抗成功诱导缓解的 CD 患者，推荐使用维得利珠单抗作为维持治疗（强烈推荐）[13]。2021 年 AGA CD 临床指南推荐维得利珠单抗治疗未使用过生物制剂（Biologic-naïve）的中重度肠道 CD 患者（有条件推荐）、抗 TNF-α 单抗原发无效或继发失效的中重度肠道 CD 患者（有条件推荐）、无肛周脓肿的活动性肛周瘘管 CD 患者（有条件推荐）[14]。

综上所述，维得利珠单抗是治疗 CD 的有效药物，总体临床应答率为 30%~60%，总体临床缓解率为 20%~50%，结肠或小肠型 CD 均可考虑使用，但总体而言结肠型 CD 的应答更佳，可能与小肠型 CD 本身难治有关。现有证据显示维得利珠单抗与乌司奴单抗疗效类似，无论是作为一线治疗还是抗 TNF-α 单抗治疗失败的二线治疗。当前美国、欧洲的临床指南/共识均将维得利珠单抗作为 CD 的一线及二线治疗选择。

二、如何"用对"维得利珠单抗治疗克罗恩病，使患者获得最大获益

（一）一线生物制剂的选择：如何识别可能对维得利珠单抗产生应答的人群

CD 病程的长短是影响维得利珠单抗疗效的显著相关因素。来自北美 VICTORY 疾病登记队列纳入 2014 年 3 月至 2016 年 12 月接受维得利珠单抗治疗的 650 例 CD 患者，发现在病程早期（诊断≤2 年）的 CD 患者中，维得利珠单抗在治疗后临床缓解、无激素缓解和内镜缓解率更高[15]。

CD 疾病严重程度和复杂并发症会影响维得利珠单抗治疗 CD 的疗效。2020 年发表的国际多中心真实世界回顾性研究（EVOLVE）显示，在尚未进展出复杂并发症的中度 CD 患者中维得利珠单抗临床应答率更高，这里主要包括没有复杂性活动性瘘管、之前无 CD 相关的手术史的患者[16]。

Dulai 等基于维得利珠单抗Ⅲ期 GEMINI2 试验数据构建了一个维得利珠单抗疗效预测模型，并进一步通过真实世界多中心 VICTORY 研究队列进行验证。结果显示未接受过肠切除手术、未接受过抗 TNF-α 单抗治疗、无活动性瘘管、白蛋白水平较高、CRP 水平未显著升高的 CD 患者中，维得利珠单抗的疗效（临床缓解、无激素缓解和持续临床缓解）更好[17]。

综上，现有数据表明，尚处于 CD 疾病早期阶段，病变主要集中于肠道、未发展出复杂肠外病变和穿透性并发症的 CD 患者，可能是维得利珠单抗治疗获益最大的理想群体。

（二）抗 TNF-α 单抗治疗失败的 CD 患者：正确认识维得利珠单抗的治疗定位

二线生物制剂的选择是临床医师关心的重要问题，因为抗 TNF-α 单抗治疗失败的中重度 CD 患者通常具有更高的治疗难度。对于抗 TNF-α 单抗治疗失败 CD 患者，当前美国、欧洲的临床指南/共识均将维得利珠单抗和乌司奴单抗作为 CD 的二线治疗选择。

2022 年发表的一项法国多中心回顾性研究，纳入 203 例在 2013—2019 年期间抗 TNF-α 单抗治疗失败后采用二线生物制剂的 CD 患者，旨在比较维得利珠单抗、乌司奴单抗和第 2 种抗 TNF-α 单抗治疗失败的 CD 患者疗效和安全性。维得利珠单抗是抗 TNF-α 单抗治疗失败的 CD 患者（二线）合适的治疗选择，短期疗效（24～26 周）与乌司奴单抗疗效相似[18]。

同样在 2022 年，一项意大利大型多中心、回顾性队列研究，纳入 2016—2020 年抗 TNF-α 单抗治疗失败后使用维得利珠单抗或乌司奴单抗作为二线生物疗法的 CD 患者，共计 470 例，疗效评价终点是 26 周临床应答、第 52 周的临床缓解和第 26 周和第 52 周的无激素临床缓解，结果显示维得利珠单抗治疗 26 周、52 周的上述疗效终点评价结果与乌司奴单抗相似[19]。

综上，维得利珠单抗是抗 TNF-α 单抗治疗失败的 CD 患者的有效治疗选择之一，治疗定位和临床疗效与乌司奴单抗相似。

（三）选对疗效评估时间，做好不同治疗阶段药物优化

使用维得利珠单抗治疗 CD 的过程中，在治疗前应全面评估患者的疾病状态，包括营养状态、炎症负荷以及合并感染情况。营养不良和高炎症负荷的纠正，有助于提高维得利珠单抗诱导治疗的临床应答率。

对于炎症负担重的难治性 CD 患者，可考虑给予强化诱导治疗以提高应答率。对于基线炎症负担高的患者，可考虑短期糖皮质激素联合诱导治疗。对于基线合并脓肿等复杂并发症、营养状态较差的复杂患者，可考联合肠内营养治疗。

此外，选择合适的时间进行疗效评估非常重要，《维得利珠单抗治疗 IBD 患者临床规范化使用流程》指出疗效评估时间不宜过早，建议在第 14 周通过临床应答进行判断是否达到疾病缓解，并在初次用药后 6 ~ 12 个月根据情况对临床指标、炎症指标、内镜和影像指标进行全面评估，并根据诱导期患者临床应答、炎症标志物变化，调整给药周期[20]。

如果 CD 患者在维得利珠单抗维持治疗过程中出现疗效下降或疾病复发，在排除例如 CMV、艰难梭菌等潜在机会感染的情况下，可结合患者当前疾病活动情况调整给药周期。对于那些疾病复杂、难治和手术风险高的患者，维得利珠单抗在未完全失应答情况下可考虑与其他药物联合治疗，促进疾病缓解。

（四）发挥维得利珠单抗药物特点，满足 CD 特殊人群治疗要求

与其他全身系统性生物制剂和小分子药物相比，维得利珠单抗是肠道选择性的生物制剂，其作用机制特异性相对更高。2019 年的一项文献综述基于现有临床研究数据评价了现有 IBD 治疗药物的安全性，结果显示维得利珠单抗位居 IBD 治疗药物的"安全金字塔尖"[21]。2021 年一项多国（美国、加拿大和希腊）回顾性队列研究纳入 1466 名在 2014 年 5 月至 2017 年 7 月间使用维得利珠单抗或抗 TNF-α 单抗治疗的 IBD 患者，比较了 2 种药物的不良反应和安全性，结果显示维得利珠单抗的严重不良事件和严重感染风险显著低于抗 TNF-α 单抗[22]。

除较好的安全性外，维得利珠单抗具有较高的长期持续治疗率。2022 年发表的一项德国多中心真实世界登记研究纳入 2017—2020 年 294 名开始使用维得利珠单抗或抗 TNF-α 单抗的生物制剂初治 CD 患者，通过 Kaplan-Meier 分析从治疗开始到第 52 周的持续治疗率（不转换其他药物），结果发现与抗 TNF-α 单抗相比，接受维得利珠单抗治疗患者的 52 周持续治疗比例更高[23]。

通过上述研究可以发现，对于安全性和疗效持久性要求更高的 CD 患者，如老年患者、恶行肿瘤患者和感染风险较高的患者，维得利珠单抗或是治疗的较好选择。

2021 年《中华消化杂志》发表的《生物制剂治疗炎症性肠病专家建议意见》中提到，老年患者中应用维得利珠单抗治疗无须进行剂量调整，其不良事件发生率与年轻患者相当。除原发于胃肠道的淋巴瘤需慎用外，其他起源的淋巴瘤、皮肤恶性肿瘤和实体瘤患者都可以考虑使用维得利珠单抗治疗。维得利珠单抗与安慰剂相比未增加严重感染和机会性感染的风险。在已报道的感染事件中，多数为轻至中度，接受标准抗感染治疗

后好转，无须停用维得利珠单抗[24]。

回结肠切除术后复发的 CD 患者，维得利珠单抗也是潜在有效的治疗选择。意大利西西里研究协作（SN-IBD）小组回顾性纳入了 2016 年 7 月至 2020 年 10 月连续接受维得利珠单抗治疗的成年 CD 患者，筛选出其中回结肠切除术后 6 ~ 12 个月出现内镜复发的 CD 患者（Rutgeerts≥i2），评估了维得利珠单抗治疗 CD 术后复发的疗效。结果显示启动维得利珠单抗治疗后，约 50% 患者的 Rutgeerts 降低≥1 分，约 1/3 的患者在维得利珠单抗治疗后可维持内镜缓解（Rutgeerts≤i1）[25]。

三、总结

维得利珠单抗是治疗 CD 的有效药物，对其疗效应有合理期待，需要做好定位和患者选择。维得利珠单抗可作为 CD 一线生物制剂选择，也可以用于抗 TNF-α 单抗治疗失败的二线患者治疗。病程较短、没有复杂并发症的 CD 患者，是维得利珠单抗治疗获益更高的理想患者。

最大化发挥维得利珠单抗治疗 CD 的效果，需要合理的疾病评估和恰当的治疗优化。维得利珠单抗用药前应注意评估和调整患者的疾病状态（营养不良、合并感染、高炎症负荷），给予充分的时间以评估疗效（不宜过早评价疗效），对于应答欠佳的患者进行评估治疗，优化方案。另外，鉴于维得利珠单抗肠道选择性的作用机制、安全性和疗效持久的特点，老年、合并恶性肿瘤、感染风险较高、回结肠术后等特殊 CD 患者人群，可以考虑使用维得利珠单抗治疗。

（曹　倩）

------------------------- 参　考　文　献 -------------------------

［1］SANDS B E. Biologic therapy for inflammatory bowel disease. Inflamm Bowel Dis, 1997, 3(2): 95 – 113.

［2］唐健，邓钧，黄梓城，等. 单中心回顾性研究维得利珠单克隆抗体治疗活动期克罗恩病的真实世界疗效及安全性. 中华炎症性肠病杂志，2022, 6(3): 217 – 222.

［3］FEAGAN BG, SANDBORN WJ, GASINK C, et al. Ustekinumab as induction and maintenance therapy for Crohn's disease. N Engl J Med, 2016, 375(20): 1946 – 1960.

［4］HIBI T, IMAI Y, MURATA Y, et al. Efficacy and safety of ustekinumab in Japanese patients with moderately to severely active Crohn's disease: a subpopulation analysis of phase 3 induction and maintenance studies. Intest Re, 2017, 15(4): 475 – 486.

［5］SANDBORN WJ, REBUCK R, WANG Y, et al. Five-year efficacy and safety of Ustekinumab treatment in Crohn's disease: the IM-UNITI trial. Clin Gastroenterol Hepatol, 2022, 20(3): 578 – 590. e4.

［6］RAINE T, DANESE S. Breaking through the therapeutic ceiling: what will it take? Gastroenterology, 2022, 162(5): 1507 – 1511.

［7］BLOMSTER T, TALLEY N J, RONKAINEN J. Su1084: extraintestinal manifestations of inflammatory bowel disease are common in a high prevalence region, a northern Finland birth cohort 1966 study.

Gastroenterology, 2022, 162(7): S-494.

[8] SINGH S, FUMERY M, SANDBORN WJ, et al. Systematic review and network meta-analysis: first- and second-line biologic therapies for moderate-severe Crohn's disease. Aliment Pharmacol Ther, 2018, 48(4): 394-409.

[9] SINGH S, MURAD MH, FUMERY M, et al. Comparative efficacy and safety of biologic therapies for moderate-to-severe Crohn's disease: a systematic review and network meta-analysis. Lancet Gastroenterol Hepatol, 2021, 6(12): 1002-1014.

[10] LENTI MV, DOLBY V, CLARK T, et al. A propensity score-matched, real-world comparison of ustekinumab vs vedolizumab as a second-line treatment for Crohn's disease. The Cross Pennine study II. Aliment Pharmacol Ther, 2022, 55(7): 856-866.

[11] KONIARIS L G. Gastrointestinal carcinoma and sarcoma surgery. Transl Gastroenterol Hepatol, 2019, 4: 43.

[12] LICHTENSTEIN G, LOFTUS EV, ISAACS KL, et al. ACG clinical guideline: Management of Crohn's disease in adults. Am J Gastroenterol, 2018, 113(4): 481-517.

[13] TORRES J, BONOVAS S, DOHERTY G, et al. ECCO guidelines on therapeutics in Crohn's disease: medical treatment. J Crohns Colitis, 2020, 14(1): 4-22.

[14] FEUERSTEIN JD, HO EY, SHMIDT E, et al. AGA clinical practice guidelines on the medical management of moderate to severe luminal and perianal fistulizing Crohn's disease. Gastroenterology, 2021, 160(7): 2496-2508.

[15] BAKER B. Why doctors should have the mindset of a performer? J Clin Gastroenterol Hepatol, 2019, 3: 2497-2505.

[16] YARUR A J, DEEPAK P. Reply to He et al. Gastroenterology, 2023: 158.

[17] DULAI PS, BOLAND BS, SINGH S, et al. Development and validation of a scoring system to predict outcomes of vedolizumab treatment in patients with Crohn's disease. Gastroenterology, 2018, 155(3): 687-695. e10.

[18] RAYER C, NACHURY M, BOURREILLE A, et al. Efficacy of ustekinumab, vedolizumab, or a second anti-TNF agent after the failure of a first anti-TNF agent in patients with Crohn's disease: a multicentre retrospective study. BMC Gastroenterol, 2022, 22(1): 498.

[19] ONALI S, PUGLIESE D, CAPRIOLI FA, et al. An objective comparison of vedolizumab and ustekinumab effectiveness in Crohn's disease patients' failure to TNF-Alpha inhibitors. Am J Gastroenterol, 2022, 117(8): 1279-1287.

[20] 中国健康促进基金会炎症性肠病诊疗质控建设专家委员会(IBDQCC). 维得利珠单抗治疗 IBD 患者临床规范化使用流程. http://www.ibdqcc.com/newsinfo/5284667.html, 2023-2-14. /2023-10-15.

[21] CLICK B, REGUEIRO M. A practical guide to the safety and monitoring of new IBD therapies. Inflamm Bowel Dis, 2019, 25(5): 831-842.

[22] BRESSLER B, YARUR A, SILVERBERG MS, et al. Vedolizumab and anti-tumour necrosis factor α real-world outcomes in biologic-naïve inflammatory bowel disease patients: Results from the EVOLVE study. J Crohns Colitis, 2021, 15(10): 1694-1706.

[23] GIUSEPPE R DI, PlACHTA-DANIELZIK S, BOKEMEYER B, et al. DOP77 Comparative real-world effectiveness and persistence of vedolizumab versus anti-TNF therapy in biologic-naïve patients with Crohn's

Disease with Propensity Score adjustment: Maintenance phase results at week-52 from the prospective VEDOIBD study, Journal of Crohn's and Colitis, 2022, 16(1): 120 – 121.

[24] 中国炎症性肠病诊疗质控评估中心, 中华医学会消化病学分会炎症性肠病学组. 生物制剂治疗炎症性肠病专家建议意见. 中华消化杂志, 2021, 41(6): 366 – 378.

[25] MACALUSO F S, CAPPELLO M, CRISPINO F, et al. Vedolizumab may be an effective option for the treatment of postoperative recurrence of Crohn's disease. Dig Liver Dis, 2022, 54(5): 629 – 634.

第四节　如何"用好"维得利珠单抗治疗溃疡性结肠炎

溃疡性结肠炎（UC）属于炎症性肠病（IBD）的一种，是一种病情迁延、复发与缓解相交替的肠道炎症性疾病。近年随着对疾病进展和预后的了解逐渐深入，UC 治疗目标从症状缓解逐步转变为黏膜愈合，这对 UC 的治疗药物提出了更高的要求。

既往 UC 治疗以传统药物为主，如美沙拉秦、糖皮质激素和免疫抑制剂等。2019 年开始陆续有生物制剂和生物仿制药获批用于中重度 UC 治疗，丰富了 UC 的药物治疗手段，尤其是为中重度 UC 患者实现黏膜愈合提供了新的治疗选择。得益于国家药监局第 1 批《境外已上市临床急需药物目录》的公布，抗整合素 α4β7 单克隆抗体维得利珠单抗于 2020 年 11 月 6 日在我国获批上市，用于包括 UC 在内的 IBD 的治疗。

截至 2023 年 6 月，维得利珠单抗已经在临床实践中使用了约 3 年时间，为了更好地指导维得利珠单抗治疗 UC 患者，最大化发挥该药物的治疗价值，提高患者获益，特针对几个临床医师广泛关心的问题进行阐述，供临床参考。

一、规范评估 UC 患者的疾病状态

UC 的病程总体呈现出慢性、复发性和进展性的特点，但不同患者也存在较大异质性，这意味着不同 UC 患者的治疗需求存在差异。IBSEN 研究在 1990—1994 年对挪威东南部确诊的 IBD 患者进行长达 10 年的系统随访，在评估的 423 例 UC 患者中发现约 44% 患者病程逐渐加重或反复发作，其中约 37% 患者表现为慢性间断性发作，而其余 7% 患者则表现为持续发作或逐渐加重的病程[1]。

因此，2019 年美国胃肠病学会更新了 UC 治疗指南[2]，提出在制定 UC 的治疗方案时，应以疾病分型（蒙特利尔分型）、疾病活动度评估（即轻度、中度或重度）和疾病预后为指导，强调了治疗选择不仅应基于炎症活动，还应基于疾病预后。

其一，通过 UC 蒙特利尔分型评估患者的病变部位，分为直肠型（E1，局限于直肠，未达乙状结肠）、左半结肠型（E2，累及左半结肠或脾曲以远）和广泛结肠型（E3，广泛病变累及脾曲以近乃至全结肠）[3]。其二，准确评估患者的严重程度；活动期 UC 按严重程度分为轻、中、重度，应用最广泛的参考标准是改良 Truelove 和 Witts 标准。轻度和重度患者相对容易识别，应注意中度 UC 的定义：每天 4 ~ 6 次排便，体温≤37.8 ℃，

脉搏≤90/分，血红蛋白≥10.5 g/dL，CRP≤30 mg/L[3]。

在充分评估病变范围和严重程度后，因部分中度 UC 患者存在疾病进展和不良预后的高危因素，需要更积极治疗，因此需识别患者是否存在疾病预后不良的高危因素。2020 美国胃肠病协会发布的中重度 UC 管理临床实践指南提出，UC 疾病进展和结肠切除术预测因素包括诊断时年龄较轻（＜40 岁）、疾病范围广泛、内镜下病变严重（溃疡）、存在肠外表现、早期需要使用激素、炎症标志物水平升高[4]。与此相一致，欧洲克罗恩与结肠炎组织在 2022 年更新了 UC 治疗指南，提出 UC 严重或复杂疾病高危因素包括诊断时年轻、广泛性疾病、高炎症负担。因此，具有上述高危因素的患者，即使处于中度疾病活动，也应该考虑早期积极升级治疗[5]。

二、把握治疗方案转换的时机

（一）氨基水杨酸应答不佳、复发患者的治疗转换

绝大多数 UC 患者的治疗起始于传统药物（如美沙拉秦），但在治疗中部分患者未能达到疾病缓解及黏膜愈合，或出现疾病复发，此时需要考虑治疗方案的转换。

早在 2011 年，1 项来自日本 39 家医院参与的多中心、随机、双盲、平行对照临床试验针对美沙拉秦治疗 UC 进行评估，研究纳入 123 例中度活动性 UC 患者，分别接受 8 周美沙拉秦 4 g/d（bid）和 2.25 g/d（tid）治疗。结果发现美沙拉秦 4 g/d（bid）患者的缓解率仅为 22%，约 1/4 患者疗效不明显，而 2.25 g/d（tid）治疗患者的缓解率更低（15.3%）[6]。此外，随着美沙拉秦维持治疗时间的延长，UC 疾病复发率也出现逐渐增高。1 项回顾性研究分析了 2000 年 1 月至 2008 年 12 月接受 5-氨基水杨酸/柳氮磺吡啶治疗的 256 名 UC 患者，评估疾病复发率和相关风险因素。结果显示，49.6%（127 例）患者在治疗 3 年内出现疾病复发，5 年复发率 59.8%，左半或广泛性结肠炎、初始血红蛋白水平＜10.5 g/dL 的患者疾病复发率显著更高[7]。

针对美沙拉秦治疗后应答不佳和疾病复发的问题，国内外临床指南都进行了具体的阐述。我国《炎症性肠病诊断与治疗的共识意见》（2018，北京）指出，中度 UC 患者足量氨基水杨酸治疗后（一般 2~4 周），症状控制不佳者，尤其是病变较广泛者，应及时改变治疗方案[3]。美国胃肠病学会治疗指南指出，如果足剂量的 5-ASA（≥2 g/d 口服和（或）≥1 g/d 直肠 5-ASA）未能达到缓解，应考虑转换其他类别药物治疗[2]。南美《PANCCO UC 临床实践指南》提出，氨基水杨酸治疗 4~8 周后应评估治疗应答，如果判断治疗失败，应改变治疗方案[8]。

（二）更早考虑启动生物制剂治疗

UC "逐步升阶梯" 治疗策略在大约 10 年前被提出，建议根据 UC 患者的临床表现、严重程度和既往药物治疗史，在美沙拉秦治疗失败后建议先升级至激素治疗，将生物制剂定位在激素失败之后的难治性的患者[10]。

随着近年来生物制剂相关临床研究、药物经济学数据的不断累积，目前 UC 的治疗策略已经从 "逐步升阶梯" 转变到 "早期干预" 的治疗策略，提倡更早启动生物制剂治

疗，在美沙拉秦治疗失败后将生物制剂与激素平行推荐，特别是在存在预后不良高危因素的患者中更倾向生物制剂治疗。2019 年，美国胃肠病学会 UC 治疗指南首次弱化了"逐步升阶梯"治疗概念，在美沙拉秦治疗失败后，将生物制剂与激素作为平行推荐[2]。2020 年 Le Berre 等学者呼吁重视存在预后不良的高危因素的 UC 患者，对这些患者建议首选生物制剂治疗[11]。2020 年美国胃肠病协会 UC 治疗指南不再推荐"逐步升阶梯"治疗策略，具体地，指南建议，针对中重度 UC 患者推荐尽早启动生物制剂治疗，尤其是结肠切除手术高危患者、Mayo 评分为 6 ~ 12 分（或 Mayo 内镜评分为 2 ~ 3 分）、内镜下重度活动性疾病（伴有溃疡）、糖皮质激素依赖或口服激素难治的患者，均建议尽早使用生物制剂（联合或不联合免疫抑制剂），而不推荐在 5-氨基水杨酸失败后逐步升级使用（有条件的推荐，证据质量很低）[12]。

三、维得利珠单抗治疗中重度 UC：应该有哪些期待？

维得利珠单抗是一种人源化单克隆抗体，通过特异性拮抗消化道整合素 α4β7，从源头阻断 T 淋巴细胞迁移至肠道炎症区域从而控制肠道炎症[13]。针对 UC 病理生理学特点和疾病进展的风险，建议重点从黏膜愈合深度、持续缓解时间和治疗安全性的角度，评估患者使用维得利珠单抗治疗的必要性和获益。

（一）更深入的黏膜愈合

内镜缓解和黏膜愈合已经成为 UC 的治疗目标，组织学愈合是未来的研究方向及治疗目标。良好的诱导期临床应答是黏膜愈合的前提，一项多国多中心Ⅲ期、双盲、双模拟、随机研究 VISIBLE 1 发现56.1% 的中重度 UC 患者在接受 2 次维得利珠单抗静脉输注后（第 6 周）可达临床应答，第 14 周时的临床应答率进一步增加到84.9%[14]。2013年发表的维得利珠单抗Ⅲ期 GEMINI 1 研究显示，中重度 UC 患者接受维得利珠单抗治疗第 6 周时40.9% 可实现黏膜愈合，且之前未使用过抗 TNF-α 单抗的患者黏膜愈合率更高[15]。

进一步多个研究比较了维得利珠单抗与其他生物制剂在 UC 治疗后内镜缓解的疗效。一项Ⅲb 期随机、双盲、双模拟、多中心阳性药物对照试验 VARSITY 研究纳入 769 例UC 患者，以头对头方式比较维得利珠单抗与抗 TNF-α 单抗阿达木单抗治疗 UC 的疗效和安全性，结果显示治疗 52 周的黏膜愈合率方面维得利珠单抗显著高于阿达木单抗（39.7% *vs.* 27.7%，$P < 0.001$）[16]。2022 年的一项荟萃分析纳入 23 项研究共 10 061 例UC 患者，比较了不同生物制剂治疗 UC 的有效性和安全性，结果显示在维持临床缓解和内镜下改善这两项疗效指标中，维得利珠单抗均优于抗 TNF-α 单抗[17]。

（二）保持长期持续临床缓解

减少复发、保持长期且持续的疾病缓解是提高 UC 患者生活质量、改善长期病程的关键需求。GEMINI LTS 研究对维得利珠单抗治疗超过 1 年的患者进行长期随访，基于 8年长期随访数据结果显示维得利珠单抗可维持 UC 患者长期持续临床应答，耐受性良好[18]。上市后真实世界数据也支持上述结论。一项多国回顾性队列研究 EVOLVE 纳入

2014 年至 2017 年全球 37 家医疗中心的数据，评估长期（24 个月）治疗效果、治疗模式、医疗资源利用率以及安全性，结果显示维得利珠单抗治疗 12 个月、18 个月和 24 个月的持续治疗率分别为 82%、78% 和 76%，均显著高于抗 TNF-α 单抗[19]。

（三）基于安全性的考虑

从 UC 患者的角度来看，药物的安全性对于 UC 这样的慢性疾病尤为重要。美国一项纳入 640 例 IBD 患者的联合调研分析患者选择生物制剂时的关注问题，结果显示疗效相关问题占患者考虑的 28%，而安全性相关问题则占比 54%，主要的顾虑在于感染风险、恶性肿瘤和不良反应[20]。

与其他全身系统性生物制剂和小分子药物相比，维得利珠单抗具有肠道选择性的作用机制。一项研究汇总分析了 6 项临床研究中 2830 名患者接受维得利珠单抗治疗长达 5 年的数据，结果显示维得利珠单抗不增加 IBD 患者感染和严重感染风险，维得利珠单抗暴露校正的严重感染发生率相较安慰剂更低[21]。与安慰剂相比，维得利珠单抗暴露总体感染发生率与安慰剂相似，尤其是结核感染发生率很低，2830 例 IBD 患者中仅 4 例发生结核激活［发生率 <0.1/100（例·年）］。此外，维得利珠单抗输注相关反应发生率较低（≤5%），免疫原性和抗药抗体的产生率较低（4%），维得利珠单抗治疗期间恶性肿瘤发生率较低［0.1/100（例·年）］，与总体 IBD 患者中观察到的类似。

2021 年，一项多国（美国、加拿大和希腊）多中心回顾性队列研究纳入 2014 年 5 月 20 日至 2017 年 7 月 31 日使用维得利珠单抗或抗 TNF-α 单抗治疗的 IBD 患者共计 1466 名，比较了 2 种药物的不良反应和安全性。结果显示维得利珠单抗的严重不良事件和严重感染风险显著低于抗 TNF-α 单抗[22]。基于现有临床试验和上市后真实世界研究数据，一项文献综述评价了现有 IBD 治疗药物的安全性，结果显示维得利珠单抗位于 IBD 治疗药物的"安全金字塔尖"[23]。此外，针对特殊患者——尤其是那些对于安全性和疗效持久性要求更高的 UC 患者（如老年患者、恶性肿瘤患者和感染风险较高的患者），维得利珠单抗是一种可选的治疗方案[24]。

四、不同治疗阶段的治疗优化

使用维得利珠单抗治疗 UC 的过程中，在治疗前应全面评估患者的疾病状态，包括营养状态、炎症负荷以及合并感染情况。对于基线炎症负担重或难治性的 UC 患者，可考虑予以强化诱导治疗以提高应答率，也可考虑短期糖皮质激素联合诱导治疗。有研究发现对于基线维生素 D 缺乏的 UC 患者，启动维得利珠单抗治疗的同时补充维生素 D，可能提高临床应答、临床缓解和黏膜愈合率[25]。

维得利珠单抗在不同患者中的药物清除速率存在差异，因此部分患者可能需要进行个体化的剂量调整和治疗优化。对于维得利珠单抗标准给药方案未达充分应答的 UC 患者，可以考虑通过缩短给药间隔（剂量优化）来提升疗效。2021 年 Perry C 等开展了一项为期 2 年的回顾性临床研究[26]，该研究纳入 22 例接受维得利珠单抗诱导治疗后未达到完全应答的患者，在这些患者中将维得利珠单抗输注间隔由每 8 周 1 次缩短至每 4 周

1次，结果显示91%（20/22）患者经剂量递增方案后Mayo评分得到改善，其中10例（45.5%）剂量方案调整后达到临床应答，45.5%（10/22）患者在（32.8±8.9）周达到无激素临床缓解。经过剂量强化后达到临床缓解的患者，后续也可以考虑恢复到每8周输注1次作为维持治疗，大部分患者仍会保持临床获益，持续治疗率较高且复发率低[27]。

因此，UC患者在维得利珠单抗诱导或维持治疗过程中如果出现疗效下降或疾病复发，在排除潜在机会感染等情况下，可考虑灵活调整给药周期。

五、总结

UC患者在制定治疗方案前需要全面评估患者的疾病情况，包括病变范围、严重程度、疾病进展的高危因素。对于足量美沙拉秦治疗后无法缓解或复发的患者，应及时转换其他药物治疗。当前，UC的治疗策略已经由传统的"逐步升阶梯"策略，转变为更早启动生物制剂治疗（与激素平行推荐），对存在预后不良高危因素的患者更倾向早期使用生物制剂治疗。针对UC病理生理学特点和疾病进展的风险，建议重点从黏膜愈合深度、持续缓解时间和治疗安全性的角度，评估患者使用维得利珠单抗治疗的必要性和获益，对于应答不充分的患者可考虑优化治疗。

（曹　倩）

------------------------------ 参 考 文 献 ------------------------------

[1] SOLBERG I C, LYGREN I, JAHNSEN J, et al. Clinical course during the first 10 years of ulcerative colitis: results from a population-based inception cohort (IBSEN Study). Scand J Gastroenterol, 2009, 44 (4): 431-40.

[2] RUBIN D T, ANANTHAKRISHNAN A N, SIEGEL C A, et al. ACG Clinical Guideline: Ulcerative Colitis in Adults. Am J Gastroenterol, 2019, 114(3): 384-413.

[3] 中华医学会消化病学分会炎症性肠病学组. 炎症性肠病诊断与治疗的共识意见(2018年, 北京). 中华消化杂志, 2018, 38(5): 292-311.

[4] FEUERSTEIN J D, ISAACS K L, SCHNEIDER Y, et al. AGA Clinical Practice Guidelines on the Management of Moderate to Severe Ulcerative Colitis. Gastroenterology, 2020, 158(5): 1450-1461.

[5] RAINE T, BONOVAS S, BURISCH J, et al. ECCO Guidelines on Therapeutics in Ulcerative Colitis: Medical Treatment. J Crohns Colitis, 2022, 16(1): 2-17.

[6] HIWATASHI N, SUZUKI Y, MITSUYAMA K, et al. Clinical trial: Effects of an oral preparation of mesalazine at 4 g/day on moderately active ulcerative colitis. A phase III parallel-dosing study. J Gastroenterol, 2011, 46(1): 46-56.

[7] LEE HJ, JUNG ES, LEE JH, et al. Long-term clinical outcomes and factors predictive of relapse after 5-aminosalicylate or sulfasalazine therapy in patients with mild-to-moderate ulcerative colitis. Hepatogastroenterology, 2012, 59(117): 1415-20.

［8］ JULIAO-BANOS F, GRILLO-ARDILA CF, ALFARO I, et al. Update of the PANCCO clinical practice guidelines for the treatment of ulcerative colitis in the adult population. Rev Gastroenterol Mex (Engl Ed), 2022, 87(3): 342 - 361.

［9］ MARCHIONI BEERY R, KANE S. Current approaches to the management of new-onset ulcerative colitis. Clin Exp Gastroenterol, 2014, 7: 111 - 32.

［10］ LE BERRE C, RODA G, NEDELJKOVIC PROTIC M, et al. Modern use of 5-aminosalicylic acid compounds for ulcerative colitis. Expert Opin Biol Ther, 2020, 20(4): 363 - 378.

［11］ American Gastroenterological Association. Pharmacological management of adult outpatients with moderate to severely active ulcerative colitis: Clinical decision support tool. Gastroenterology, 2020, 158(5): 1462 - 1463.

［12］ BAMIAS G, COMINELLI F. Exploring the early phase of Crohn's disease. Clin Gastroenterol Hepatol, 2021, 19(12): 2469 - 2480.

［13］ SANDBORN W J, BAERT F, DANESE S, et al. Efficacy and safety of vedolizumab subcutaneous formulation in a randomized trial of patients with ulcerative colitis. Gastroenterology, 2020, 158(3): 562 - 572. e12.

［14］ FEAGAN B G, RUTGEERTS P, SANDS B E, et al. Vedolizumab as induction and maintenance therapy for ulcerative colitis. N Engl J Med, 2013, 369(8): 699 - 710.

［15］ SANDS B E, PEYRIN-BIROULET L, LOFTUS EV J R, et al. Vedolizumab versus Adalimumab for Moderate-to-Severe Ulcerative Colitis. N Engl J Med, 2019, 381(13): 1215 - 1226.

［16］ LASA J S, OLIVERA P A, DANESE S, et al. Efficacy and safety of biologics and small molecule drugs for patients with moderate-to-severe ulcerative colitis: a systematic review and network meta-analysis. Lancet Gastroenterol Hepatol, 2022, 7(2): 161 - 170.

［17］ LOFTUS EV J R, FEAGAN B G, PANACCIONE R, et al. Long-term safety of vedolizumab for inflammatory bowel disease. Aliment Pharmacol Ther, 2020, 52(8): 1353 - 1365.

［18］ BRESSLER B, YARUR A, SILVERBERG M S, et al. Vedolizumab and anti-tumour necrosis factor α real-world outcomes in biologic-naïve inflammatory bowel disease patients: Results from the EVOLVE study. J Crohns Colitis, 2021, 15(10): 1694 - 1706.

［19］ ALMARIO C V, KELLER M S, CHEN M, et al. Optimizing selection of biologics in inflammatory bowel disease: Development of an online patient decision aid using conjoint analysis. Am J Gastroenterol, 2018, 113(1): 58 - 71.

［20］ COLOMBEL J F, SANDS B E, RUTGEERTS P, et al. The safety of vedolizumab for ulcerative colitis and Crohn's disease. Gut, 2017, 66(5): 839 - 851.

［21］ BRESSLER B, YARUR A, SILVERBERG M S, et al. Vedolizumab and anti-tumour necrosis factor α real-world outcomes in biologic-naïve inflammatory bowel disease patients: Results from the EVOLVE Study. J Crohns Colitis, 2021, 15(10): 1694 - 1706.

［22］ CLICK B, REGUEIRO M. A practical guide to the safety and monitoring of new IBD therapies. Inflamm Bowel Dis, 2019, 25(5): 831 - 842.

［23］ 中国炎症性肠病诊疗质控评估中心, 中华医学会消化病学分会炎症性肠病学组. 生物制剂治疗炎症性肠病专家建议意见. 中华消化杂志, 2021, 41(6): 366 - 378.

［24］肖慧盈，饶舜禹，张顶力，等. 补充维生素 D 对维得利珠单抗治疗溃疡性结肠炎患者的临床疗效及药物留存率的影响. 中华医学杂志，2023，103(23)：1759 – 1766.

［25］PERRY C，FISCHER K，ELMOURSI A，et al. Vedolizumab dose escalation improves therapeutic response in a subset of patients with ulcerative colitis. Dig Dis Sci，2021，66(6)：2051 – 2058.

［26］DANESE S，SUBRAMANIAM K，VAN ZYL J，et al. Vedolizumab treatment persistence and safety in a 2-year data analysis of an extended access programme. Aliment Pharmacol Ther，2021，53(2)：265 – 272.

第四章

维得利珠单抗治疗炎症性肠病的临床案例

第一节　维得利珠单抗治疗中重度活动性溃疡性结肠炎的临床案例

一、不同疾病严重程度的治疗案例

（一）中度患者

【病史和体格检查摘要】

患者，女性，33岁。主诉：间断排黏液脓血便5个月，加重1个月。

患者5个月前无明显诱因排黏液脓血便，4~5次/d，伴左下腹痛，便后腹痛缓解。于当地医院行肠镜示"横结肠、降结肠、乙状结肠、直肠黏膜明显充血水肿，见弥漫溃疡灶，表面覆白苔"，诊断"溃疡性结肠炎"，给予美沙拉秦4 g/d 口服联合美沙拉秦灌肠液局部治疗，症状无明显缓解。1个月前患者便血较前加重，约6次/d，伴左下腹痛，疼痛较前明显，于当地医院抗感染治疗症状无缓解，为进一步诊治于2021年3月3日入我院。入院时患者排黏液脓血便5~6次/d，伴左下腹绞痛。近5个月体重下降4 kg。既往史：2019年诊断"缺铁性贫血"，血红蛋白最低至75.00 g/L，补铁治疗有效，月经正常。

入院体格检查：身高164 cm，体重47 kg。心肺无特殊。腹平软，左下腹压痛，无反跳痛及肌紧张，肠鸣音5次/分。口腔黏膜、皮肤、关节、肛周检查无特殊。

【实验室和其他检查】

实验室检查　血常规：白细胞计数5.90×10^9/L，血红蛋白72.00 g/L，血小板计数290.00×10^9/L。粪便常规：水样便，潜血阳性。粪便细菌培养及寄生虫检查：阴性。艰难梭菌毒素检测：阴性。粪便钙卫蛋白：弱阳性。尿常规：白细胞$80.90/\mu$L，尿蛋白（±）。CRP 1.10 mg/L。ESR 37.00 mm/h。白蛋白39.00 g/L。结核感染T细胞检测：阴性。

结肠镜检查（图4-1-1）：进镜至回肠末端，距肛门65 cm以下见黏膜充血、水

肿，血管纹理不清，散在黏膜糜烂、溃疡及出血点。

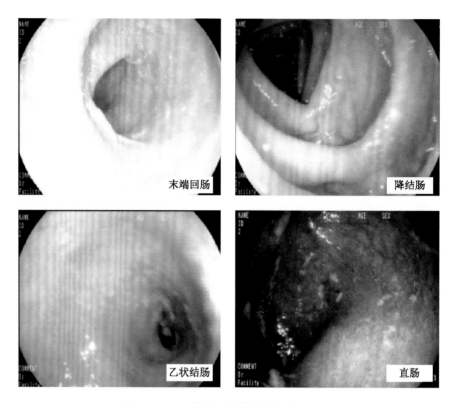

图 4-1-1　维得利珠单抗治疗前结肠镜

注：距肛门 65 cm 以下见黏膜充血、水肿，血管纹理不清，散在黏膜糜烂、溃疡及出血点

结肠黏膜活检病理：腺体规则，未见分支及扭曲，见隐窝炎、间质淋巴细胞、嗜酸性粒细胞、中性粒细胞浸润，肉芽组织形成。

免疫组化：CMV（-），EBER（-）。

腹部 CT（图 4-1-4A）：直肠、乙状结肠及降结肠管壁增厚，周围少许渗出。

【诊断】

溃疡性结肠炎（初发型、广泛结肠型、活动期、中度）。

【治疗】

确诊后给予维得利珠单抗 300 mg/次，静脉滴注，开始第 0、2、6 周给药，其后同样剂量每 8 周 1 次。给药后第 2 周患者临床症状明显改善，炎症指标正常。给药后第 14 周临床缓解，CRP 和 ESR 正常，复查结肠镜（图 4-1-2）Mayo 评分为 1 分；复查 CT（图 4-1-4B）示降结肠肠壁无增厚，乙状结肠、直肠肠壁增厚较前缓解。第 48 周临床缓解、炎症指标正常；复查结肠镜（图 4-1-3）Mayo 评分为 0 分；复查 CT（图 4-1-4C）示乙状结肠及直肠肠壁略增厚。治疗全过程未见药物相关不良反应（表 4-1-1）。

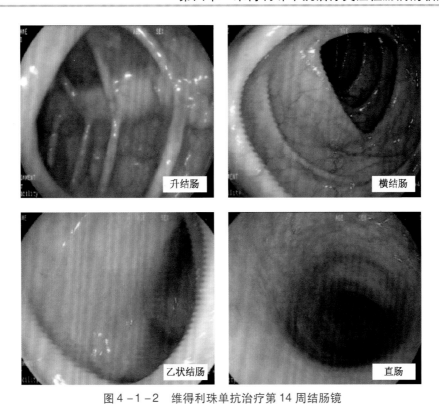

图 4 -1 -2　维得利珠单抗治疗第 14 周结肠镜

注：进镜至回肠末端，距肛门 55 cm 以下见黏膜充血、水肿，血管纹理不清，散在黏膜糜烂及出血点

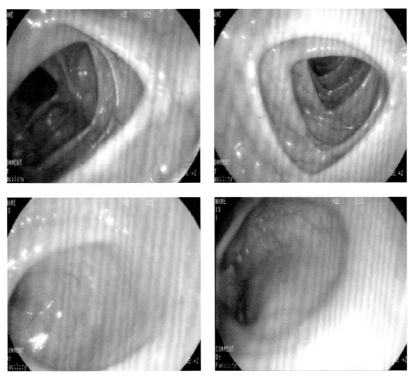

图 4 -1 -3　维得利珠单抗治疗第 48 周结肠镜

注：所见大肠黏膜光滑、色泽正常，血管纹理清晰

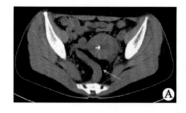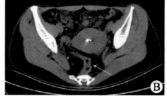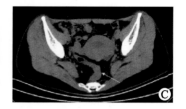

图 4 - 1 - 4　腹部 CT

注：A. 维得利珠单抗治疗前 CT，直肠、乙状结肠及降结肠管壁增厚，周围少许渗出；B. 维得利珠单抗治疗第 14 周 CT，降结肠肠壁无增厚，乙状结肠、直肠肠壁增厚较前缓解；C. 维得利珠单抗治疗第 48 周 CT，乙状结肠及直肠肠壁略增厚

表 4 - 1 - 1　维得利珠单抗治疗过程及病情变化

维得利珠单抗	0 周（基线）	2 周	6 周	14 周	22 周	48 周
合用糖皮质激素	无	无	无	无	无	无
临床症状（部分 Mayo 评分）	5	2	2	0	0	0
CRP（mg/L）	1.10	2.60	2.00	1.20	1.80	1.80
ESR（mm/h）	37.00	—	—	23.00	3.00	2.00
内镜（Mayo 评分）	3 分（图 4 - 1 - 1）	—	—	1 分（图 4 - 1 - 2）	—	0 分（图 4 - 1 - 3）
CT	直肠、乙状结肠及降结肠管壁增厚，周围少许渗出（图 4 - 1 - 4A）	—	—	降结肠肠壁无增厚，乙状结肠、直肠肠壁增厚较前缓解（图 4 - 1 - 4B）	—	乙状结肠及直肠肠壁略增厚（图 4 - 1 - 4C）
不良反应	无	无	无	无	无	无

【小结】

本例溃疡性结肠炎为初发型、广泛结肠型，本次入院按 Mayo 评分疾病活动度为中度。患者病程 5 个月，曾接受足量足疗程美沙拉秦口服联合局部治疗，症状改善不明显，结肠镜见黏膜炎症较重。本次入院予以维得利珠单抗治疗是出于如下考虑：患者发病年龄轻，病变范围广泛，内镜严重程度重，以上均是疾病预后不良的危险因素。此外，患者接受美沙拉秦优化治疗，临床症状及内镜下黏膜炎症改善不明显，因此应早期使用生物制剂治疗。患者病程短，疾病严重程度属中度，无肠外表现，因此出于安全性和远期疗效考虑，选择维得利珠单抗治疗。

本例在给药后第 14 周取得临床缓解和炎症指标正常。在给药后第 48 周取得深度缓解（临床缓解、炎症指标复常、内镜下黏膜愈合）。治疗全过程未见药物相关不良反应。

本例提示维得利珠单抗用于治疗中度溃疡性结肠炎患者，可快速改善临床症状，短期内达到深度缓解，且安全性高。

病例提供者：李　卉（中国医科大学附属盛京医院）

（田　丰）

（二）重度患者

【病史和体格检查摘要】

患者，男性，70 岁。主诉：间断血便 2 年半，加重半个月。

患者 2 年半前（2020 年）无明显诱因开始血便，每日 1～2 次，排便前无腹痛，无发热，于当地医院检查肠镜提示溃疡性结肠炎，给予口服美沙拉秦后缓解。此后患者口服美沙拉秦 3 g/d 维持治疗。2022 年 4 月常规复查肠镜检查示结肠侧向发育型腺瘤，内镜下切除，后未便血。2022 年 11 月患者再次出现血便，每日 5～6 次，排便前有腹痛，排便后可缓解。入院半个月前上述症状加重，每日便血 10 余次，美沙拉秦口服无效，自行应用头孢、甲硝唑后症状略有减轻。1 天前上述症状反复加重伴发热 39.5 ℃，为求进一步治疗收入我科病房。患者病来无盗汗，无咳嗽咳痰，无口腔溃疡，无关节疼痛，食欲欠佳，近 1 个月体重减轻约 5 kg。既往史：否认高血压、糖尿病、冠心病等慢性病史；否认肝炎、结核等传染性疾病史。

入院体格检查：身高 170 cm，体重 60 kg。心肺无特殊。腹平软，左下腹压痛，无反跳痛，未扪及包块，肠鸣音活跃。口腔黏膜、皮肤、关节、肛周检查无特殊。

【实验室和其他检查】

实验室检查：血常规：白细胞计数 14.95×10⁹/L，中性粒细胞绝对值 11.60×10⁹/L，血红蛋白 93.00 g/L，血小板计数 509.00×10⁹/L。便常规：白细胞 50～100/HP，红细胞 1～3/HP，未报见寄生虫体或虫卵。艰难梭菌：核酸 DNA 鉴定阳性，B 毒素基因检测阳性，二元素基因检测阴性，*tcd* 基因缺失阴性。便培养：阴性。尿常规：白细胞 6.10/μL，尿蛋白（±）。CRP 84.90 mg/L。ESR 81.00 mm/h。白蛋白 26.10 g/L。T-SPOT. TB：A27，B13，阳性。CMV-IgM 阴性，CMV-DNA 阴性。EBV-IgM 阴性，EBV-DNA 阴性。

结肠镜检查（图 4-1-5）：进镜至降乙交界，所见大肠黏膜充血、水肿，血管纹理不清，散在黏膜浅溃疡及糜烂，黏膜质地极脆，考虑继续进镜风险较大，遂终止检查。

结肠黏膜活检病理：隐窝部分略扩张，可见隐窝脓肿，间质中见浆细胞、中性粒细胞等浸润。免疫组化：CMV（－），EBER（－）。

CT（图 4-1-6）：升结肠至直肠肠壁增厚，周围渗出。

【诊断】

溃疡性结肠炎（慢性复发型、广泛结肠型、活动期、重度）。

【治疗】

患者入院后给予头孢菌素联合吗啉硝唑静脉滴注抗感染治疗、万古霉素 125 mg q6h

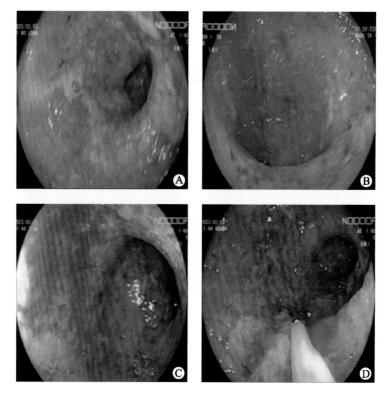

图4-1-5 维得利珠单抗治疗前结肠镜

注：进镜至降乙交界，所见大肠黏膜充血、水肿，血管纹理不清，散在黏膜浅溃疡及糜烂。A、B 乙状结肠；C、D 直肠

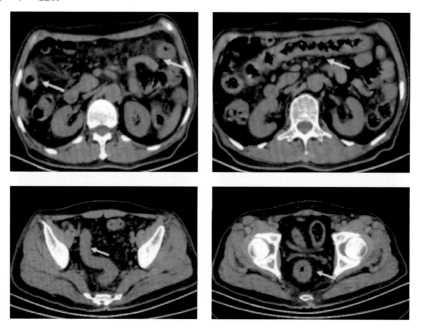

图4-1-6 维得利珠单抗治疗前 CT

注：升结肠至直肠肠壁增厚，周围渗出

口服抗艰难梭菌治疗，上述治疗 3 天后患者症状无明显改善。后开始给予维得利珠单抗，300 mg/次，静脉滴注，开始第 0、2、6、10、14 周给药，其后同样剂量每 8 周 1 次。给药后第 22 周患者达到临床缓解，CRP 正常；复查结肠镜（结肠黏膜充血、水肿，血管纹理模糊，横结肠为重，表面息肉样增生，见图 4 - 1 - 7），Mayo 内镜评分为 1 分；复查 CT（图 4 - 1 - 8）示升结肠至直肠肠壁增厚较前减轻，周围渗出较前减少。治疗全过程未见药物相关不良反应（表 4 - 1 - 2）。

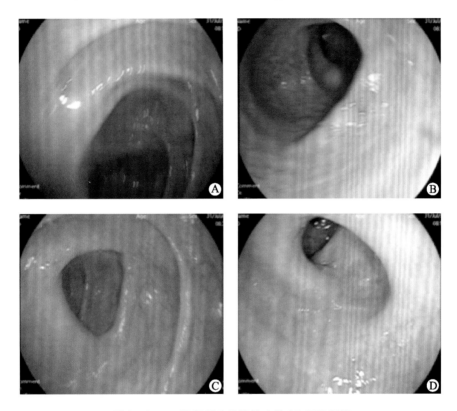

图 4 - 1 - 7　维得利珠单抗治疗第 22 周结肠镜

注：结肠黏膜充血、水肿，血管纹理模糊，横结肠为重，表面息肉样增生。Mayo 内镜评分 1 分（A. 升结肠；B. 横结肠；C. 降结肠；D. 直肠）

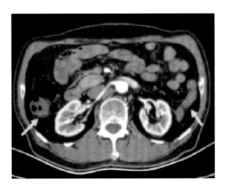
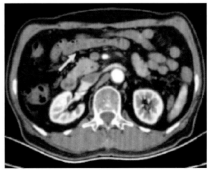

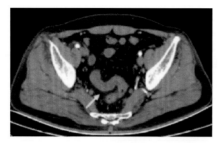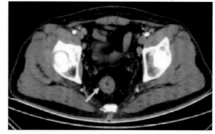

图 4 - 1 - 8　维得利珠单抗治疗第 22 周 CT

注：升结肠至直肠肠壁增厚较前减轻，周围渗出较前减少

表 4 - 1 - 2　维得利珠单抗治疗过程及病情变化

维得利珠单抗	0 周（基线）	2 周	6 周	10 周	14 周	22 周
合用糖皮质激素	无	无	无	无	无	无
临床症状（部分 Mayo）	9	5	3	2	2	0
CRP（mg/L）	34.90	1.00	5.00	1.00	3.80	1.54
ESR（mm/h）	81.00	—	—	—	—	19.00
内镜（Mayo 评分）	3 分 （图 4 - 1 - 5）					1 分 （图 4 - 1 - 7）
CT	升结肠至直肠肠壁增厚，周围渗出（图 4 - 1 - 6）					病变范围缩至回肠末段、回盲部、升结肠，炎症程度较前缓解（图 4 - 1 - 8）
不良反应	无	无	无	无	无	无

【小结】

本例患者确诊为溃疡性结肠炎慢性复发型、广泛结肠型，活动期重度。患者入院时每日便血 10 余次，病情重，且合并艰难梭菌感染，故入院初期我们给予积极控制感染但疗效不佳。鉴于患者年纪偏大，合并结核潜伏感染，无肠外表现，故最终在生物制剂方面我们选择安全性较高且对于中重度溃疡性结肠炎有效的维得利珠单抗控制病情。患者虽 T-SPOT 结果弱阳性，但考虑到维得利珠单抗为肠道选择性安全性较好，所以我们没有同时给予预防性抗结核治疗。

由于患者病情重，我们采用第 0、2、6、10、14 周优化诱导方案，即在第 6 和第 14 周中间加 1 次（第 10 周给药）。最终患者第 22 周复查达到临床缓解、生化缓解和内镜下明显改善，治疗全过程未见药物相关不良反应。目前患者每隔 8 周应用维得利珠单抗维持治疗中。

本例患者我们采用维得利珠单抗第 0、2、6、10、14 周优化诱导方案。国外文献显示，对于第 6 周未应答的患者在第 10 周增加 1 次诱导治疗可以提高临床疗效。在欧盟获批的维得利珠单抗说明书中批准了第 10 周剂量优化用法治疗克罗恩病。因此，对于重度溃疡性结肠炎的治疗第 10 周优化诱导方案能否增加维得利珠单抗疗效有待大规模研究进一步证实。

病例提供者：解　莹（中国医科大学附属盛京医院）

（田　丰）

（三）急性重度患者（静脉用糖皮质激素应答后）

【病史和体格检查摘要】

患者，男性，65 岁。主诉：间断排稀便 4 个月，加重 1 个月。

患者 4 个月前无明显诱因排稀便，2~3 次/d，无黏液脓血便，无发热，无腹痛，自服"呋喃唑酮"后症状无缓解。1 个月前患者症状加重，排便 10 余次/d，为黏液脓血便，伴左下腹隐痛，便后腹痛可缓解，伴里急后重，无口腔溃疡、皮疹、关节肿痛等不适，于当地医院行肠镜示"升结肠至直肠弥漫性充血、糜烂，表面脓性分泌物"，诊断"溃疡性结肠炎"，给予"头孢"和"奥硝唑"静脉滴注抗感染，口服"美沙拉秦"治疗，便血无缓解，为进一步诊治于 2021 年 10 月 22 日入我院。入院时患者自觉乏力，左下腹隐痛，排黏液脓血便 10~15 次/d。近 4 个月体重下降 2.5 kg。既往史：高血压病史 22 年，血压最高 150/100 mmHg，规律服用"缬沙坦胶囊""苯磺酸氨氯地平片"控制血压，平时血压控制在 120/80 mmHg。

入院体格检查：身高 179 cm，体重 71 kg。心肺查体无异常。腹平软，左下腹轻压痛，无反跳痛及肌紧张，肠鸣音 6 次/分。口腔黏膜、皮肤、关节、肛周检查无特殊。

【实验室和其他检查】

实验室检查：血常规：白细胞计数 12.00×10^9/L，中性粒细胞绝对值 9.70×10^9/L，血红蛋白 111.00 g/L，血小板计数 599.00×10^9/L。粪便常规：水样便，白细胞 3~8/HP，红细胞 6~10/HP。粪便细菌培养及寄生虫检查：阴性。艰难梭菌毒素检测：阴性。尿常规：白细胞 11.30/μL，尿蛋白阴性。CRP：64.70 mg/L。ESR：23.00 mm/h。白蛋白：24.50 g/L。T-SPOT.TB：阴性。

乙状结肠镜检查（图 4-1-9）：距肛门 50 cm 以下见黏膜充血、水肿，血管纹理不清，散在黏膜糜烂、溃疡及出血点。

结肠黏膜活检病理：隐窝扭曲，局灶隐窝破坏，见隐窝炎，间质急慢性炎细胞浸润。免疫组化：CMV（-），EBER（-）。

腹部 CT（图 4-1-12A）：盲肠、乙状结肠-直肠管壁增厚，浆膜面毛糙，周围脂肪间隙略模糊。

·89·

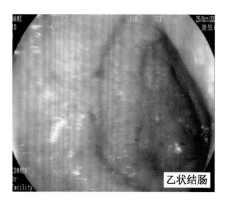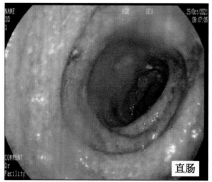

图 4 - 1 - 9 治疗前乙状结肠镜

注：距肛门 50 cm 以下见黏膜充血、水肿，血管纹理不清，散在黏膜糜烂、溃疡及出血点

胸部 CT：双肺小结节。

【诊断】

溃疡性结肠炎（初发型、广泛结肠型、活动期、重度）。

【治疗】

入院后给予甲强龙 60 mg/d 静脉滴注，患者腹痛较前缓解，便次减少至 6 次/d，便血量较前减少。激素静点第 6 日，便次 2～3 次/d，无黏液及脓血，CRP 4.10 mg/L，给予联合维得利珠单抗 300 mg/次静脉滴注，患者症状未反复，激素逐渐减量至口服，维得利珠单抗继续按第 2、6 周给药，其后同样剂量每 8 周 1 次给药。给药后第 14 周，患者已停用激素，达到临床缓解，CRP 正常；复查结肠镜（图 4 - 1 - 10）Mayo 评分为 0 分，达到黏膜愈合；复查 CT（图 4 - 1 - 12B）乙状结肠-直肠肠壁增厚较前缓解。第 48 周临床缓解、炎症指标正常；复查结肠镜（图 4 - 1 - 11）Mayo 评分为 0 分，维持黏膜愈合状态；复查 CT（图 4 - 1 - 12C）肠壁未见增厚。治疗全过程未见药物相关不良反应（表 4 - 1 - 3）。

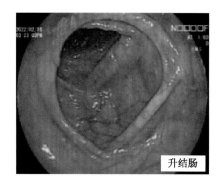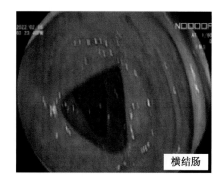

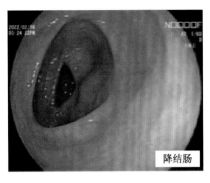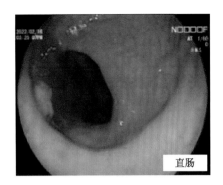

图 4 - 1 - 10　维得利珠单抗治疗第 14 周结肠镜

注：横结肠以下可见息肉样增生及白色瘢痕，余大肠黏膜光滑、色泽正常，血管纹理清晰

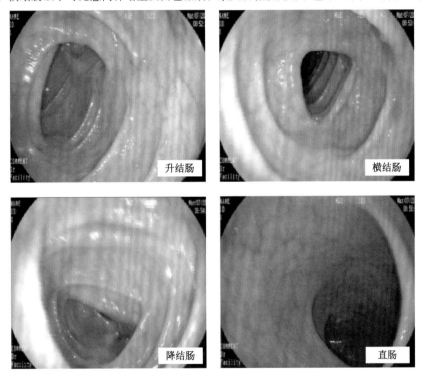

图 4 - 1 - 11　维得利珠单抗治疗第 48 周结肠镜

注：所见大肠黏膜光滑、色泽正常，血管纹理清晰

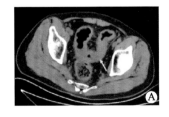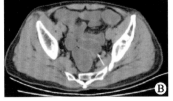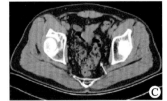

图 4 - 1 - 12　腹部 CT

注：A. 治疗前 CT，盲肠、乙状结肠-直肠管壁增厚，浆膜面毛糙，周围脂肪间隙略模糊；B. 维得利珠单抗治疗第 14 周 CT，盲肠、乙状结肠-直肠肠壁增厚较前缓解，周围渗出基本吸收；C. 维得利珠单抗治疗第 48 周 CT，肠壁无明显增厚

表4-1-3 维得利珠单抗治疗过程及病情变化

维得利珠单抗	0周（基线）	2周	6周	14周	22周	48周
合用糖皮质激素	是	是	是	无	无	无
临床症状（部分Mayo）	9	2	2	0	0	0
CRP（mg/L）	4.10	<1.00	2.40	1.20	1.70	2.30
ESR（mm/h）	20.00	4.00	—	3.70	2.00	2.00
内镜（Mayo评分）	3分（图4-1-9）	—	—	0分（图4-1-10）	—	0分（图4-1-11）
CT	盲肠、乙状结肠-直肠管壁增厚，浆膜面毛糙，周围脂肪间隙略模糊（图4-1-12A）	—	—	盲肠、乙状结肠-直肠肠壁增厚较前缓解，周围渗出基本吸收（图4-1-12B）	—	肠壁无明显增厚（图4-1-12C）
不良反应	无	无	无	无	无	无

【小结】

本例溃疡性结肠炎为初发型、广泛结肠型，按Truelove-witts评分为急性重度溃疡性结肠炎。病程4个月，曾接受美沙拉秦治疗效果不佳，症状逐渐加重，依据《2018我国炎症性肠病诊断与治疗的共识意见》，急性重度溃疡性结肠炎诊断明确后，应首先使用静脉糖皮质激素治疗，在静脉使用足量激素治疗3天仍无效时，应转换治疗方案。本例患者应用激素治疗后症状明显缓解，CRP降至正常。选用维得利珠单抗治疗是出于如下考虑：患者起病即需要使用激素治疗，且肠道病变范围广泛、内镜严重程度重、CRP高、低人血白蛋白，以上均为疾病预后不良因素，提示预后差，结肠切除风险高，因此应积极进行生物制剂治疗。另外，本例患者无皮肤改变和关节痛等其他肠外表现，因此出于安全性高和肠道选择性考虑，选择维得利珠单抗治疗。

本例在给药后第14周即取得深度缓解（临床缓解、炎症指标复常、内镜下黏膜愈合）。治疗全过程未见药物相关不良反应。

本例提示维得利珠单抗用于静脉激素应答后的急性重度溃疡性结肠炎患者，可快速改善临床症状，短期内达到黏膜愈合，并长期维持深度愈合，疗效理想，且安全性高。

病例提供者：李 卉（中国医科大学附属盛京医院）

（田 丰）

二、不同用药时机的治疗案例

（一）5-ASA治疗失败后转换治疗

【病史和体格检查摘要】

患者，女性，50岁。主诉：间断黏液脓血便3年余，加重1个月。

患者3年前开始反复稀便，最多7~8次/d，下腹痛，便后缓解，伴有黏液，有里急后重，无发热，后因便中带血就诊于当地医院，确定诊断"溃疡性直肠炎"，给予美沙拉秦3 g/d口服，缓解病情。2年前再次出现腹泻，间断血便，复查结肠镜，全结肠黏膜充血、水肿，血管纹理不清，散在黏膜糜烂、溃疡及出血点，确诊为溃疡性结肠炎，美沙拉秦加量为4 g/d，同时美沙拉秦栓剂0.5 g tid直肠用药。病情缓解后停用美沙拉秦栓剂。1个月前，患者再次出现黏液脓血便，4~5次/d，伴左下腹痛便后可缓解，有里急后重，无发热，为系统诊治收入病房。病来患者无咳嗽、咳痰，无关节肿痛，无脱发，无皮疹，无光过敏，无口腔溃疡，无肛周脓肿及肛瘘，无体重下降。既往史：11个月前于肛肠医院行痔疮切除术。

入院体格检查：心肺无特殊。腹平软，左下腹压痛，无反跳痛及肌紧张，肠鸣音5次/分。口腔黏膜、皮肤、关节、肛周检查无特殊。

【实验室和其他检查】

实验室检查：血常规：白细胞计数7.49×10^9/L，血红蛋白127.00 g/L，血小板计数244.00×10^9/L。便常规：未报见寄生虫体或虫卵。尿常规：红细胞34.40/μL。CRP 2.60 mg/L。ESR 25.00 mm/h。白蛋白35.00 g/L。

结肠镜检查（图4-1-13）：回肠末端黏膜光滑，色泽正常。横结肠以下见黏膜充血、水肿，血管纹理不清，散在黏膜糜烂、溃疡及出血点。

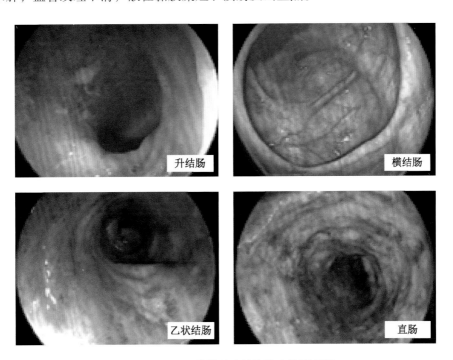

图4-1-13　维得利珠单抗治疗前结肠镜

注：横结肠以下见黏膜充血、水肿，血管纹理不清，散在黏膜糜烂、溃疡及出血点

直肠黏膜病理：隐窝尚规则，间质较多中性粒细胞等炎细胞浸润。

全腹增强CT（图4-1-14）：降结肠至直肠壁增厚伴周围渗出，肠系膜多发稍大淋巴结。

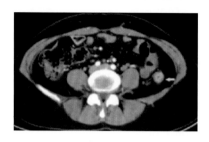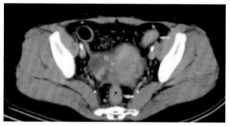

图4-1-14　维得利珠单抗治疗前全腹增强CT

注：降结肠至直肠壁增厚伴周围渗出，肠系膜多发稍大淋巴结

【诊断】

溃疡性结肠炎（慢性复发型，广泛结肠，活动期，中度）。

【治疗】

诊断确定后开始给予维得利珠单抗300 mg/次，静脉滴注，开始第0、第2、第6周给药，其后同样剂量每6周1次。给药后第2周临床缓解，便血停止。第5、第6周临床缓解，复查结肠镜（图4-1-15）Mayo评分为1分达到黏膜愈合，未复查腹部CT。治疗全过程未见药物相关不良反应（表4-1-4）。

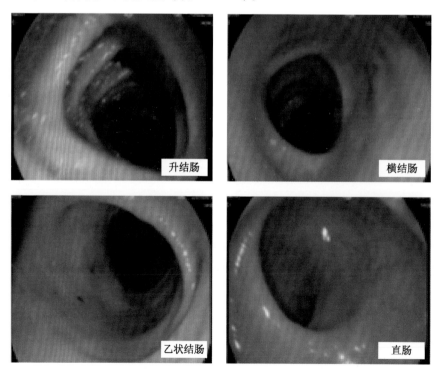

图4-1-15　维得利珠单抗治疗56周后结肠镜

注：横结肠以下黏膜充血、水肿，血管纹理不清，未见糜烂及溃疡改变

表4-1-4　维得利珠单抗治疗过程及病情变化

维得利珠单抗	0周（基线）	2周	6周	18周	30周	56周
合用糖皮质激素	无	无	无	无	无	无
临床症状（部分Mayo）	7	2	2	0	0	0
CRP（mg/L）	2.60	4.79	1.57	2.12	<1.00	1.10
内镜（Mayo评分）	3分 （图4-1-2-1）	—	—	—	—	1分 （图4-1-2-3）
不良反应	无	无	无	无	无	无

【小结】

本例溃疡性结肠炎为慢性复发型、广泛结肠型、5-ASA失应答患者，本次入院根据改良Mayo评分为10分，疾病活动度属中度。病程3年余，期间接受5-ASA口服及直肠用药，仍无法控制病情，故本次考虑应用生物制剂治疗。本例为广泛结肠型、疾病严重程度属中度，据国外的研究及我们的临床经验，对该患者转换维得利珠单抗治疗既可以取得较佳的临床疗效，同时安全性好。

本例在给药后第2周即取得临床应答，便血停止，临床症状改良Mayo评分从7分下降至2分。在给药后第56周取得深度缓解（临床缓解、炎症指标正常、内镜下黏膜愈合）。治疗全过程未见药物相关不良反应。

本例提示维得利珠单抗用于5-ASA治疗无效的中度溃疡性结肠炎患者可取得理想疗效，且安全性高，长达56周治疗期间无不良反应发生。维得利珠单抗对中度和重度的溃疡性结肠炎疗效是否有不同，值得进一步研究。

病例提供者：周林妍（中国医科大学附属盛京医院）

（田　丰）

（二）激素依赖转换治疗

【病史和体格检查摘要】

患者，女性，19岁。主诉：间断排不成形血便5年，脓血便5个月，加重1周。

患者5年前开始间断排不成形便，5~6次/d，便中带鲜血，伴有左下腹痛，排便后缓解，肠镜提示直肠黏膜弥漫性充血，水肿，糜烂及浅溃疡，病变间未见正常黏膜，诊断"溃疡性直肠炎"，给予美沙拉秦2 g/d口服、地塞米松灌肠（具体用量不详）。2周后，便血停止，腹痛缓解，停止灌肠。继续美沙拉秦2 g/d口服，偶有便血，间断自行地塞米松灌肠控制病情。1年前病情缓解，停止口服美沙拉秦。

5个月前劳累后症状加重，黏液脓血便7~8次/d，伴有左下腹痛，排便后腹痛无缓解，口服美沙拉秦后症状无明显改善。4个月前出现发热，T_{max} 40.2 ℃，伴有寒战，当地结肠镜检查提示横结肠至直肠距肛门10 cm可见片状剥脱样溃疡，弥漫性充血水肿、糜烂，密集点状脓苔，黏膜质脆，易出血，直肠距肛门 10 cm 至肛门处病变较轻，给予三代头孢静脉滴注抗感染治疗，美沙拉秦 4 g/d 口服，甲泼尼龙 60 mg/d 静脉滴注。3 日后，体温正常，脓血便减轻，改为醋酸泼尼松 50 mg/d 口服并逐渐减量，继续口服美沙拉秦，腹痛及脓血便缓解后出院。

3 个月前醋酸泼尼松减量至 10 mg/d，患者病情反复，收入我院。肠镜：降结肠、乙状结肠、直肠黏膜充血糜烂，降结肠散在溃疡及出血点，改良 Mayo 评分为 8 分。考虑存在激素依赖，建议予以生物制剂治疗，患者及家属拒绝。醋酸泼尼松加量至 20 mg/d 口服，计划 4 个月减停。1 周前，醋酸泼尼松减量至 5 mg/d 时，患者再次排黏液血便 3 ~ 4 次/d，伴有夜间发热，体温在 38.5 ~ 39.5 ℃，可自行退热，咽部不适，无咳嗽咳痰。

入院体格检查：体温 39.0 ℃，心肺无特殊。腹软，全腹无压痛，无反跳痛及肌紧张，肠鸣音活跃。口腔黏膜、皮肤、关节无特殊。肛周可见一处瘘口（图 4 - 1 - 16）。

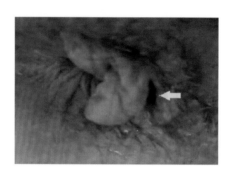

图 4 - 1 - 16　维得利珠单抗治疗前可见活动性肛瘘

【实验室和其他检查】

实验室检查：血常规：白细胞计数 13.09 × 10⁹/L，中性粒细胞绝对值 9.72 × 10⁹/L，血红蛋白 105.00 g/L，血小板计数 341.00 × 10⁹/L。便常规：未见寄生虫体或虫卵。尿常规：正常。CRP 104.00 mg/L。ESR 63.00 mm/h。白蛋白 36.30 g/L。

结肠镜检查（图 4 - 1 - 17）：进镜抵达回肠末端 3 cm，距肛门 28 ~ 40 cm（降乙交界至乙状结肠）处见多个纵行溃疡，距门 20 ~ 28 cm 处黏膜充血，散在糜烂，距肛门 15 ~ 20 cm 处可见多发阿弗他溃疡，大小约 0.3 ~ 0.8 cm，距肛门 10 cm 以下见黏膜充血、水肿，血管纹理不清，散在黏膜糜烂及出血点。

病理结果回报：可见隐窝扩张及隐窝脓肿，间质较多炎细胞浸润，炎性渗出及炎性肉芽组织。免疫组化：CMV（ - ）；EBER（ - ）。

全腹增强 CT（图 4 - 1 - 18）：降结肠、乙状结肠及直肠管壁水肿增厚，周围渗出明显。

直肠 MRI（图 4 - 1 - 19）：肛周局部信号不均，呈短 T2 信号影，局部似见穿透皮肤，与左侧肛门外括约肌分界欠清。直肠管壁增厚，周围渗出，肛瘘不除外。

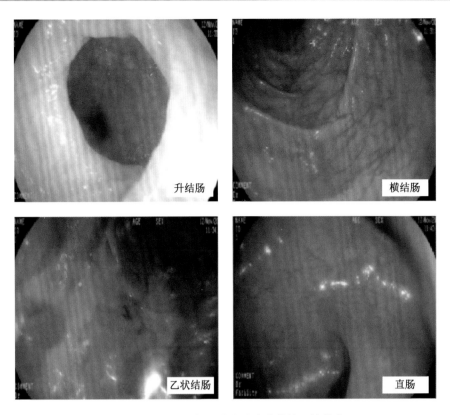

图 4 - 1 - 17　维得利珠单抗治疗前结肠镜检查

注：进镜抵达回肠末端 3 cm，距肛门 28 ~ 40 cm（降乙交界至乙状结肠）见多个纵行溃疡，距门 28 ~ 20 cm 黏膜充血，散在糜烂，距肛门 15 ~ 20 cm，可见多发阿弗他溃疡，大小约 0.3 ~ 0.8 cm，距肛门 10 cm 以下见黏膜充血、水肿，血管纹理不清，散在黏膜糜烂及出血点

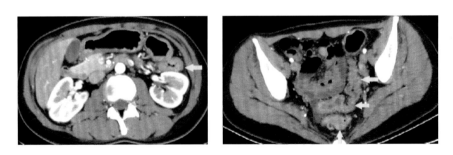

图 4 - 1 - 18　维得利珠单抗治疗前全腹增强 CT

注：降结肠、乙状结肠及直肠管壁水肿增厚，周围渗出

【诊断】

溃疡性结肠炎（慢性复发型，左半结肠型，活动期，重度）；肛瘘。

【治疗】

患者入院后反复高热，给予三代头孢、吗啉硝唑抗感染治疗，患者发热无缓解。根据内镜下表现考虑不除外 UC 合并病毒感染可能，给予更昔洛韦静脉滴注经验性抗病毒

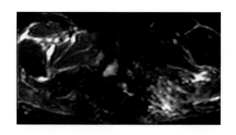

图 4 - 1 - 19　维得利珠单抗治疗前直肠 MRI

注：肛周局部信号不均，呈短 T2 信号影，局部似见穿透皮肤，与左侧肛门外括约肌分界欠清

治疗体温仍未见好转，故考虑发热与 UC 原发病有关，给予甲强龙 60 mg/d 静脉滴注 3 天后体温降至正常。

　　考虑到患者年轻，肠道病变重，存在激素依赖，加用维得利珠单抗，300 mg/次，静脉滴注，第 0、2、6 周诱导缓解，其后同样剂量每 8 周 1 次长期维持缓解。给药后第 2 周临床缓解，CRP 复常。激素应用 14 周顺利减停。第 18 周撤离激素的临床缓解、炎症指标复常；肛瘘愈合（图 4 - 1 - 20）；复查结肠镜（图 4 - 1 - 21）达到黏膜愈合；复查 MRI（图 4 - 1 - 22）提示直肠中段略厚，可见分层强化，余肠壁未见明显增厚和异常强化，未见活动性肛瘘。治疗全过程未见药物相关不良反应（表 4 - 1 - 5）。

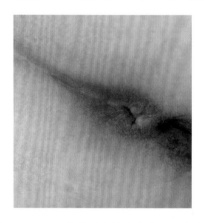

图 4 - 1 - 20　维得利珠单抗治疗后肛瘘愈合

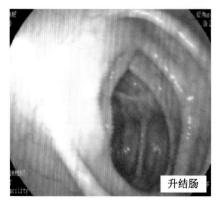

升结肠

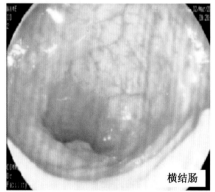

横结肠

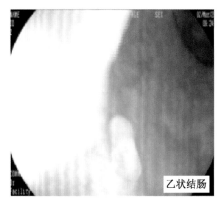
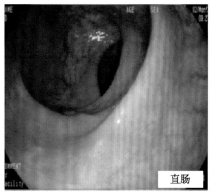

图 4 - 1 - 21　维得利珠单抗治疗 18 周后结肠镜

注：横结肠以下黏膜光滑，血管纹理清楚，未见糜烂及溃疡改变，乙状结肠可见散在息肉样增生

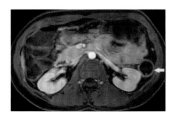
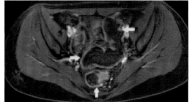
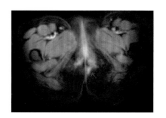

图 4 - 1 - 22　维得利珠单抗治疗 18 周后 MR

注：提示直肠中段略厚，可见分层强化，其余肠壁未见明显增厚和异常强化，未见活动性肛瘘

表 4 - 1 - 5　维得利珠单抗治疗过程及病情变化

维得利珠单抗	0 周（基线）	2 周	6 周	18 周	26 周	34 周
合用糖皮质激素	有	有	有	无	无	无
临床症状（部分 Mayo）	9	7	5	1	1	1
CRP（mg/L）	104.00	2.70	1.38	<1.00	2.26	1.51
内镜(Mayo 评分)	3 分 （图 4 - 1 - 17）	—	—	0 分 （图 4 - 1 - 21）	—	—
不良反应	无	无	无	无	无	无

【小结】

本例溃疡性结肠炎患者为慢性复发型、左半结肠型、活动期重度。病程时间长，美沙拉秦治疗无效，激素依赖。本次发作，采用维得利珠单抗合并激素治疗出于以下考虑：患者出现高热首先考虑存在机会性感染可能，加用抗感染及抗病毒治疗后，患者发热无缓解，因此考虑患者反复高热及镜下纵行溃疡为溃疡性结肠炎病情严重所致，并非合并机会性感染。静脉应用激素后患者体温降至正常也证明了我们的临床分析。患者存

在激素依赖，需要转换生物制剂或免疫抑制剂长期维持缓解，考虑患者存在年轻、镜下表现重等预后不良高危因素，故在激素诱导缓解的同时加用肠道选择性、安全性好的维得利珠单抗长期维持缓解和黏膜愈合，其实就是取代既往硫唑嘌呤的地位和作用，因此我们也把维得利珠单抗称为"生物制剂时代的硫唑嘌呤"。

本例提示维得利珠单抗用于激素依赖的中重度溃疡性结肠炎患者可取得较理想疗效，且安全性高。对于病情重、炎症负荷重的 UC 患者，维得利珠单抗联合激素治疗是克服维得利珠单抗起效相对慢这一缺点的非常好的选择，值得进一步大量的临床研究。

病例提供者：周林妍（中国医科大学附属盛京医院）

（田　丰）

（三）抗 TNF-α 单抗治疗失败后转换治疗

【病史和体格检查摘要】

患者，青年，男性。主诉：腹痛、黏液脓血便 1 年余。

患者 1 年余前无明显诱因出现腹痛、腹泻，平均每天排便 5~6 次，大便为不成形黏液血便，色鲜红，无里急后重感，就诊于当地医院，给予美沙拉秦、整肠生治疗后症状改善不明显，遂来我科住院。患者病来无咳嗽无痰，无头晕头痛，无心悸、气短，无恶心呕吐，无关节痛，偶有口腔溃疡，无尿频、尿急、尿痛，食欲睡眠稍差，近 1 年半体重下降 20 kg。既往体健。

入院体格检查：身高 183 cm，体重 58 kg。心肺无特殊。腹平软，左下腹压痛，无反跳痛，未扪及包块，肠鸣音 4 次/分。口腔黏膜、皮肤、关节、肛周检查无特殊。

【实验室和其他检查】

实验室检查：血常规：红细胞计数 $4.00 \times 10^{12}/L$；血红蛋白 89.00 g/L；血小板计数 $258.00 \times 10^9/L$。便常规：白细胞：阴性，红细胞：阴性，潜血：阳性。CRP 58.40 mg/L。ESR 27.00 mm/h。白蛋白 29.80 g/L。CMV-DNA <检测范围下限；EBV-DNA <检测范围下限。

结肠镜检查（图 4-1-23）：进镜抵达回肠末端 5 cm，所见回肠末端黏膜光滑，色泽正常。肝曲以下可见黏膜充血、水肿，血管纹理不清，散在黏膜糜烂、浅溃疡及出血点；Mayo 评分为 3 分。

结肠黏膜活检病理：黏膜慢性炎症改变，伴肉芽组织形成。

全腹增强 CT（图 4-1-24）：结直肠管壁增厚伴周围渗出，肠系膜淋巴结增大，盆腔渗出、积液。

【诊断】

溃疡性结肠炎（慢性复发型，广泛结肠型，活动期重度）。

【治疗】

诊断确定后，2021 年 7 月 2 日给予英夫利西单抗 300 mg 静脉注射，便次明显减少，便血症状改善，间隔 2 周第 2 次用药。距离第 2 次用药 2 周后患者出现病情加重，每日

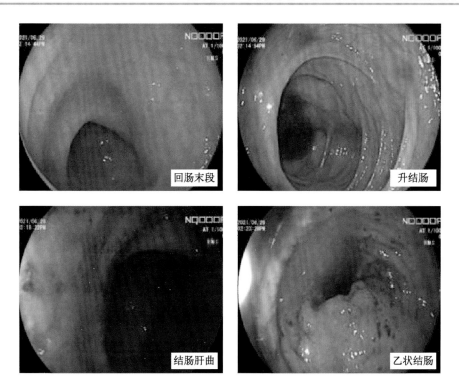

图 4 - 1 - 23　结肠镜检查（2021 年 6 月 29 日）

注：进镜抵达回肠末端 5 cm，结肠肝曲以下可见黏膜充血、水肿，血管纹理不清，散在黏膜糜烂、
浅溃疡及出血点，Mayo 评分 3 分

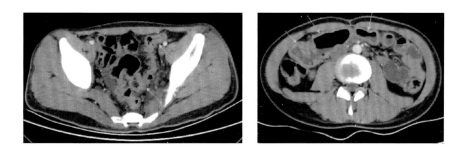

图 4 - 1 - 24　全腹增强 CT

注：结直肠管壁增厚伴周围渗出，肠系膜淋巴结增大

排黏液脓血便 5 次，无发热。血常规：白细胞计数 5.59×10^9/L，中性粒细胞百分比
42.30%，血红蛋白 61.00 g/L，血小板计数 345.00×10^9/L；降钙素原 0.02 ng/mL；CRP
57.00 mg/L；便常规：白细胞 2～3/HP，红细胞 3～5/HP；复查肠镜（图 4 - 1 - 25）：
进镜至距肛门 20 cm，所见黏膜充血、水肿明显，血管纹理不清，散在黏膜糜烂、浅溃
疡及出血点，Mayo 评分为 3 分；病理：肠黏膜重度慢性炎症改变；免疫组化：
CMV（-）；EBER（-）。考虑患者病情加重，给予甲强龙 60 mg 静脉滴注并逐渐减量，
同时英夫利西单抗加速治疗，于 2021-8-6 第 3 次应用 300 mg，患者便血症状明显改善后

出院。距离第 3 次应用英夫利西单抗 1 个月后，患者泼尼松口服减量至 30 mg/d 时，再次出现便次增多，5 ~ 8 次/d，有便血，化验提示白细胞计数 5.83×10^9/L，中性粒细胞百分比 60.60%，血红蛋白 75.00 g/L，血小板计数 147.00×10^9/L；便常规：白细胞 4 ~ 6/HP，红细胞 8 ~ 10/HP；腹部 CT 提示（图 4 - 1 - 26）：结直肠管壁较前增厚，周围渗出增多，肠系膜淋巴结较前稍增大，盆腔积液稍增多。

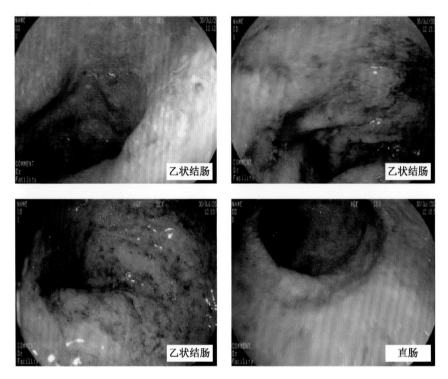

图 4 - 1 - 25　结肠镜（2021 年 7 月 30 日）

注：进镜至距肛门 20 cm，黏膜高度充血水肿，血管纹理不清，散在黏膜糜烂、浅溃疡及出血，Mayo 评分 3 分

患者病情加重，经 MDT 会诊，考虑患者既往英夫利西单抗治疗一过性有效，但迅速出现病情反复，考虑与药物快代谢有关。给予甲强龙 60 mg/d 静脉滴注联合维得利珠单抗 300 mg 控制病情。给药后第 1 周临床缓解，CRP 复常，维得利珠单抗同样剂量按第 0、2、6 周诱导缓解，后每 8 周规律应用维持缓解，激素逐渐减量，4 个月减停。第 4 次维得利珠单抗治疗前复查结肠镜（图 4 - 1 - 27）：回盲部至距肛门 10 cm 见黏膜充血、水肿，血管纹理不清，散在白色瘢痕交错及息肉样增生不平，管腔变形僵直，距肛门 10 cm 以下直肠黏膜光滑、色泽正常，血管纹理清晰，Mayo 评分为 1 分；复查腹部 CT（图 4 - 1 - 28）提示结直肠管壁增厚较前减轻，周围渗出较前减少。应用维得利珠单抗 1 年后患者再次出现病情加重，复查肠镜（图 4 - 1 - 29）提示进镜抵达回肠末端 5 cm，全大肠肠黏膜明显充血、水肿，血管纹理不清，多发糜烂、溃疡及出血点，质脆，触之

易出血，散在瘢痕息肉样增生，部分管腔狭窄，以升结肠横结肠降结肠为重，Mayo 评分为 3 分。予维得利珠单抗优化治疗：每隔 4 周 300 mg 静点。患者症状改善明显，无便血，CRP 正常。应用维得利珠单抗总疗程 2 年后复查肠镜（图 4 - 1 - 30）提示全大肠黏膜可见白色瘢痕及多发息肉样隆起，以横结肠、降结肠及乙状结肠为重，Mayo 评分 0 分；复查腹部 CT（图 4 - 1 - 31）提示结直肠管壁增厚减轻，周围渗出减少。维得利珠单抗治疗全过程未见药物相关不良反应（表 4 - 1 - 6）。

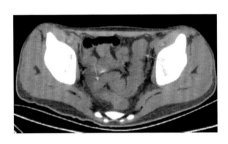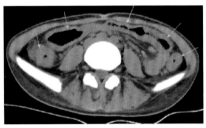

图 4 - 1 - 26　腹部 CT（2021 年 9 月 8 日）

注：结直肠管壁较前增厚，周围渗出增多；肠系膜淋巴结较前稍增大；盆腔积液稍增多

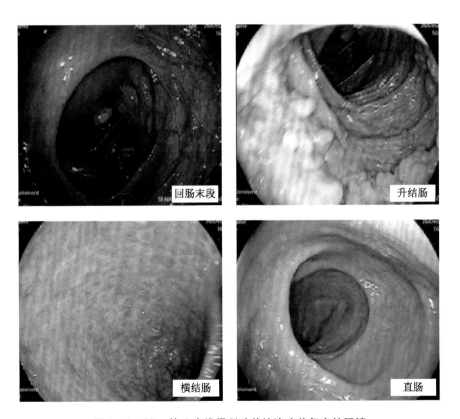

图 4 - 1 - 27　第 4 次维得利珠单抗治疗前复查结肠镜

注：回盲部至距肛门 10 cm 见黏膜充血、水肿，血管纹理不清，散在白色瘢痕交错及息肉样增生不平，管腔变形僵直，距肛门 10 cm 以下直肠黏膜光滑、色泽正常，血管纹理清晰。Mayo 评分 1 分

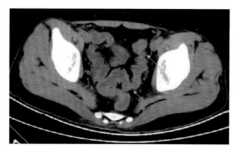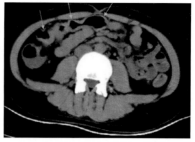

图 4 -1 -28　第 4 次维得利珠单抗治疗前复查 CT

注：结直肠管壁增厚较前减轻，周围渗出较前减少

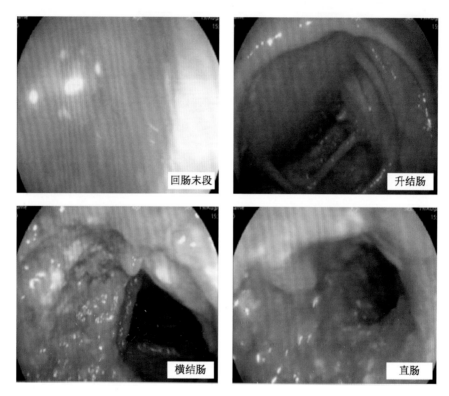

图 4 -1 -29　结肠镜 (2022 年 8 月 19 日)

注：全大肠肠黏膜明显充血、水肿，血管纹理不清，多发糜烂、溃疡及出血点，质脆，触之易出血，散在瘢痕息肉样增生，部分管腔狭窄，以升结肠、横结肠、降结肠为重。Mayo 评分 3 分

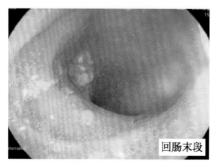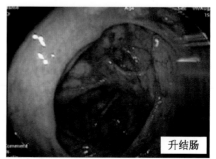

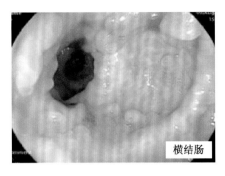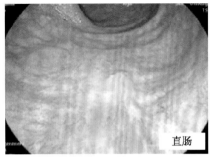

图 4 - 1 - 30　肠镜（2023 年 8 月 9 日）

注：提示大肠黏膜可见白色瘢痕及多发息肉样隆起，以横结肠、降结肠及乙状结肠为重，Mayo 评分 0 分

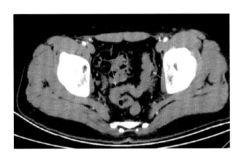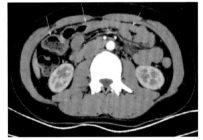

图 4 - 1 - 31　腹部 CT（2023 年 8 月 9 日）

注：提示结直肠管壁增厚减轻，周围渗出减少

表 4 - 1 - 6　维得利珠单抗治疗过程及病情变化

维得利珠单抗	0 周（基线）	1 周	6 周	14 周	52 周	56 周
合用糖皮质激素	有	有	有	有	无	无
CRP（mg/L）	61.70	14.50	4.39	4.50	11.70	<1.00
ESR（mm/h）	33.00	10.00	7.00	9.00	9.00	—
内镜（Mayo 评分）	3 分（图 4 - 1 - 25）	—	—	1 分（图 4 - 1 - 27）	3 分（图 4 - 1 - 29）	0 分（图 4 - 1 - 30）
CT	结直肠管壁较前增厚，周围渗出增多（图 4 - 1 - 26）	—	—	结直肠管壁增厚较前减轻，周围渗出较前减少（图 4 - 1 - 28）		结直肠管壁增厚减轻，周围渗出减少（图 4 - 1 - 31）
不良反应	无	无	无	无	无	无

【小结】

本例为重度溃疡性结肠炎患者，血便症状重，存在严重贫血，应用英夫利西单抗治

疗病情缓解，第2次治疗两周后很快出现病情加重，再次予英夫利西单抗加速治疗联合激素治疗，症状得以控制。间隔1个月后患者再次出现病情加重，考虑患者虽应用英夫利西单抗治疗有效，但存在药物快代谢，故转化为维得利珠单抗治疗，同时联合激素。应用维得利珠单抗后，患者达到撤离激素的临床缓解和黏膜愈合，1年内持续维持临床缓解。维得利珠单抗治疗1年后病情再次反复，给予维得利珠单抗优化至间隔4周应用，再次达到撤离激素的临床缓解和黏膜愈合，且内镜下 Mayo 评分为 0 分。

本例为先前使用过英夫利西单抗无法维持病情缓解，改为维得利珠单抗成功治疗的病例。本例提示我们维得利珠单抗对重度 UC 患者可发挥有效的诱导缓解及维持缓解的作用。针对英夫利西单抗治疗失败的患者，可尝试应用维得利珠单抗有效控制并维持缓解。本例维得利珠单抗应用1年后出现病情反复，但剂量优化后很快病情得到有效控制，未来维得利珠单抗的治疗仍需不断摸索积累更多经验。

病例提供者：张亚杰（中国医科大学附属盛京医院）

（田　丰）

三、维得利珠单抗维持治疗的远期（2 年或以上）疗效及安全性案例

【病史和体格检查摘要】

患者，女性，78 岁。主诉：间断排黏液样血便 3 年，加重 1 个月。

患者 3 年前（2018 年）因进食大量生冷食物后排黏液样血便，每日排便 3 ~ 5 次，排便时腹痛，便后腹痛略缓解，于我院查结肠镜提示升结肠以下多发溃疡，确诊为"溃疡性结肠炎"，开始美沙拉秦 4 g/d 口服治疗，美沙拉秦 4 g/晚灌肠治疗半年后自行停药。2019 年患者病情复发，再次应用美沙拉秦口服及灌肠治疗后病情缓解，此后美沙拉秦 4 g/d 口服维持治疗。1 个月前患者无明显诱因再次出现黏液脓血便，4 ~ 5 次/d，排气排便后腹痛可减轻。患者病来无发热盗汗，无不洁饮食史，近 1 个月体重下降约 1 kg。既往史：高血压病史 3 年。

入院体格检查：身高 158 cm，体重 60 kg。心肺无特殊。腹平软，左下腹压痛，无反跳痛，未扪及包块，肠鸣音活跃。口腔黏膜、皮肤、关节、肛周检查无特殊。

【实验室和其他检查】

实验室检查：血常规：白细胞计数 6.12×10^9/L，中性粒细胞绝对值 3.90×10^9/L，血红蛋白 125.00 g/L，血小板计数 305.00×10^9/L。便常规：红细胞阴性，白细胞阴性，未报见寄生虫体或虫卵。尿常规：白细胞 74.80/μL，尿蛋白 ±。CRP 13.40 mg/L。白蛋白 31.80 g/L。抗核抗体谱检测：均阴性。

结肠镜检查（图 4 - 1 - 32）：进镜至距肛门 30 cm，前方肠腔狭窄，镜身无法通过。距肛门 20 ~ 30 cm 见黏膜充血、水肿，血管纹理不清，散在黏膜糜烂、溃疡及出血点。其余所见大肠黏膜光滑、色泽正常，血管纹理清晰。Mayo 内镜评分为 3 分。

腹部 CT（图 4 - 1 - 33）：结肠脾曲、降结肠、乙状结肠、直肠肠壁增厚。

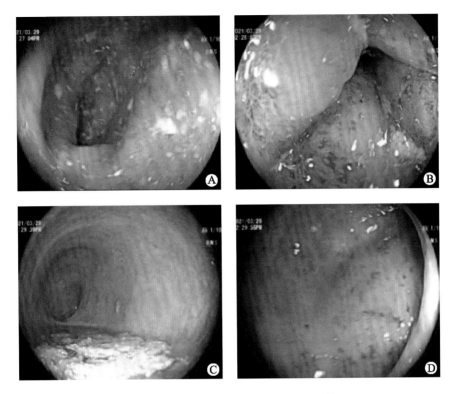

图4-1-32　维得利珠单抗治疗前结肠镜

注：进镜至距肛门30 cm，前方肠腔狭窄，镜身无法通过。距肛门20 cm～30 cm见黏膜充血、水肿，血管纹理不清，散在黏膜糜烂、溃疡及出血点。其余所见大肠黏膜光滑、色泽正常，血管纹理清晰（A、B乙状结肠；C、D直肠）

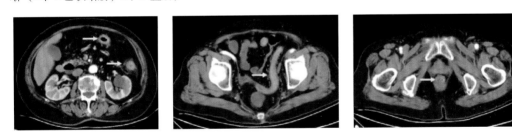

图4-1-33　维得利珠单抗治疗前CT

注：结肠脾曲、降结肠、乙状结肠、直肠肠壁增厚

【诊断】

溃疡性结肠炎（慢性复发型，广泛结肠型，活动期中度）。

【治疗】

患者在美沙拉秦规律治疗中疾病复发，入院后评估病情为溃疡性结肠炎，慢性复发型，广泛结肠型，活动期中度。开始予维得利珠单抗，300 mg/次、静脉滴注，开始第0、2、6周给药，其后同样剂量每6周1次。给药后第14周临床缓解，CRP正常；第14周复查结肠镜（图4-1-34）降结肠，乙状结肠，黏膜充血、水肿，血管纹理不清，可见糜烂及浅溃疡，管壁僵硬，结肠袋消失，齿状线可见静脉曲张，RC征阳性，余所见大

肠黏膜光滑、色泽正常，血管纹理清晰，Mayo 内镜评分为 3 分；复查 CT（图 4-1-35）：回肠末端、升结肠起始部、横结肠-乙状结肠多发肠壁增厚、明显强化，炎性肠壁改变较前未见明显变化。第 66 周临床缓解、炎症指标正常；第 66 周复查结肠镜（图 4-1-36）：肠壁可见散在数条白色瘢痕，愈合良好，距肛门 40 cm 管腔变形，略狭窄，镜身尚可通过，距肛门 20~40 cm 黏膜充血水肿，增生不平，血管纹理模糊，Mayo 内镜评分为 1 分；复查 CT（图 4-1-37）：回肠末端、升结肠起始部、横结肠-乙状结肠多发肠壁增厚，炎性肠病改变范围较前缩小，周围渗出减少。患者在第 72 周以后，病情稳定，改为每隔 8 周给予维得利珠单抗维持治疗。长达 112 周治疗全过程未见药物相关不良反应（表 4-1-7）。

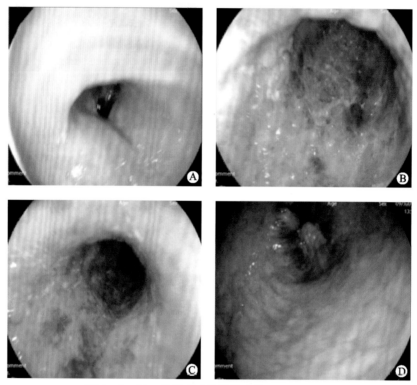

图 4-1-34　维得利珠单抗治疗第 14 周结肠镜

注：降结肠，乙状结肠，黏膜充血、水肿，血管纹理不清，可见糜烂及浅溃疡，管壁僵硬，结肠袋消失，齿状线可见静脉曲张，RC 征阳性（A 回肠末端，B 降结肠，C 乙状结肠，D 直肠）

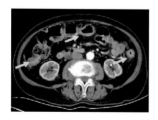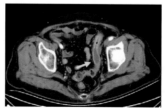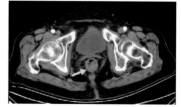

图 4-1-35　维得利珠单抗治疗第 14 周 CT

注：回肠末端、升结肠起始部、横结肠-乙状结肠多发肠壁增厚、明显强化，炎性肠壁改变较前未见明显变化

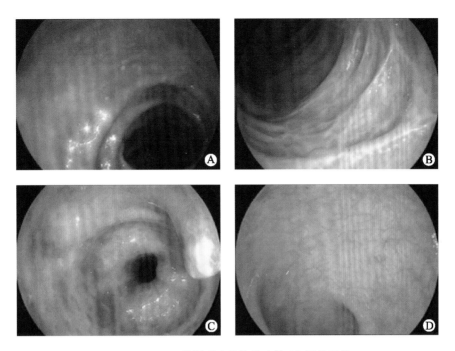

图 4 −1 −36　维得利珠单抗治疗第 66 周结肠镜

注：肠壁可见散在数条白色瘢痕，愈合良好；距肛门 40 cm 管腔变形，略狭窄，镜身尚可通过，距肛门 40 cm ~ 20 cm 黏膜充血水肿，增生不平，血管纹理模糊（A 回肠末端，B 横结肠，C 乙状结肠，D 直肠）

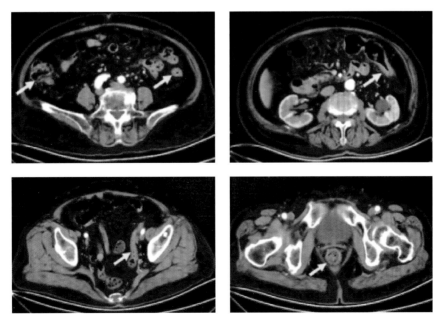

图 4 −1 −37　维得利珠单抗治疗第 66 周 CT

注：回肠末端、升结肠起始部、横结肠-乙状结肠多发肠壁增厚，炎性肠病改变范围较前缩小，周围渗出减少

表4-1-7 维得利珠单抗治疗过程及病情变化

项目	0周（基线）	2周	6周	14周	20周	26周	32周	38周	42周	48周	54周	60周	66周	72周	80周	88周	96周	104周	112周
维得利珠单抗																			
合用糖皮质激素	无	无	无	无	无	无	无	无	无	无	无	无	无	无	无	无	无	无	无
临床症状（部分Mayo）	7	1	0	1	2	0	1	0	0	0	0	0	0	0	0	0	0	0	0
CRP（mg/L）	13.40	10.40	8.05	9.71	21.10	14.20	12.20	11.40	5.46	17.90	11.30	8.70	5.64	9.20	4.50	3.60	3.90	7.20	6.30
ESR（mm/h）	—	—	—	52.30	—	—	—	—	—	—	—	—	46.00	—	—	—	—	—	—
内镜（Mayo评分）	3分（图4-1-32）	—	—	3分（图4-1-34）	—	—	—	—	—	—	—	—	1分（图4-1-36）	—	—	—	—	—	—
CT	结肠脾曲、降结肠、乙状结肠、直肠肠壁增厚（图4-1-33）	—	—	回肠末端、升结肠起始部、横结肠-乙状结肠多发肠壁增厚，明显强化，改变较前明显变化（图4-1-35）	—	—	—	—	—	—	—	—	回肠末端、升结肠起始部、横结肠-乙状结肠多发肠壁增厚，炎性肠病改变范围较前缩小，周围渗出减少（图4-1-37）	—	—	—	—	—	—
不良反应	无	无	无	无	无	无	无	无	无	无	无	无	无	无	无	无	无	无	无

【小结】

本例患者明确诊断为溃疡性结肠炎，慢性复发型，广泛结肠型，活动期中度。因患者在规律应用美沙拉秦治疗过程中疾病加重，鉴于患者病情属于中度活动期，且年纪大，故我们未选择糖皮质激素诱导缓解而选择适用于中重度溃疡性结肠炎，且安全性高的维得利珠单抗诱导治疗（300 mg/次，第0、2、6周静脉滴注，计划后每隔8周维持治疗）。本例患者在给药后第14周即取得临床缓解和炎症指标正常，但Mayo内镜评分仍为3分。因内镜改善不佳，改为每隔6周维得利珠单抗维持治疗。患者在给药后第66周缓解较好（临床缓解、炎症指标复常、Mayo内镜评分为1分），改为每隔8周维得利珠单抗维持治疗，患者目前处于长期临床缓解。在长达112周的治疗过程中未见药物相关不良反应。

本例提示维得利珠单抗用于活动期中度溃疡性结肠炎患者诱导及维持治疗均取得较理想疗效，且在高龄患者长期用药过程中安全性高，未见药物相关不良反应。

病例提供者：解　莹（中国医科大学附属盛京医院）

（田　丰）

第二节　维得利珠单抗治疗中重活动性克罗恩病临床案例

一、不同病变范围的治疗案例

（一）结肠型

【病史和体格检查摘要】

患者，女性，25岁。主诉：反复腹痛、腹泻3个月。

患者3个月前无明显诱因下出现反复腹痛腹泻，以中下腹疼痛为主，排便后可缓解，大便3~4次/d，多则5~6次/d，黏液便，无脓血。于2022年3月9日，收入我科。既往史、个人史、家族史无特殊。

入院体格检查：身高163 cm，体重51 kg。心肺无特殊。腹平软，右下腹压痛，无反跳痛，未扪及包块，肠鸣音活跃。口腔黏膜、皮肤、关节、肛周检查无特殊。

【实验室和其他检查】

实验室检查：血常规、尿常规、便常规均未见明显异常；粪便致病菌培养阴性。CRP 35.50 mg/L。ESR 53.00 mm/h。白蛋白28.70 g/L。粪便钙卫蛋白145.40 μg/g。

结肠镜检查（图4-2-1）：回肠末端6 cm可见一0.2 cm×0.4 cm浅溃疡，表面附白苔，周围黏膜水肿；回盲部、升结肠、降结肠、乙状结肠、直肠均可见节段性、多发类圆形、纵行溃疡，溃疡周边黏膜水肿。

结肠黏膜活检病理："回肠末端"黏膜慢性炎伴淋巴组织增生，"回盲部"黏膜慢性炎（活动性）伴灶性隐窝脓肿形成，"升结肠"黏膜慢性炎（活动性）伴肉芽组织增生、坏死，"横结肠"黏膜慢性炎（活动性）伴肉芽组织增生、坏死，"降结肠"黏膜

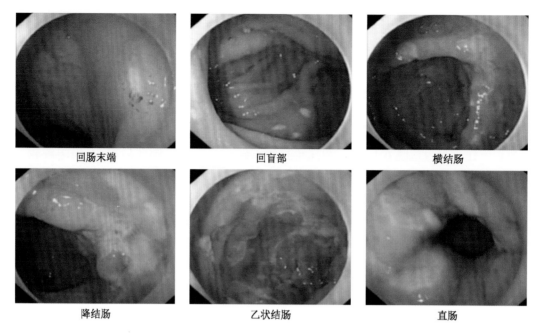

回肠末端	回盲部	横结肠
降结肠	乙状结肠	直肠

图 4 - 2 - 1　维得利珠单抗治疗前结肠镜

　　注：回肠末端 6 cm 可见一 0.2 cm × 0.4 cm 浅溃疡，表面附白苔，周围黏膜水肿；回盲部、升结肠、降结肠、乙状结肠、直肠均可见节段性、多发类圆形、纵行溃疡，溃疡周边黏膜水肿

慢性炎（活动性）伴灶性隐窝脓肿形成，肉芽组织增生、坏死，"乙状结肠"黏膜慢性炎（活动性）伴肉芽组织增生、坏死，"直肠"黏膜慢性炎（活动性）。

　　CTE（图 4 - 2 - 2）：直肠及乙状结肠、降结肠、横结肠、升结肠肠壁水肿、增厚、僵硬、强化。

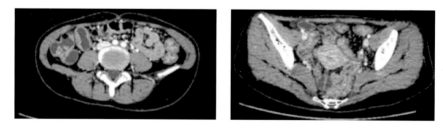

图 4 - 2 - 2　维得利珠单抗治疗前 CTE

　　注：直肠及乙状结肠、降结肠、横结肠、升结肠肠壁水肿、增厚、僵硬、强化

胃镜示慢性胃炎；小肠胶囊内镜示小肠黏膜未见明显异常。

【诊断】

克罗恩病（结肠、非狭窄非穿透型、活动期、中度）

【治疗】

　　2022 年 3 月 9 日，使用美沙拉秦、益生菌等对症治疗 3 个月，症状无明显缓解。2022 年 6 月，启用维得利珠单抗 300 mg 进行升级治疗。治疗全过程未见药物相关不良反应（表4-2-1）。

表4-2-1 维得利珠单抗治疗过程及病情变化

维得利珠单抗	0周（基线）	2周	6周	14周	22~24周	36~48周
合用糖皮质激素	无	无	无	无	无	无
临床症状（CDAI评分）	265分	213分	186分	125分	95.7分	83.6分
CRP（mg/L）	35.50	<10.00	<10.00	<10.00	<8.00	<10.00
ESR（mm/h）	53.00	18.00	2.00	2.00	2.00	2.00
内镜（SES-CD）	结肠多发溃疡糜烂，SES-CD 34分(图4-2-1)	—	—	—	结肠多发瘢痕、末端回肠瘢痕，SES-CD1分	+
CTE	直肠及部分结肠肠壁水肿、增厚、僵硬、强化（图4-2-2）	—	—	—	直肠及乙状结肠、降结肠、横结肠、升结肠肠壁轻度水肿、增厚、僵硬、强化，结合病史考虑CD，对比本院（2022年6月15日）老片病灶有所好转	—

【小结】

本例为结肠型CD，经美沙拉秦、益生菌等治疗3个月，因治疗效果不佳启用维得利珠单抗治疗，14周后达到临床缓解，CDAI评分<150分，提示为缓解期；2周后患者炎症指标恢复正常；22周达黏膜愈合，SES-CD从34分降低至1分。维得利珠单抗治疗过程无心慌、胸闷、过敏、关节疼痛等不良反应。本例治疗结果提示维得利珠单抗治疗结肠型CD具有良好的疗效且无不良反应。

病例提供者：夏晨梅（温岭市第一人民医院）

（汪 欢 朱良如）

（二）回结肠型

【病史和体格检查摘要】

患者，女性，47岁。主诉：反复腹痛、腹泻1年余。

患者1年余前无明显诱因出现腹痛，以右下腹部为主，呈阵发性隐痛，伴腹泻，大便次数5~8次/d，为脓血便，便后腹痛可缓解，伴恶心、畏寒、发热，体重下降，无口腔溃疡、皮疹、关节肿痛等不适，于当地医院就诊，肠镜检查提示"克罗恩病?"，给予美沙拉秦治疗无明显好转。2020年1月13日于某三甲医院住院，结合结肠镜检查、活检病理及CTE，诊断克罗恩病。予美沙拉秦治疗效果不佳，持续高热、并发肠梗阻，2020年1月20日改泼尼松治疗，病情好转后出院。出院后继续口服泼尼松治疗，并逐渐减停，病情控制尚可。2020 年 10 月 2 日再次因腹痛入院，结肠镜复查提示病变同前、无改变，再次给予口服泼尼松 50 mg/d 治疗并逐渐减停。2021 年 2 月腹痛腹泻加重，为进一步诊治于 2021 年 2 月 18 日入我院。入院时患者觉疲乏。右下腹痛，为持续性钝痛，排便后腹痛无缓解。大便 4 ~ 5 次/d，黄色糊状便。起病以来体重下降 3 kg。既往史：高血压病史 2 年。

入院体格检查：身高 153 cm，体重 48.5 kg。心肺无特殊。腹平软，右下腹压痛，无反跳痛，未扪及包块，肠鸣音活跃。口腔黏膜、皮肤、关节、肛周检查无特殊。

【实验室和其他检查】

实验室检查：血常规：白细胞计数 4.65×10^9/L，中性粒细胞绝对值 2.65×10^9/L，血红蛋白 85.00 g/L，血细胞比容 0.26，血小板计数 613.00×10^9/L。便常规：未报见寄生虫体或虫卵。尿常规：白细胞 10.56/μL，尿蛋白（±）。CRP 34.90 mg/L。ESR 81.00 mm/h。白蛋白 31.73 g/L。抗核抗体谱检测：抗 Ro-52 抗体（++）。

结肠镜检查（图 4 - 2 - 3）：回肠末段：见多发不规则溃疡灶，覆薄白苔，近回盲瓣处病变密集；回盲部-升结肠：回盲部结构紊乱，黏膜明显充血肿胀，见多发大小不一的不规则溃疡，覆白苔；结肠肝曲-直肠：全程可见节段性分布不规则小溃疡，覆白苔，其间可见正常黏膜。

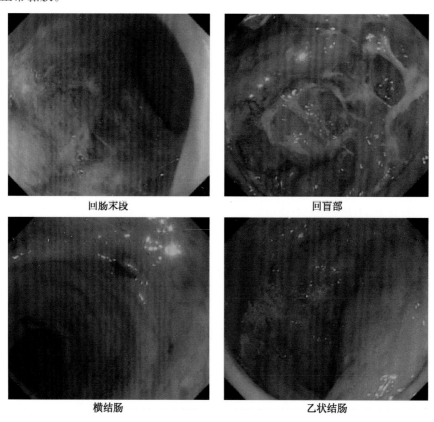

回肠末段   回盲部

横结肠   乙状结肠

图 4 - 2 - 3 维得利珠单抗治疗前结肠镜

注：回肠末段见多发不规则溃疡；回盲部结构紊乱，黏膜红肿，多发不规则溃疡；横结肠、乙状结肠节段性分布不规则小溃疡

　　结肠黏膜活检病理：（回肠末端）小肠黏膜组织，内见大量中性粒细胞、较多淋巴细胞、浆细胞及嗜酸性粒细胞浸润，绒毛萎缩，隐窝结构基本正常，伴炎性肉芽组织形成，形态考虑为活动性炎，伴溃疡形成；免疫组化：CMV（－）。（回盲部）结肠黏膜组织，内见大量急、慢性炎症细胞浸润，隐窝结构扭曲、变形，伴炎性肉芽组织形成，形态考虑为慢性活动性炎，伴溃疡形成；免疫组化：CMV（－）。（横结肠）结肠黏膜组织，内见较多急、慢性炎症细胞浸润，并见隐窝炎和隐窝脓肿，隐窝结构紊乱，形态考虑为慢性活动性炎。（降结肠）结肠黏膜组织，灶性区域见较多中性粒细胞浸润，隐窝结构基本正常，形态考虑为局灶性活动性炎。（直肠）直肠黏膜组织，灶性区域见较多中性粒细胞浸润，隐窝结构基本正常，形态考虑为局灶性活动性炎。

　　CTE（图4-2-4）：第6组小肠、回肠末段、回盲部、升结肠、横结肠、降结肠、乙状结肠节段性增厚、强化。

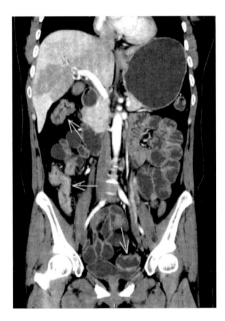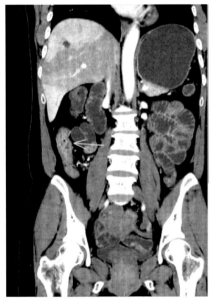

图4-2-4　维得利珠单抗治疗前CTE

注：第6组小肠、回肠末段、回盲部、升结肠节段性增厚、强化

【诊断】

克罗恩病（回结肠、非狭窄非穿透型、活动期、中度）。

【治疗】

患者入院后腹痛加重，烂便次数增至每天4~7次。

诊断确定后开始给予维得利珠单抗，300 mg/次，静脉滴注，开始第0、2、6周给药，其后同样剂量每8周1次。给药后第14周临床缓解，CRP复常。第30周临床缓解、炎症指标复常；复查结肠镜（图4-2-5）SES-CD评分为2分，提示达到黏膜愈合；复查CTE（图4-2-6）提示结肠病变范围缩小、程度减轻。治疗全过程未见药物相关不良反应（表4-2-2）。

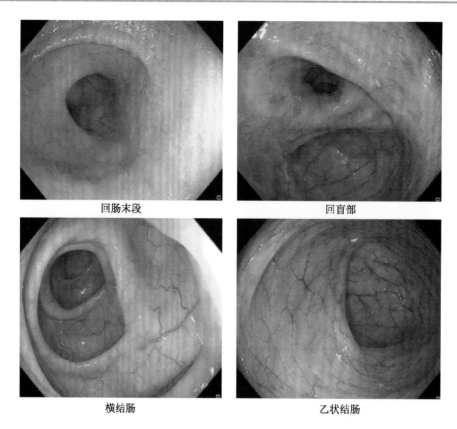

回肠末段 回盲部

横结肠 乙状结肠

图4-2-5 维得利珠单抗治疗第30周结肠镜

注：回肠末段和全结肠溃疡消失，回盲部仅见小范围轻度红肿黏膜，回盲瓣开口固定、稍变窄、内镜可通过

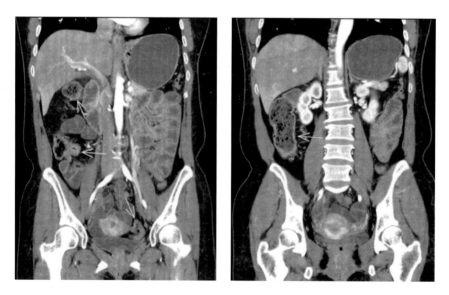

图4-2-6 维得利珠单抗治疗第30周CTE

注：病变主要局限于回肠末段、回盲部、升结肠，炎症程度较前减轻

表 4 - 2 - 2　维得利珠单抗治疗过程及病情变化

维得利珠单抗	0 周（基线）	2 周	6 周	14 周	22 周	30 周
合用糖皮质激素	无	无	无	无	无	无
临床症状（CDAI 评分）	331 分	96 分	124 分	69 分	42 分	19 分
CRP（mg/L）	34.90	1.30	1.80	4.50	0.50	0.50
ESR（mm/h）	81.00	60.00	7.00	9.00	2.00	6.00
内镜（SES-CD）	24 分 （图 4 - 2 - 3）	—	—	—	—	2 分 （图 4 - 2 - 5）
CTE	第 6 组小肠、回肠末段、回盲部、升结肠、横结肠、降结肠、乙状结肠节段性增厚、强化 （图 4 - 2 - 4）	—	—	—	—	病变范围缩至回肠末段、回盲部、升结肠，炎症程度较前缓解 （图 4 - 2 - 6）
不良反应	无	无	无	无	无	无

【小结】

本例克罗恩病为回结肠、非狭窄非穿透型，本次入院按 CDAI 评分疾病活动度属中度。病程 1 年余，期间接受过 2 次足量糖皮质激素治疗，症状可缓解，但停药短期内复发。本次发作，本院选择维得利珠单抗治疗是出于如下考虑：患者初次起病即需要激素治疗，停用激素短期复发且复发频繁，即患者具有一定不良预后的高危因素，因此不考虑激素加硫嘌呤类药物的升阶治疗方案。本例病程短、为非狭窄非穿透型、疾病严重程度属中度、无肛瘘及肠外表现、先前未使用过抗 TNF-α 单抗，据国外的研究和我们的临床经验，对这类患者使用维得利珠单抗取得较佳疗效的把握度较大而安全性总体优于其他生物制剂。

本例在给药后第 14 周即取得临床缓解和炎症指标复常；在给药后第 30 周即取得深度缓解（临床缓解、炎症指标复常、内镜下黏膜愈合）。治疗全过程未见药物相关不良反应。

本例提示维得利珠单抗用于中度回结肠型克罗恩病患者可取得较理想疗效，且安全性高。我国克罗恩病回结肠型在各型中所占比例高于欧美发达国家的报道，维得利珠单抗对不同病变范围类型的疗效是否有不同，值得进一步研究。

病例提供者：黎　苗（中山大学附属第六医院）

（胡品津）

（三）小肠型

【病史和体格检查摘要】

患者，男性，15 岁。主诉：反复腹痛、肛周流脓 1 年余。

患者 1 年余前无明显诱因出现腹痛，为下腹阵发性隐痛，与进食排便无关，伴肛周疼痛流脓，在外院考虑肛周脓肿，行"肛周脓肿切开引流术"，术后仍反复腹痛、肛周流脓，伴间断发热，体温最高 39.5 ℃，为午后及夜间多见，伴大汗淋漓、口腔溃疡，无便血、腹泻，无咳嗽、咳痰，无鼻塞、流涕，无关节肿痛。故 3 个月后在外院再次行"复杂性肛瘘切除 + 挂线术"，术后腹痛无好转，遂前往外院进一步完善检查，提示白蛋白 27.30 g/L，ESR 78.00 mm/h，结核分枝杆菌抗体测定、CMV、EBV、肿瘤标志物、风湿全套、肥大试验及血培养等未见异常。全腹部 CT 提示小肠肠壁节段性增厚。PET/CT 提示小肠多发代谢增高，以盆腔组小肠为著，肠系膜广泛水肿，伴多发淋巴结，代谢增高，考虑炎症性肠病改变，肛管代谢增高。外院诊断克罗恩病待排，给予抗感染、输白蛋白、补液支持治疗，患者腹痛无缓解，于 2022 年 8 月 1 日入我院进一步诊治。入院时患者仍间断下腹痛，性质同前，大便 1～3 次/d，黄色糊状便，起病来体重下降 14 kg。既往史：平素体健，否认其他病史。

入院体格检查：身高 177 cm，体重 44 kg。心肺无特殊。腹平软，无明显压痛及反跳痛，未扪及包块，肠鸣音 4 次/分。口腔黏膜、皮肤、关节检查无特殊，肛周可见手术挂线，少许渗液，无明显触痛。

【实验室和其他检查】

实验室检查：血常规：白细胞计数 10.65×10^9/L，中性粒细胞绝对值 7.59×10^9/L，血红蛋白 88.00 g/L，血小板计数 561.00×10^9/L；CRP > 200.00 mg/L，ESR 57.00 mm/h，白蛋白 28.00 g/L。余风湿免疫指标、感染及肿瘤相关标志物等指标阴性。

双气囊小肠镜（图 4-2-7）：①经口进镜：顺利达回肠上段距幽门 300 cm。食管：黏膜未见异常。胃部：所见黏膜未见异常。球部：黏膜未见异常。降部：十二指肠乳头及所见黏膜未见异常。十二指肠水平部：所见黏膜未见异常。空肠上段-回肠上段：空肠上段黏膜光滑，未见溃疡及糜烂。空肠中段至回肠上段见节段性病变，可见多发纵行及不规则溃疡，覆轻薄苔，溃疡较深呈裂隙样，溃疡周围黏膜息肉样不规则隆起，插镜至距幽门 300 cm，退镜。②经肛进镜：插镜至距回盲瓣 120 cm 回肠下段。回肠末段-回肠下段：见散在不规则及纵行溃疡，覆白苔，距回盲瓣 120 cm 回肠下段见一长大于 5 cm 纵行深大裂隙样溃疡，肠腔偏心性缩窄，溃疡覆薄白苔，溃疡周围黏膜息肉样不规则隆起，退镜。回盲瓣：所见黏膜未见异常，回盲瓣呈唇状。阑尾内口：阑尾口呈弧形。盲肠：所见黏膜未见异常。结肠：所见黏膜未见异常。直肠：所见黏膜未见异常。

小肠黏膜活检病理：（空肠下段）小肠绒毛部分变钝，并可见幽门腺化生，见大量淋巴细胞、浆细胞及中性粒细胞浸润，炎症分布不均匀，病变符合慢性活动性炎，不能排除克罗恩病，请结合临床、内镜及影像学综合考虑。（回肠下段）小肠绒毛萎缩，内见较多淋巴细胞、浆细胞浸润及少许中性粒细胞浸润，炎症分布不均匀，以黏膜下层为重，病变符合慢性活动性炎。

CTE（图 4-2-8）：第 3～6 组部分小肠、回盲部节段性增厚、强化，考虑炎症性肠病活动期，克罗恩病可能，未见狭窄、肠瘘或腹腔脓肿等并发症。

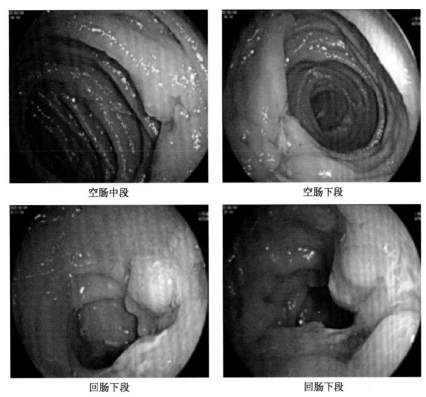

空肠中段　　　　　　　　　　　空肠下段

回肠下段　　　　　　　　　　　回肠下段

图 4 - 2 - 7　维得利珠单抗治疗前小肠镜

注：空肠中段至回肠下段可见节段性病变，可见多发纵行及不规则溃疡，距回盲瓣 120 cm 回肠下段见一长大于 5 cm 纵行深大裂隙样溃疡，肠腔偏心性缩窄，溃疡覆薄白苔，溃疡周围黏膜息肉样不规则隆起

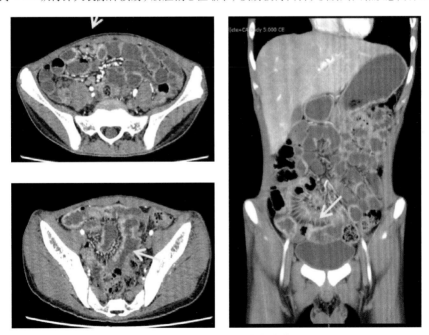

图 4 - 2 - 8　维得利珠单抗治疗前 CTE

注：第 3 ~ 6 组部分小肠、回盲部节段性增厚、强化

肛管 MR：肛管后壁括约肌间隙截石位 4 ~ 9 点方向肉芽肿性炎，部分延伸至右侧肛周皮下。

【诊断】

克罗恩病（L1 + L4 末段回肠 + 上消化道、B1p 非狭窄非穿透并肛周病变、活动期中度），高位复杂性肛瘘挂线术后。

【治疗】

确诊前，给予患者抗感染、补充白蛋白及对症支持治疗。明确诊断后，患者家属综合考虑要求尝试维得利珠单抗 + 口服半肠内营养治疗，遂回当地治疗，给予维得利珠单抗 300 mg/次，静脉滴注，开始第 0、2、6 周给药，其后同样剂量每 4 周 1 次（患者在外院主动要求这一用药间隔时间），第 38 周后改为每 8 周给药 1 次，规律我院复查。我院第 20 周随访时临床缓解、CRP 复常及影像学缓解；复查 CTE（图 4 - 2 - 9）示胃肠未见明显活动性炎症表现。第 46 周复查小肠镜（图 4 - 2 - 10）原所见溃疡消失，见节段性分布溃疡瘢痕及息肉样增生，达到黏膜愈合。治疗全过程未见药物相关不良反应（表 4 - 2 - 3）。

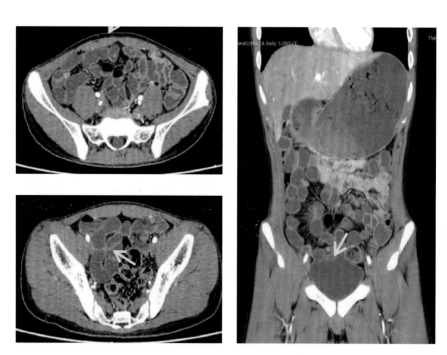

图 4 - 2 - 9　维得利珠单抗治疗后 CTE

注：胃肠未见明显活动性炎症表现

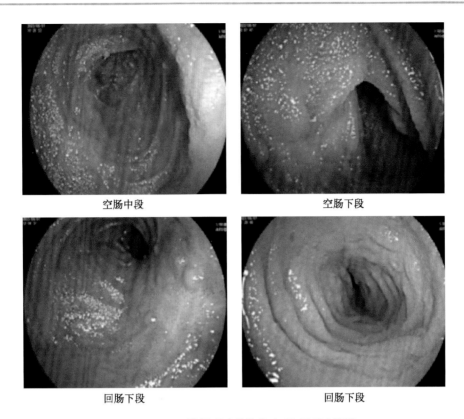

空肠中段　　　　　　　　　　　　空肠下段

回肠下段　　　　　　　　　　　　回肠下段

图4-2-10　维得利珠单抗治疗46周后小肠镜

注：经口进镜至距幽门 570 cm 回肠下段，经肛进镜至距回盲瓣 150 cm 回肠下段，原所见溃疡消失，见节段性分布溃疡瘢痕及息肉样增生，达到黏膜愈合。

表4-2-3　维得利珠单抗治疗过程及病情变化

维得利珠单抗	0 周（基线）	20 周	46 周
临床症状（CDAI 评分）	332.1 分	119.9 分	43.2 分
CRP（mg/L）	>200.00	0.80	0.50
ESR（mm/h）	57.00	5.00	4.00
Hb g/L	88.00	129.00	150.00
ALB g/L	28.00	40.00	43.00
经口及经肛小肠镜（小肠病变暂无内镜评分标准）	空肠中段至回肠下段节段性病变，见多发纵行及不规则溃疡，距回盲瓣 120 cm 回肠下段见一长大于 5 cm 纵行深大裂隙样溃疡，肠腔偏心性稍缩窄，溃疡覆薄白苔，溃疡周围黏膜息肉样不规则隆起（图4-2-7）	—	空肠中段至回肠下段原所见溃疡消失，见节段性分布溃疡瘢痕及息肉样增生，达到黏膜愈合（图4-2-10）

（续表）

维得利珠单抗	0 周（基线）	20 周	46 周
CTE	第 3 ~ 6 组部分小肠、回盲部节段性增厚，未见狭窄、肠瘘或腹腔脓肿等并发症（图 4 - 2 - 8）	胃肠未见明显活动性炎症表现（图 4 - 2 - 9）	—
肛管 MR	肛管后壁括约肌间隙截石位 4 ~ 9 点方向肉芽肿性炎，部分延伸至右侧肛周皮下	范围较前局限，炎症较前明显减轻，内未见积脓	—
不良反应	无	无	无

【小结】

本例克罗恩病按蒙特利尔 CD 分类为末段回肠 + 上消化道、非狭窄非穿透并肛周病变、活动期中度，实则为小肠型 CD，且病变范围较广泛。病程 1 年零数月，未接受过针对克罗恩病的治疗。患者年轻、伴肛周病变，具有一定不良预后的高危因素，且患者家属十分关注药物安全性，综合考虑后选择尝试维得利珠单抗治疗。目前认为，小肠 CD 的治疗难度较高，且关于维得利珠单抗治疗小肠 CD 的研究数据较少。本例病程短、为非狭窄非穿透型、疾病严重程度属中度、伴随肛瘘、先前未使用过其他治疗，在给药后第 20 周即取得临床缓解、炎症指标复常和影像学缓解，肛周病变亦明显好转。在治疗 46 周，小肠镜检查提示黏膜愈合。治疗全过程未见药物相关不良反应。

本例提示维得利珠单抗用于中度小肠克罗恩病患者可取得较理想疗效，且安全性高。值得注意，本例患者开始时并口服半肠内营养，且初始缩短了维得利珠单抗治疗周期，维得利珠单抗的单用、强化与联用半肠内营养的疗效是否有不同，值得进一步研究。

病例提供者：郭　勤　杨庆帆（中山大学附属第六医院）

（胡品津）

二、不同用药时机的治疗案例

（一）传统药物失败后转换治疗

【病史和体格检查摘要】

患者，女性，20 岁。主诉：反复腹痛、腹泻 5 月余，加重伴纳差乏力 1 个月。

患者 5 月余前无明显诱因出现腹痛、腹泻，主要表现为左下腹刺痛，常于夜间及凌晨发作，每次持续 1 ~ 2 分钟，无放射痛及转移痛，每天解 3 ~ 4 次黄色稀便，排便后腹痛可减轻，无黏液脓血便，无恶心、呕吐，无厌油、肤目黄染，无胸闷、心悸、气促，无尿频、尿急、尿痛，无发热、畏寒，无咳嗽、咳痰等不适。患者自觉症状可忍受，未引起重视，未入院诊治。1 个月前患者腹痛、腹泻较前加重，表现为脐周痛阵发性发作，进食后加重，大便每天最多约 6 ~ 8 次，仍为黄色稀便，伴纳差、乏力，伴口腔溃疡，自觉体温高，未测体温，无畏寒、寒战，无咳嗽、咳痰，无黑便、鲜血便、黏液脓血便，无厌油、眼黄、身黄、尿黄，无胸闷、心悸、气促等不适。现患者为求进一步诊治来我院门诊就诊，门诊以"腹痛腹泻查因"收住我科。自起病以来，患者精神、睡眠、食欲不佳，大便同前描述，小便正常，近 2 个月体重下降约 10 kg。

体格检查：体温 36.6 ℃，脉搏 100 次/分，呼吸 18 次/分，血压 90/50 mmHg，神志清楚，贫血貌，营养不良，口腔可见散发溃疡，皮肤、巩膜无黄染，未见肝掌、蜘蛛痣及出血点，全身浅表淋巴结未扪及肿大。双肺呼吸音清，未闻及明显干、湿啰音。心前区无隆起，心率 100 次/分，心音尚可，律齐，未闻及明显病理性杂音。腹平，未见胃肠型及蠕动波，未见腹壁浅表静脉曲张，腹软，脐周轻压痛，无反跳痛，余腹部无压痛及反跳痛，肝、脾肋下未扪及，墨菲征阴性，肝区及双肾区无叩痛，移动性浊音（－），肠鸣音 6 次/分，双下肢无水肿。

【实验室和其他检查】

血常规：白细胞计数 6.72×10^9/L，血红蛋白 71.00 g/L，血小板计数 510.00×10^9/L，红细胞计数 1.97×10^{12}/L；便常规 + OB 隐血试验阳性；ESR：91.00 mm/h；CRP：73.50 mg/L；血生化：白蛋白 31.9 g/L，前白蛋白 78 mg/L，胆碱酯酶 3188 U/L，白/球蛋白 0.90，总胆固醇 2.65 mmol/L，高密度脂蛋白 0.87 mmol/L，钾 3.1 mmol/L，钙 1.9 mmol/L；便培养：未见致病菌生长；免疫球蛋白 + 补体、自身免疫抗核抗体谱、结核斑点试验、结核菌素试验均阴性；甲状腺功能三项：FT3 1.9，TSH 及 FT4 正常，提示低 T3 综合征；维生素全套、巨细胞病毒 DNA、EB 病毒 DNA：均正常；尿常规、凝血功能、G 试验、GM 试验：均正常；输血前四项：乙肝表面抗体阳性，余项均阴性；心电图：窦性心动过速（心率 109 次/分）。

结肠镜检查（图 4－2－11）：盲瓣变形狭窄，回肠末端、升结肠、横结肠、降结肠、乙状结肠、直肠可见多发节段性溃疡，溃疡大小不一，形态不规则，多为纵行或深凿样，溃疡周边黏膜隆起，充血水肿、糜烂，表面覆白苔，溃疡间黏膜正常，回肠末端、升结肠、横结肠溃疡病变各予以活检 3 块，直肠正常黏膜组织予以活检 1 块，质软，易出血，局部喷洒止血药。

结肠黏膜活检病理（图 4－2－12）：（回肠末端）活检样本，黏膜活动性炎，局灶见非干酪样肉芽肿。（升结肠）活检样本，黏膜活动性炎。（横结肠）活检样本，黏膜活动性炎，可见隐窝小脓肿。（直肠）活检样本，黏膜慢性炎。分子病理结果：回肠末端：EBER（－）。升结肠：EBER（－）。横结肠：EBER（－）。免疫组化结果：回肠末端：CMV（－）。升结肠：CMV（－）。横结肠：CMV（－）。特殊染色结果：回肠末端：抗酸杆菌荧光染色（－）。升结肠：抗酸杆菌荧光染色（－）。横结肠：抗酸杆菌荧光染色（－）。

胸部 CT 三维重建 + 小肠 CTE（图 4－2－13）：回肠末段、结肠、直肠下端管壁多发节段性增厚，考虑炎症性肠病——克罗恩病可能性大，请结合临床综合分析；左肺下叶背段少许微小结节，拟 LU-RADS 2 类，建议年度随访；双侧胸膜局部稍增厚。

【诊断】

克罗恩病（A2，回结肠型，非狭窄非穿透型，重度活动期）。

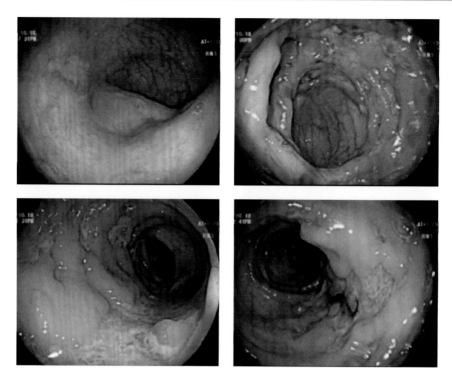

图 4 -2 -11　维得利珠单抗治疗前结肠镜

注：克罗恩病？

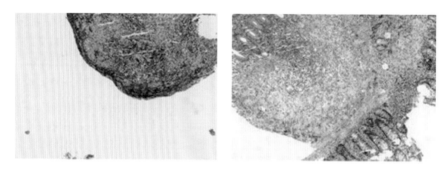

图 4 -2 -12　维得利珠单抗治疗前结肠黏膜病检

注：提示：克罗恩病

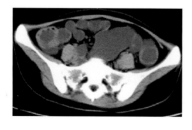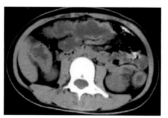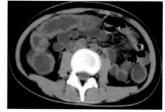

图 4 -2 -13　维得利珠单抗治疗前胸部 CT 三维重建 +CTE

注：考虑炎症性肠病，克罗恩病可能性大

【治疗】

患者诊断确定后，予以美沙拉秦肠溶片口服、甲泼尼龙注射液抗炎、双歧杆菌调节肠道菌群、输入血白蛋白、补铁、抗凝、补液等治疗，患者仍有腹痛腹泻，且出现暗红色血便，每天约 4 ~ 5 次不等，同时复查结果提示中度贫血、人血白蛋白低、ESR 及 CRP 升高，提示临床无缓解，传统药物治疗失败。

患者于 2022 年 1 月 7 日转换治疗方案，分别于起始时间、第 2 周、第 6 周、第 14 周、第 22 周予以维得利珠单抗，静脉注射。临床疗效：无腹痛，大便黄，1 ~ 2 次/d；检验结果提示血常规、人血白蛋白、ESR、CRP 均正常；复查肠镜（图 4 - 2 - 14）可见黏膜愈合；复查 CTE（图 4 - 2 - 15）显示病变范围缩至回肠末。治疗全过程未见药物相关不良反应。治疗全过程未见药物相关不良反应（表 4 - 2 - 4）。

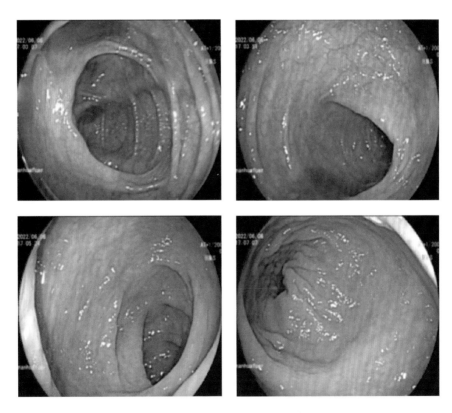

图 4 - 2 - 14　维得利珠单抗治疗后复查肠镜

注：内镜愈合

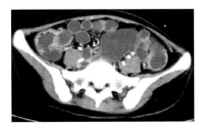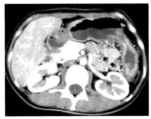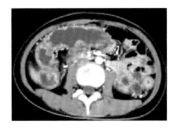

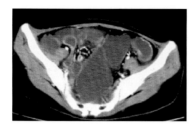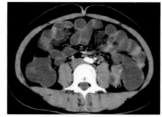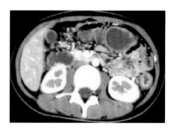

图 4 - 2 - 15 维得利珠单抗治疗后 CTE

表 4 - 2 - 4 维得利珠单抗治疗过程及病情变化

维多珠单抗	0 周（基线）	2 周	6 周	14 周	22 周	30 周
合用糖皮质激素	无	无	无	无	无	无
临床症状（CDAI）	470	320	150	80	60	20
CRP（mg/h）	73.50	11.30	6.40	<3.64	<3.41	<3.34
ESR（mm/h）	91.00	47.00	30.00	2.00	12.00	6.00
内镜（SES-CD）	28 分 （图 4 - 2 - 11）					2 分 （图 4 - 2 - 14）
CTE	回肠末、全结肠及 直肠（图 4 - 2 - 13）					病变范围缩至回肠 末（图 4 - 2 - 15）

【小结】

中国 CD 发病率呈上升趋势，患者及需求日益增加，而 CD 诊断难度大，误诊率较高，医疗资源分布缺口大，建立 CD 规范化诊疗对保证诊疗质量非常重要。CD 疗效评估有助于临床观察患者情况，以便于及时调整治疗方案。维得利珠单抗是一种具有肠道选择性的整合素拮抗剂，对 CD 具有良好的效果。

本例克罗恩患者为 20 岁的年轻女性，疾病活动度属重度，病程 5 个月。诊断确定后，对本例患者予以美沙拉秦和激素等传统药物治疗，然而患者疗效不佳，对这类患者及时转换治疗，快速予以升阶梯方案，使用维得利珠单抗取得较佳疗效的把握度较大而安全性总体优于其他生物制剂。本例在转换治疗后，给药 5 次后即达到临床缓解和内镜下黏膜愈合，生物标志物 CRP、粪便钙卫蛋白正常，治疗全过程未见药物相关不良反应。

本例提示维得利珠单抗用于传统药物失败后转换治疗选择，可取得较理想疗效和预后，且安全性高。处于疾病早期的重度 CD 患者（病史较短、未出现复杂并发症、尚未接受过手术、未使用生物制剂治疗），及时评估传统药物治疗效果，及时转换治疗，尽早启动生物制剂进行积极干预，给这一类患者以更大的临床获益。

病例提供者：肖小丽（南华大学附属第二医院）

（朱良如）

（二）抗 TNF-α 单抗失败后转换治疗

【病史和体格检查摘要】

患者，中年男性，54 岁。主诉：反复黏液血便 20 余年。

患者 20 余年前无明显诱因下出现反复黏液血便，大便不成形，每日 7～8 次，伴黏液血丝，症状反复发作，偶有腹痛腹胀，余具体不详，多次前往当地医院就诊，具体诊疗经过不详，诊断考虑"溃疡性结肠炎"。1 年前就诊时曾给予"美沙拉秦片 2 g 口服（PO）每日 2 次"对症治疗，病情控制可。1 个月前复查肠镜，肠镜表现需考虑"克罗恩病"可能，为进一步诊治，收住入院。既往史：15 年前急性阑尾炎病史，曾行阑尾切除术，否认烟酒嗜好。家族史：父亲患肺癌，母亲患白血病，无家族遗传史。

入院体格检查：体温 36.6 ℃，心率 73 次/分，呼吸 18 次/分，血压 113/70 mmHg。右下腹可见一 6 cm 斜形切口，余未见明显阳性体征。

【实验室和其他检查】

实验室检查：血常规白细胞计数 3.12×10^9/L，血红蛋白 111.00 g/L，血小板计数 124.00×10^9/L。CRP、ESR 均未见异常。粪便 + 隐血试验（OB）：阴性。血生化：均在正常范围。凝血功能常规检查：纤维蛋白原 2.22 g/L，凝血酶时间 17.5 秒。结核菌素试验、结核感染 T 细胞检测阴性。其他：尿常规、甲状腺功能常规检查、肿瘤标志物（三项）、血清维生素 B_{12} 测定、叶酸测定、乙肝三系、自身抗体谱、人类白细胞抗原 B27（HLA-B27）、TORCH 全套、免疫球蛋白、抗链球菌溶血素 O（ASO）、类风湿因子（RF）、补体 C3、补体 C4、EB 病毒及巨细胞病毒 DNA、大便培养、艰难梭菌培养均未见明显异常。

结肠镜检查（2019 年 5 月 2 日，图 4 - 2 - 16）：末端回肠淋巴滤泡样增生，结肠多发炎性息肉样增生，可见多发白色瘢痕，肠腔局部炎性狭窄，直肠黏膜充血水肿。

全腹部增强 CT（2019 年 6 月，图 4 - 2 - 17）：肝多发囊肿；胆囊细小结石；左肾上极小囊肿；腹腔及腹膜后多发淋巴结显示，部分轻度肿大，建议复查；两侧睾丸鞘膜积液；腹部血管三维未见明显异常。

胶囊内镜检查（2019 年 6 月，图 4 - 2 - 18）：空回肠多发溃疡。

肛瘘 MR（2019 年 6 月，图 4 - 2 - 19）：肛门前缘异常信号，瘘管可能；直肠和乙状结肠壁肿胀，炎症性肠病可能；双侧鞘膜积液。

胃镜检查（2019 年 6 月，图 4 - 2 - 20）：非萎缩性胃炎伴糜烂。

胸部 CT（2019 年 6 月，图 4 - 2 - 21）：左上肺微小结节；两肺少许纤维灶。

【诊断】

克罗恩病（回结肠型、狭窄非穿透型、活动期、伴肛瘘）。

【治疗】

给予美沙拉秦肠溶片消炎，利可君片升白细胞，沙利度胺免疫调节，益生菌调节肠道菌群等对症支持治疗，患者出院后门诊随访，仍大便不成形，伴黏液血丝，与患者沟通后，于 2020 年 4 月 18 日起行"英夫利西单抗 400 mg"治疗。患者按疗程治疗 6 次后，

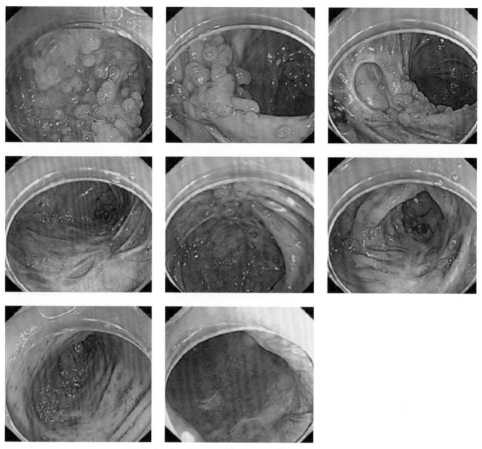

图 4 - 2 - 16　肠镜（2019 年 5 月 2 日）

注：末端回肠淋巴滤泡样增生，结肠多发炎性息肉样增生，可见多发白色瘢痕，肠腔局部炎性狭窄，直肠黏膜充血水肿

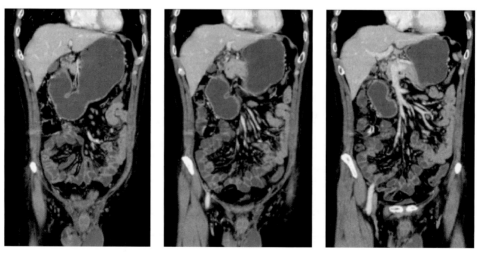

图 4 - 2 - 17　全腹部增强 CT（2019 年 6 月）

注：肝多发囊肿；胆囊细小结石；左肾上极小囊肿；腹腔及腹膜后多发淋巴结显示，部分轻度肿大，建议复查；两侧睾丸鞘膜积液；腹部血管三维未见明显异常

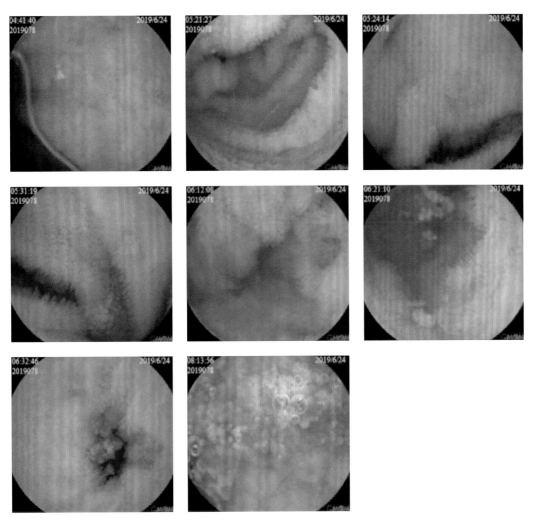

图 4-2-18　胶囊内镜（2019 年 6 月）

注：空回肠多发溃疡

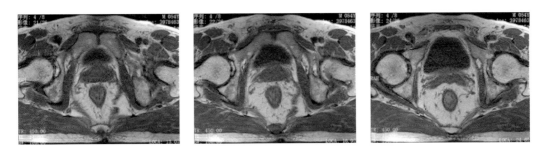

图 4-2-19　肛瘘 MR（2019 年 6 月）

注：肛门前缘异常信号，瘘管可能；直肠和乙状结肠壁肿胀，炎症性肠病可能；双侧鞘膜积液

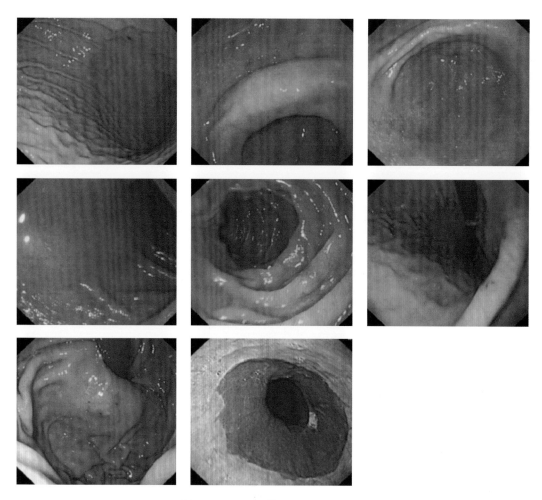

图 4 - 2 - 20　胃镜（2019 年 6 月）

注：非萎缩性胃炎伴糜烂

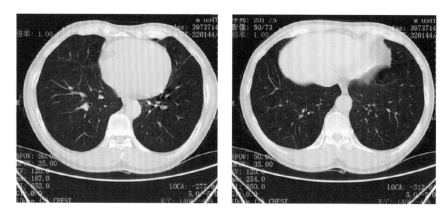

图 4 - 2 - 21　胸部 CT（2019 年 6 月）

注：左上肺微小结节；两肺少许纤维灶

患者仍诉有大便不成形，解黄色稀便 2 ~ 4 次/d，无腹痛、腹胀，无黏液血便等。入院查体未见明显阳性体征。复查血常规：白细胞计数 3.19 × 10⁹/L；血红蛋白 120.00 g/L；血小板计数 130.00 × 10⁹/L；粪便 + OB：隐血 + +；自身抗体谱：抗核抗体阳性（1：100），不典型抗中性粒细胞胞浆抗体（aANCA）阳性（1：10）；凝血功能常规检查：纤维蛋白原 1.79 g/L，凝血酶时间 19.4 秒；CRP、ESR 等均未见异常。复查肠镜（2020 年 12 月，图 4 - 2 - 22）：克罗恩病。复查全腹部增强 CT（2020 年 12 月，图 4 - 2 - 23）：横结肠、乙状结肠、直肠肠壁稍增厚，炎性病变首先考虑。复查肛瘘 MR：肛周未见明显肛瘘；直肠、乙状结肠肠壁稍厚，请结合临床。

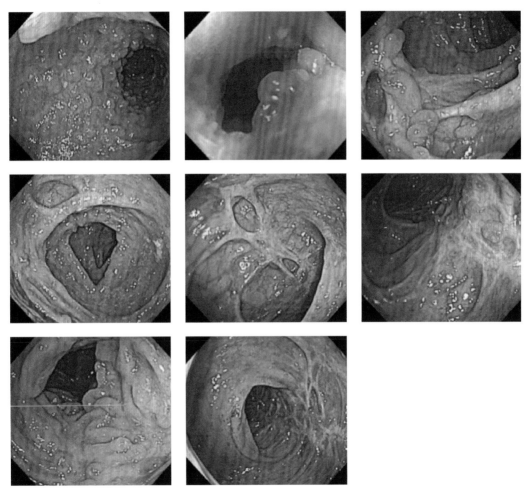

图 4 - 2 - 22　肠镜检查（2020 年 12 月）

注：克罗恩病

　　2021 年 1 月 8 日，根据入院检查结果，考虑英夫利西单抗治疗效果欠佳，给予转换维得利珠单抗 300 mg 治疗。患者门诊随访，自诉症状逐渐缓解，大便成形，无再发黏液血便。2021 年 5 月，复查血常规、CRP、血沉均未见异常，便常规：隐血（ + +）。2021年 7 月复查血常规、CRP、血沉均未见异常，大便常规：隐血 +。2021 年 9 月 8 日，患

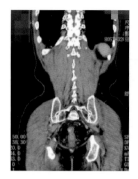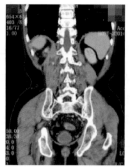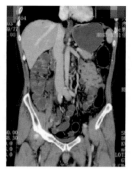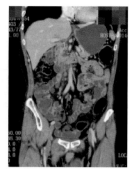

图 4-2-23 全腹部增强 CT（2020 年 12 月）

注：横结肠、乙状结肠、直肠肠壁稍增厚，炎性病变首先考虑

者诉大便偶有不成形，较前好转，无黏液血丝，无腹痛、腹胀。复查血常规：白细胞计数 5.20×10^9/L，血红蛋白 140.00 g/L，血小板计数 114.00×10^9/L；便常规：隐血阴性；CRP、ESR 等均未见异常。复查肠镜：克罗恩病愈合期（末端回肠可见多发息肉样增生，肠道可见黏膜愈合瘢痕及息肉样增生）。复查小肠 CTE：炎症肠病治疗后表现，横结肠、乙状结肠、直肠肠壁增厚，较前片好转。复查肛瘘平扫 MR：肛周未见明显肛瘘。2022 年 7 月 25 日，患者持续维得利珠单抗疗程治疗，大便成形，每日 1～2 次，无腹痛、腹胀，无黏液血便等，入院评估病情。复查血常规：白细胞计数 4.80×10^9/L；血红蛋白 135.00 g/L；血小板计数 113.00×10^9/L；CRP、ESR 均未见异常。复查肠镜（图 4-2-24）：克罗恩病治疗后愈合期。复查小肠 CTE：炎症肠病治疗后表现，较前片好转。复查肛瘘平扫 MR：复杂性肛瘘，请结合临床。维得利珠单抗治疗全过程未见药物相关不良反应（表 4-2-5）。

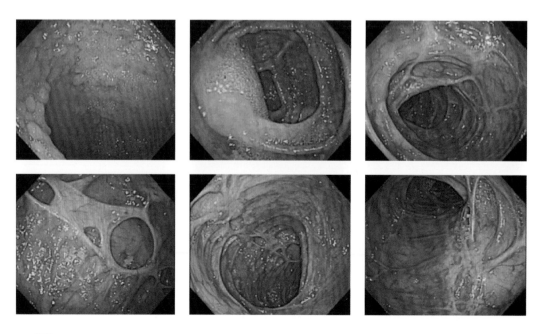

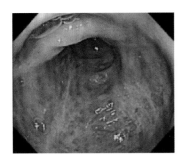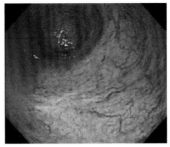

图 4-2-24 肠镜检查（2022 年 7 月 27 日）

注：克罗恩病治疗后愈合期（对比 2020 年 12 月明显好转）

表 4-2-5 维得利珠单抗治疗过程及病情变化

维得利珠单抗	0 周（基线）	16 周	25 周	35 周	80 周
合用糖皮质激素	无	无	无	无	无
临床症状	大便不成形，解黄色稀便 2～4 次/天，无腹痛腹胀，无黏液血便	症状逐渐缓解，大便成形，无再发黏液血便	—	大便偶有不成形，较前好转，无黏液血丝，无腹痛腹胀	大便成形，每日 1～2 次，无腹痛腹胀，无黏液血便
内镜	克罗恩病(图 4-2-22)	—	—	克罗恩病愈合期（末端回肠可见多发息肉样增生，肠道可见黏膜愈合瘢痕及息肉样增生）	克罗恩病治疗后愈合期（图 4-2-24）
CTE	横结肠、乙状结肠、直肠肠壁稍增厚，炎性病变首先考虑(图 4-2-23)	—	—	炎症肠病治疗后表现，横结肠、乙状结肠、直肠肠壁增厚，较前片好转	炎症肠病治疗后表现，较前片好转
肛瘘 MR	肛周未见明显肛瘘；直肠、乙状结肠肠壁稍厚，请结合临床	—	—	肛周未见明显肛瘘	复杂性肛瘘，请结合临床
不良反应	无	无	无	无	无

【小结】

本例 CD 患者是一位中年男性，反复黏液血便已长达 20 年，此前经历过美沙拉秦治疗，治疗效果尚可，在入院后，继续给予美沙拉秦等治疗，但效果不佳。2020 版《欧洲克罗恩病和结肠炎组织（ECCO）指南》[1]指出，具有不良预后因素（如肛瘘、病变范围广泛、深度溃疡、存在并发症）的 CD 患者可从更早使用生物制剂中获益。本例患者存在肛瘘、空回肠多发溃疡等不良因素，非常适合升级为生物制剂治疗。

作为针对 CD 治疗的首个抗 TNF-α 单抗，英夫利西单抗在我国有着广泛的使用人群。但我们看到，英夫利西单抗并未给本例患者带来更多获益，患者按疗程治疗 6 次后，仍诉大便不成形，解黄色稀便 2~4 次/d，隐血（++），其实这在既往使用抗 TNF-α 单抗的患者中，并不属于个例。一项评价抗 TNF-α 单抗疗效的真实世界研究[2]，纳入之前均未使用过生物制剂的 1610 例 CD 患者，在接受标准剂量的抗 TNF-α 单抗治疗后，约 24% 的患者对药物原发无应答，且更重要的是，经过 1 年治疗后，之前有效的患者中约 35% 继发失应答，无论是优化治疗或者提高剂量均是如此。在中国，这一比例甚至更高。EXPLORE 研究的中国患者亚组分析[3]显示，在开始治疗 24 个月时，大约 75% 的溃疡性结肠炎（UC）患者和超过 50% 的 CD 患者表现出对抗 TNF-α 单抗疗效欠佳（应答不充分）。

此时，我们就要为患者寻求更优的治疗策略。在 2021 版《美国胃肠病学会（ACG）临床实践指南》[4]中，维得利珠单抗与抗 TNF-α 单抗、乌司奴单抗一同被推荐为成人中度至重度 CD 患者的一线治疗药物。此外，无论是对抗 TNF-α 单抗治疗无反应的 CD 患者（原发性失应答），还是对既往英夫利西单抗治疗有效（继发无应答）的 CD 患者，维得利珠单抗都是被推荐的转换治疗方案[5]。

从作用机制上看，维得利珠单抗为重组人源化免疫球蛋白 G1（IgG1）单克隆抗体，可特异性地拮抗整合素 α4β7，阻止 T 淋巴细胞迁移到肠道炎症区域，选择性抑制肠道炎症反应[6,7]。

从循证医学证据上看，GEMINI 3 研究显示，在既往抗 TNF-α 单抗治疗失败的患者中，维得利珠单抗治疗第 10 周时的临床缓解率 26.6%，显著高于安慰剂组 12.1%[8]。VERSIFY 研究则进一步证实，难治性 CD 患者使用维得利珠单抗治疗可获得内镜缓解、临床缓解和影像学缓解[9]。一项大型多中心回顾性队列研究比较了在抗 TNF-α 单抗失效的 CD 患者中，二线使用维得利珠单抗与乌司奴单抗的有效性，结果显示治疗 26 后，二者具有相似的临床疗效；但在第 52 周，使用维得利珠单抗治疗的患者的临床缓解率及无类固醇激素缓解率显著优于使用乌司奴单抗治疗的患者[10]。

因此，本病例最终选择维得利珠单抗，是建立在指南意见和循证医学证据上的，兼具疗效和安全性的选择。事实上，该方案也确实收到了很好的效果。经 6 次维得利珠单抗治疗，患者实现黏膜愈合，便隐血阴性，并在此后 10 个月的治疗期间，维持黏膜愈合。我们期待着在维得利珠单抗的帮助下，患者可以实现更深层次的愈合——透壁愈合，生活质量得到进一步改善。

病例提供者：卢　翀　王群英（浙江大学医学院附属金华医院）

（顾于蓓）

·········· 参 考 文 献 ··········

[1] TORRES J, BONOVAS S, DOHERTY G, et al. ECCO Guidelines on therapeutics in Crohn's Disease：medical treatment. J Crohns Colitis, 2020, 14(1)：4 – 22.

[2] KENNEDY NA, HEAP GA, GREEN HD, et al. Predictors of anti-TNF treatment failure in anti-TNF-naive patients with active luminal Crohn's disease：a prospective, multicentre, cohort study. Lancet Gastroenterol Hepatol, 2019, 4(5)：341 – 353.

[3] J LI, Z LI, P HU, et al. P574 Incidence and indicators of suboptimal response to tumour necrosis factor antagonist therapy in Chinese patients with inflammatory bowel disease：Results from the EXPLORE study. Journal of Crohn's and Colitis, Volume 14, Issue Supplement_1, January 2020, Pages S483 – S484.

[4] FEUERSTEIN JD, HO EY, SHMIDT E, et al. AGA Clinical Practice Guidelines on the Medical Management of Moderate to Severe Luminal and Perianal Fistulizing Crohn's Disease. Gastroenterology, 2021, 160(7)：2496 – 2508.

[5] FIORINO G, CORREALE C, FRIES W, et al. Leukocyte traffic control：a novel therapeutic strategy for inflammatory bowel disease. Expert Rev Clin Immunol, 2010, 6(4)：567 – 72.

[6] WYANT T, FEDYK E, ABHYANKAR B. An overview of the mechanism of action of the monoclonal antibody vedolizumab. J Crohns Colitis, 2016, 10(12)：1437 – 1444.

[7] SANDS BE, FEAGAN BG, RUTGEERTS P, et al. Effects of vedolizumab induction therapy for patients with Crohn's disease in whom tumor necrosis factor antagonist treatment failed. Gastroenterology, 2014, 147(3)：618 – 627. e3.

[8] DANESE S, SANDBORN WJ, COLOMBEL JF, et al. Endoscopic, radiologic, and histologic healing with vedolizumab in patients with active Crohn's disease. Gastroenterology, 2019, 157(4)：1007 – 1018. e7.

[9] ONALI S, PUGLIESE D, CAPRIOLI FA, et al. An objective comparison of vedolizumab and ustekinumab effectiveness in Crohn's disease patients' failure to TNF-Alpha inhibitors. Am J Gastroenterol, 2022, 117(8)：1279 – 1287.

三、不同疾病复杂程度患者的治疗案例

（一）合并肠腔狭窄的患者

【病史和体格检查摘要】

患者，男性，30 岁。主诉：腹痛半年，加重 2 天。

患者半年前出现无规律反复左下腹疼痛，多为阵发性隐痛，间有阵发性加剧，与饮食及排便无相关性，期间外院完善胃镜检查未见异常，遂自行服用"阿莫西林、克拉霉素"治疗，服药后当时伴有低热（体温未监测），且腹痛症状未见明显缓解，病情反复；2 天前患者自觉下腹痛明显加剧，伴呕吐 1 次，呕吐物为胃内容物，患者症状明显加重，来我院急诊，急诊完善全腹部增强 CT 后以"腹痛查因"于 2021 年 7 月 7 日第 1 次入住我院。自起病以来，患者食欲欠佳，平时大小便正常，体重下降不明显。否认肝炎、结核、伤寒、痢疾等传染病史，否认"高血压、冠心病、糖尿病"病史，无重大外伤手术史，无输血史，有"青霉素"类药物过敏史，否认食物过敏史，

预防接种史不详。

入院体格检查：体温 36.1 ℃，脉搏 83 次/分，呼吸 20 次/分，血压 122/84 mmHg，BMI 19.3 kg/m²。发育正常，营养欠佳，消瘦，心肺（−），腹平软，呈舟状腹，左下腹及中腹部压痛，无明显反跳痛，无腹肌紧张，未触及腹部包块，腹部移动性浊音阴性，肠鸣音 5 次/分，音调不高，肛门指检触及内痔，未见明显肛瘘。

【实验室和其他检查】

实验室检查：血常规白细胞计数 17.46×10⁹/L，血红蛋白 110.00 g/L，血小板计数 669.00×10⁹/L，CRP 71.60 mg/L，ESR 37.00 mm/h。便常规：大便隐血弱阳性。结核菌素试验阴性，结核感染 T 细胞斑点试验阳性。小便常规、肝肾功能、电解质、抗核抗体（ANA）、抗中性粒细胞胞浆抗体（ANCA）、核周型抗中性粒细胞胞浆抗体（pANCA）、CMV、EBV 均正常。

全腹部增强 CT（2021 年 7 月 7 日，图 4−2−25）：小肠多处肠壁节段性增厚：考虑炎性肠病，小肠克罗恩病可能，腹腔多发淋巴结增大，盆腔少量积液。

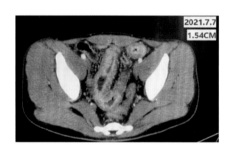

图 4−2−25　全腹部增强 CT 图

注：小肠多处肠壁节段性增厚，腹腔多发淋巴结增大，盆腔少量积液

小肠镜检查（2021 年 7 月 19 日，图 4−2−26）：插至回肠中段，距回盲部约 90 cm 开始出现节段性多发溃疡及皱襞集中，病变逐渐加重，距回盲部约 120 cm 处可见多发溃疡，部分溃疡呈纵行，覆盖白苔，周围黏膜明显充血肿胀，肠腔狭窄，内镜通过困难，给予活检 7 块，质软，余所见回肠下段及回肠末端未见明显异常。肠腔内清洁欠佳，部分影响观察，所见回盲瓣、回盲部、升结肠、横结肠、降结肠、乙状结肠及直肠黏膜未见明显异常。

病理检查：回肠中段黏膜活检可见黏膜慢性活动性炎症，伴溃疡形成，个别隐窝炎。

CTE（2021 年 7 月 16 日，图 4−2−27）：小肠多处肠壁节段性增厚，考虑小肠克罗恩病并小肠不全性梗阻，盆腔少量积液基本吸收。

【诊断】

克罗恩病（回肠型，狭窄型，活动期，中度，CDAI 评分分 241 分）。

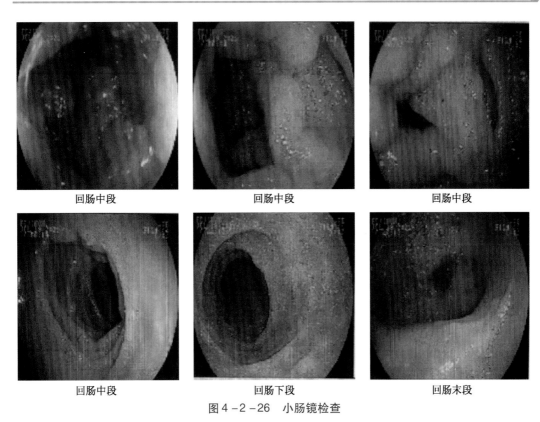

回肠中段　　　　　　　　　回肠中段　　　　　　　　　回肠中段

回肠中段　　　　　　　　　回肠下段　　　　　　　　　回肠末段

图 4 - 2 - 26　小肠镜检查

注：回肠中下段可见多发纵行溃疡伴狭窄，考虑克罗恩病

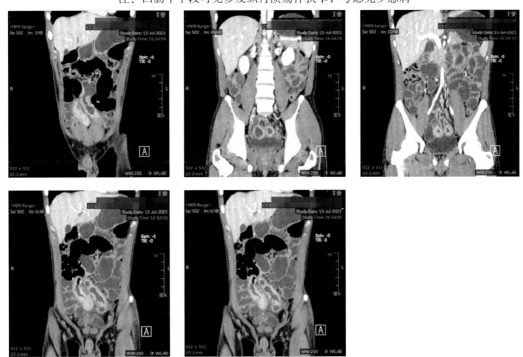

图 4 - 2 - 27　复查小肠 CTE

注：小肠多处肠壁节段性增厚，考虑小肠克罗恩病并小肠不全性梗阻，盆腔少量积液基本吸收

【治疗】

入院后初步诊断为小肠不完全性梗阻，予以胃肠减压、抗感染、润肠通便、调节肠道菌群等对症支持治疗。经治疗后，复查血常规为白细胞计数 4.26×10^9/L，血红蛋白 115.00 g/L，血小板计数 432.00×10^9/L，CRP 2.80 mg/L、ESR 15.00 mm/h，白蛋白 28.60 g/L。后患者梗阻症状缓解。

患者于 2021 年 7 月 20 日诊断明确后开始给予维得利珠单抗 300 mg/次，静脉滴注，开始第 0、2、6 周给药。其后同样剂量每 8 周 1 次。治疗 2 周后，复查血常规：白细胞计数 5.71×10^9/L，血红蛋白 121.00 g/L，血小板计数 341.00×10^9/L，CRP 6.20 mg/L，ESR 22.00 mm/h，白蛋白 30.50 g/L。治疗 6 周后，复查血常规：白细胞计数 4.85×10^9/L，血红蛋白 133.00 g/L，血小板计数 342.00×10^9/L，CRP 5.50 mg/L，ESR 4.00 mm/h，白蛋白 40.90 g/L。治疗 15 周后，复查血常规：白细胞计数 3.74×10^9/L，血红蛋白 135.00 g/L，血小板计数 279.00×10^9/L，CRP 5.60 mg/L，ESR 4.00 mm/h，白蛋白 42.40 g/L。治疗 24 周后，复查血常规：白细胞计数 3.56×10^9/L，血红蛋白 135.00 g/L，血小板计数 280.00×10^9/L，CRP 2.10 mg/L，ESR 4.00 mm/h，白蛋白 45.30 g/L。治疗 33 周后，复查血常规：白细胞计数 4.35×10^9/L，血红蛋白 134.00 g/L，血小板计数 268.00×10^9/L，CRP 1.60 mg/L，ESR 3.00 mm/h，白蛋白 43.30 g/L。治疗 43 周后，复查血常规：白细胞计数 4.25×10^9/L，血红蛋白 137.00 g/L，血小板计数 291.00×10^9/L，CRP 3.20 mg/L，ESR 7.00 mm/h，白蛋白 47.30 g/L；复查小肠 CTE（2022 年 5 月 13 日，图 4-2-28）：小肠多发肠壁狭窄、强化较前改善。治疗 52 周后，复查血常规：白细胞计数 6.32×10^9/L，血红蛋白 134.00 g/L，血小板计数 301.00×10^9/L，CRP 12.50 mg/L，ESR 12.00 mm/h，白蛋白 55.80 g/L；复查腹部 CT（2022 年 7 月 13 日，图 4-2-29）：肠壁增厚、强化较前（2021 年 7 月）改善。治疗全过程未见药物相关不良反应（表 4-2-6）。

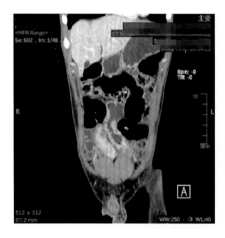 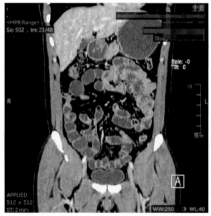

图 4-2-28　复查小肠 CTE（2022 年 5 月 13 日）

注：小肠多发肠壁狭窄、强化较前改善

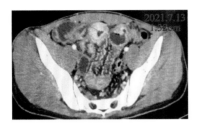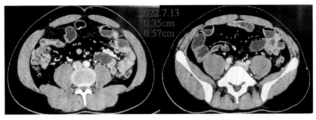

图 4 - 2 - 29　复查腹部 CT（2022 年 7 月 13 日）

注：肠壁增厚、强化较前（2021 年 7 月）改善

表 4 - 2 - 6　维得利珠单抗治疗过程及病情变化

维得利珠单抗	0 周（基线）	2 周	6 周	15 周	24 周	52 周
合用糖皮质激素	无	无	无	无	无	无
CRP（mg/L）	2.80	6.20	5.50	5.60	2.10	12.50
ESR（mm/h）	15.00	22.00	4.00	4.00	4.00	12.00
内镜	距回盲部约 90 cm 开始出现节段性多发溃疡及皱襞集中，病变逐渐加重，距回盲部约 120 cm 处可见多发溃疡，部分溃疡呈纵行，覆盖白苔，周围黏膜明显充血肿胀，肠腔狭窄（图 4 - 2 - 26）	—	—	—	—	—
CTE	小肠多处肠壁节段性增厚，考虑小肠克罗恩病并小肠不全性梗阻，盆腔少量积液基本吸收（图 4 - 2 - 27）	—	—	—	—	肠壁增厚、强化较前（2021 年 7 月）改善（图 4 - 2 - 28）
不良反应	无	无	无	无	无	无

【小结】

本例为年轻患者，以腹痛、腹泻起病，经影像学检查提示小肠多发狭窄伴不全梗阻形成，进一步经内镜和病理检查提示中度活动性 CD 诊断明确。本例患者经生物制剂维得利珠单抗治疗后，短期内临床症状得以缓解，经影像学复查可见肠道狭窄性病变亦有改善。

CD 是一种慢性肠道炎症性病变，可依据内镜表现、并发症和炎症水平来判断 CD 严重程度。本病例 CDAI 评分为 241 分，故属于中度 CD。同时在内镜检查和影像学检查中均提示存在小肠多发狭窄，以炎性狭窄为主。经维得利珠单抗单药治疗后狭窄病变较前改善。

《2018 ACG 临床指南：成人 CD 管理》指出，对于中重度活动性且存在客观活动性证据的 CD 患者，抗整合素单抗（维得利珠单抗）无论是否与免疫抑制剂联用，均比安慰剂有效，可用于 CD 患者的诱导缓解。2019 欧洲克罗恩病和结肠炎组织（ECCO）《CD 治疗指南：医学治疗》提到，对于维得利珠单抗治疗获得缓解的中重度 CD 患者，建议使用维得利珠单抗维持缓解。VICTORY 研究显示，相比于重度 CD 患者，维得利珠单抗治疗中度 CD 患者的临床缓解和黏膜愈合率更高。VERSIFY 研究也表明，维得利珠单抗可以诱导 CD 患者达到影像学缓解（全壁愈合），第 26 周时 21.9% 患者达到磁共振成像缓解，治疗第 52 周时升高至 38.1%。在未经抗 TNF-α 单抗治疗患者中，这一比例则更高。同时，相比于重度 CD 患者，中度 CD 患者经维得利珠单抗治疗更容易达到内镜缓解（SES-CD≤4）。

从该病例的治疗随访过程可见，经过维得利珠单抗治疗，患者肠道炎症性狭窄改善较为明显，症状得到改善。维得利珠单抗作为新型生物制剂，有助于帮助 CD 患者，尤其是中度 CD、炎症性狭窄为主的 CD 患者及早实现临床症状缓解、影像学检查结果改善。

病例提供者：周红兵（中南大学湘雅医学院附属株洲医院）

（张 尧 顾于蓓）

（二）合并肠外表现的患者

【病史和体格检查摘要】

患者，男性，19 岁。主诉：间断腹泻半月余。

患者半月前无明显诱因下出现腹泻，大便次数增多，4~5 次/d，水样便，量中等，大便偶带血，偶有腹痛。至当地医院查无痛肠镜提示末端回肠可见多发纵行形态不规则深溃疡，溃疡见黏膜粗糙，完善小肠造影提示回盲部、升结肠部分管腔及回肠末端部分管腔非对称性增厚，周围小血管影增多伴多枚淋巴结影。当地给予美沙拉秦 2 g bid 治疗，后患者腹泻较前改善，1~2 次/d，稀便，不带血，无发热、腹痛。近 1 周出现反复口腔溃疡，外院口服康复新等治疗无明显好转，否认关节疼痛，皮疹等不适，现为进一步评估病情，拟"克罗恩病待查"收住入院。

入院体格检查：体温 36.3 ℃；脉搏 98 次/分；血压 116/70 mmHg；氧饱和度 98%；呼吸 18 次/分钟。神清，皮肤巩膜无黄染，口唇无发绀，咽喉壁可见散在阿弗他样溃疡（图 4-2-30），全身浅表淋巴结未触及肿大，心律齐未闻及杂音，双肺呼吸音清，未闻及干湿啰音。腹平软，腹部轻压痛，无腹部包块，肝脾肋下未及，Murphy 征阴性，移动性浊音阴性，肠鸣音正常，双下肢无水肿。

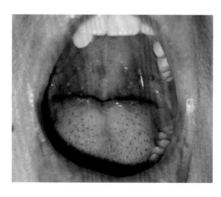

图 4-2-30　阿弗他样溃疡

【实验室和其他检查】

实验室检查：血常规、白细胞计数 $7.10 \times 10^9/L$，中性粒细胞绝对值 $4.99 \times 10^9/L$，血红蛋白 135.00 g/L，血小板计数 $273.00 \times 10^9/L$。便常规：隐血试验弱阳性。尿常规：正常。CRP 40.20 mg/L，ESR 19.00 mm/h。白蛋白 35.4 g/L。

结肠镜检查（图 4 - 2 - 31）：回肠末段：黏膜可见多发不规则溃疡，最重的溃疡大小 5 ~ 20 mm，溃疡面积 < 10%，肠腔无狭窄。回盲部：可见息肉样增生伴充血水肿。升结肠：可见散在不规则溃疡伴息肉样增生。横结肠：可见散在息肉样增生。降结肠：多发针尖样糜烂。乙状结肠：多发针尖样糜烂。直肠：多发针尖样糜烂。

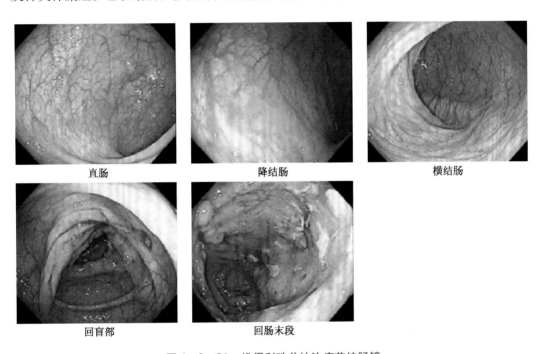

直肠　　　　　　　　　　降结肠　　　　　　　　　　横结肠

回盲部　　　　　　　　　回肠末段

图 4 - 2 - 31　维得利珠单抗治疗前结肠镜

注：回肠末段：黏膜可见多发不规则溃疡，最重的溃疡大小 5 ~ 20 mm，溃疡面积 < 10%，肠腔无狭窄。回盲部：可见息肉样增生伴充血水肿。升结肠：可见散在不规则溃疡伴息肉样增生。横结肠：可见散在息肉样增生。降结肠：多发针尖样糜烂。乙状结肠：多发针尖样糜烂。直肠：多发针尖样糜烂

病理结果回报：慢性结肠炎，幽门腺化生，可见非干酪样肉芽肿。

小肠 MR（图 4 - 2 - 32）：小肠及升结肠多发肠段病变，其中回肠末端病变长约 65 ~ 70 mm 左右，肠腔稍狭窄，增强扫描黏膜增厚、强化明显。升结肠壁稍厚强化。小肠系膜多发淋巴结显示。

肛管 MR：未见明显异常。

【诊断】

克罗恩病（回结肠型，中度活动期），合并口腔溃疡。

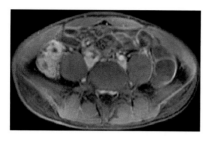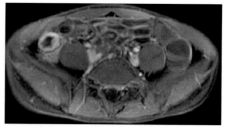

图 4 - 2 - 32 维得利珠单抗治疗前小肠 MR

注：小肠及升结肠多发肠段病变，其中回肠末端病变长约 65 ~ 70 mm 左右，肠腔稍狭窄，增强扫描黏膜增厚、强化明显。升结肠壁稍厚强化。小肠系膜多发淋巴结显示。

【治疗】

患者克罗恩病诊断明确，回结肠型，中度活动期，后续治疗方案选择维得利珠单抗，于 2022 年 11 月 30 日起开始治疗，完成 3 次注射治疗后于 14 周复查，CDAI 评分较用药前显著下降（下降超过 100 分），考虑临床应答；生化提示 CRP 较前回落，考虑生化应答；复查肠镜（图 4 - 2 - 33），提示肠道溃疡较前显著好转，SES-CD 评分显著改善（改善率超过 25%），考虑内镜应答。综合评估考虑药物治疗有应答，继续维得利珠单抗维持治疗，治疗至 26 周复查小肠 MR 提示肠道黏膜强化较前稍好转（图 4 - 2 - 34）。患者起病时存在反复口腔溃疡，14 周复查随访时可见口腔溃疡已愈合。治疗全过程未见药物相关不良反应（表 4 - 2 - 7）。

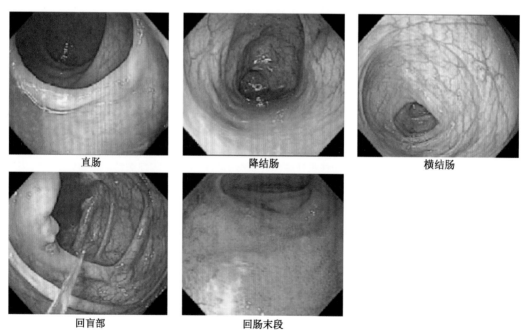

直肠　　　　　　　　降结肠　　　　　　　　横结肠

回盲部　　　　　　　回肠末段

图 4 - 2 - 33 维得利珠单抗治疗 14 周时结肠镜

注：肠道溃疡较前显著好转，SES-CD 评分显著改善（改善率超过 25%），考虑内镜应答

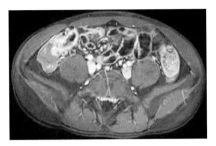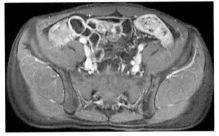

图 4 - 2 - 34　维得利珠单抗治疗 26 周小肠 MR

注：肠道黏膜强化较前稍好转

表 4 - 2 - 7　维得利珠单抗治疗过程及病情变化

维得利珠单抗	0 周（基线）	2 周	6 周	14 周	22 周	30 周
合用糖皮质激素	无	无	无	无	无	无
临床症状（CDAI 评分）	250	222	127	134	113	145
CRP mg/L	40.20	12.80	6.20	8.00	7.20	6.10
内镜（SES-CD）	12 分 （图 4 - 2 - 31）	—	—	6 分 （图 4 - 2 - 33）	—	—
不良反应	无	无	无	无	无	无

【小结】

　　这是一例典型的青年起病的克罗恩病，患者病初以腹泻、反复口腔溃疡为主要临床表现，综合评估确诊克罗恩病后，启动了维得利珠单抗治疗。治疗后患者临床症状腹泻得到改善，CRP 较起病时回落，复查肠镜达到内镜应答。综合评估该患者克罗恩病的肠道病变经过药物治疗控制可。患者起病时有反复口腔溃疡的表现，病初对症治疗效果不佳，但随诊患者肠道病变得到控制后，口腔溃疡随之好转，提示当克罗恩病存在肠外病变时，通过肠道炎症的控制，肠外病变也可能随之好转。但需注意的是，既往亦有文献报道用药后出现原有肠外表现如关节病变加重等情况[1]，因此对于用药后出现肠外表现或原有表现加重的患者，仍需进一步甄别其原因并谨慎评估后续治疗方案。

病例提供者：曹　倩　柳　婧（浙江大学医学院附属邵逸夫医院）

（曹　倩）

-------------------- 参 考 文 献 --------------------

[1] VARKAS G, THEVISSEN K, DE BRABANTER G, et al. An induction or flare of arthritis and/or sacroiliitis by vedolizumab in inflammatory bowel disease: a case series. Ann Rheum Dis, 2017, 76(5): 878 - 881.

四、维得利珠单抗维持治疗的远期（2年或以上）疗效及安全性案例

【病史及体格检查摘要】

患者，女性，55岁。主诉：反复腹痛、腹泻4年余。

患者4年前无明显诱因出现脐周阵发性疼痛，排便后缓解，伴解黏液便或稀水样便，5~6次/d，无血便。于当地医院就诊，结肠镜提示回肠末端、回盲部、升结肠溃疡，考虑克罗恩病与肠结核鉴别，予以诊断性抗结核1年溃疡未见好转。后至我院就诊，诊断为"克罗恩病"，先后予硫唑嘌呤、沙利度胺治疗，因出现白细胞计数下降停药。自起病以来，患者精神、胃纳、睡眠差，近期患者大便2~3次/d，黄色稀烂便，小便正常，近3个月体重下降2.5 kg。既往史：慢性支气管炎14年，纵隔肿物切除术。

入院体格检查：身高152 cm，体重40 kg，BMI 17 kg/m²。心肺无特殊。腹平软，右下腹压痛，无反跳痛，未扪及包块，肠鸣音活跃。口腔黏膜、皮肤、关节、肛周检查无特殊。

【实验室和其他检查】

实验室检查：血常规白细胞计数3.06×10^9/L，中性粒细胞绝对值1.47×10^9/L，血红蛋白117.00 g/L，红细胞比容0.358；尿常规：尿酮体弱阳（±），黏液丝（图像）266个/μL；粪便常规：血红蛋白阳性（+），转铁蛋白阳性（+）；未报见寄生虫体或虫卵；ESR 3.00 mm/h；CRP < 0.78；感染筛查组合：乙肝表面抗体0.68 IU/L；传单EB病毒抗体组合：229.00 U/mL；贫血组合Ⅲ：维生素B_{12} > 1525.00 ng/L，叶酸FolA > 24.00 μg/L；结核干扰素释放试验IGRAs（+）。

结肠镜检查（图4-2-35）：回肠末段黏膜、回盲瓣及阑尾开口未见异常。回盲部见一溃疡，大小约1.0 cm×1.2 cm。升结肠黏膜未见异常。横结肠见一溃疡，大小约0.8 cm×0.8 cm，并见数个瘢痕。降结肠黏膜未见异常。乙状结肠黏膜未见异常。直肠黏膜未见异常。

结肠黏膜活检病理：（直肠）黏膜组织，未见明显病变。（横结肠）轻度活动性结肠炎，可见散在表面上皮炎，隐窝腺体结构改变不显著，未见肉芽肿，未见异型增生。（回盲部）轻度活动性结肠炎，可见散在表面上皮炎，隐窝腺体结构改变不显著，未见肉芽肿，未见异型增生。（回肠末端）轻度活动性小肠炎，未见肉芽肿，未见异型增生。内镜提示克罗恩病（结肠型）。

MRE（图4-2-36）：结肠肝曲病变范围较前稍增大，肠壁增厚明显；回盲部见金属伪影，局部结构观察不清；盆腔少量积液。

【诊断】

克罗恩病（结肠型，非狭窄非穿透型，活动期，轻度）。

【治疗】

考虑患者对沙利度胺、硫唑嘌呤等传统治疗不耐受，予以维得利珠单抗300 mg/次静脉滴注，并予加用异烟肼0.3 g qd预防性抗结核治疗。开始第0、2、6周给药，其后同样剂量每8周1次。患者在给药后的2周，血红蛋白较前明显升高并已复常。第6周

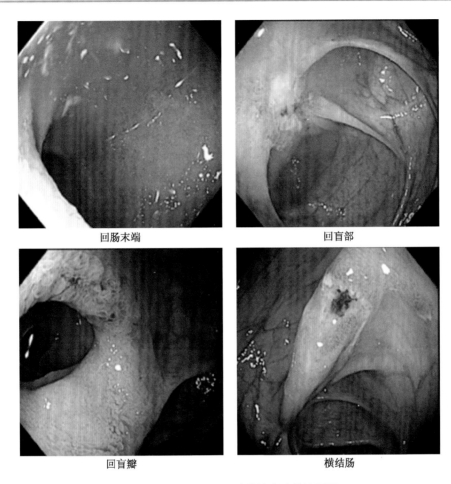

回肠末端　　　　　　　　　　　　回盲部

回盲瓣　　　　　　　　　　　　　横结肠

图4-2-35　维得利珠单抗治疗前结肠镜

注：回肠末段黏膜、回盲瓣及阑尾开口未见异常。回盲部见一溃疡，大小约1.0 cm×1.2 cm。横结肠见一溃疡，大小约0.8 cm×0.8 cm，并见数个瘢痕。升结肠、降结肠、乙状结肠、直肠黏膜未见异常

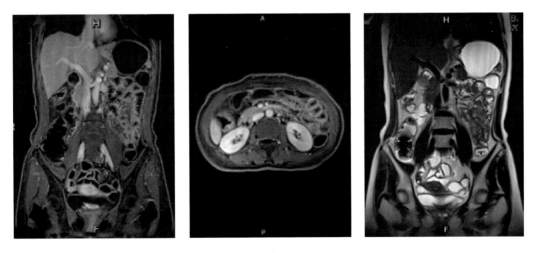

图4-2-36　维得利珠单抗治疗前MRE

注：结肠肝曲病变范围较前稍增大，肠壁增厚较前稍明显；回盲部见金属伪影

临床缓解；第 14 周复查结肠镜（图 4 - 2 - 37）SES-CD 评分较前下降。第 30 周复查 MRE 示（图 4 - 2 - 38）结肠病变范围缩小，程度减轻。78 周复查结肠镜（图 4 - 2 - 39）达到黏膜愈合。维得利珠单抗治疗 2 年复查结肠镜（图 4 - 2 - 40）达到黏膜愈合；复查 MRE（图 4 - 2 - 41）肠壁增厚情况较前明显减轻。治疗全过程未见药物相关不良反应（表 4 - 2 - 8）。

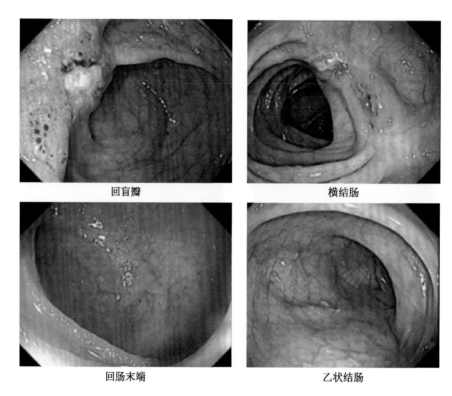

回盲瓣　　　　　　　　　　　　横结肠

回肠末端　　　　　　　　　　　乙状结肠

图 4 - 2 - 37　维得利珠单抗治疗 14 周（诱导期结束）结肠镜

注：回盲瓣充血，见一溃疡，大小约 0.6 cm×0.5 cm。横结肠见两处线状溃疡，长约 0.4 cm，周围黏膜稍红肿，并见黏膜瘢痕，回肠末端、乙状结肠、降结肠、直肠黏膜未见异常

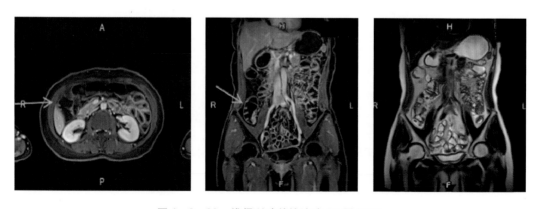

图 4 - 2 - 38　维得利珠单抗治疗 30 周 MRE

注：结肠肝曲病变范围缩小，肠壁厚度减轻

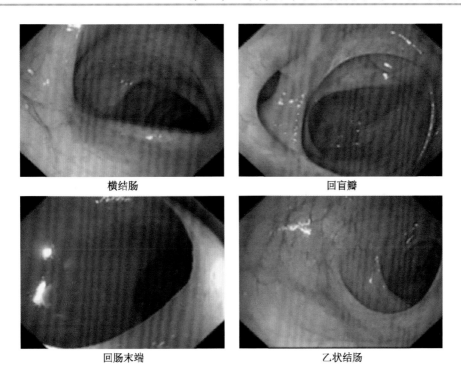

横结肠　　　　　　　　　　　　　　回盲瓣

回肠末端　　　　　　　　　　　　　乙状结肠

图 4 - 2 - 39　维得利珠单抗治疗 78 周结肠镜

注：回肠末段黏膜未见异常。回盲瓣见白色瘢痕，盲肠及阑尾开口未见异常。升结肠见散在白色瘢痕。横结肠黏膜未见异常。降结肠黏膜未见异常。乙状结肠黏膜未见异常。直肠黏膜散在充血灶。达到黏膜愈合

表 4 - 2 - 8　维得利珠单抗治疗过程及病情变化

维得利珠单抗	0 周（基线）2021 年 2 月 2 日	2 周 2021 年 2 月 16 日	6 周 2021 年 3 月 16 日	14 周 2021 年 5 月 11 日	22 周 2021 年 7 月 12 日	30 周 2021 年 9 月 13 日	78 周 2022 年 6 月 13 日	2 年 2023 年 2 月 5 日	2 年半 2023 年 7 月 30 日
合用糖皮质激素	无	无	无	无	无	无	无	无	无
临床症状（CDAI）	180 分	177 分	143 分	124 分	100 分	143 分	99 分	67 分	98 分
CRP（mg/L）	<0.78	<0.78	<0.78	<0.78	<0.78	<0.78	0.72	1.35	0.47
ESR（mm/h）	3.00	3.00	13.00	4.00	7.00	5.00	12.00	6.00	3.00
内镜（SES-CD/黏膜愈合）	14 分（图 4 - 2 - 35）			6 分（图 4 - 2 - 37）		6 分	黏膜愈合（图 4 - 2 - 39）	黏膜愈合（图 4 - 2 - 40）	
MRE	结肠肝曲病变范围较大，肠壁增厚较前明显（图 4 - 2 - 36）					结肠肝曲病变范围缩小，肠壁厚度减轻（图 4 - 2 - 38）	结肠肝曲病变范围缩小，肠壁厚度减轻	结肠肝曲病变范围、肠壁厚度均较前减轻（图 4 - 2 - 41）	
不良反应	无	无	无	无	无	无	无	无	无

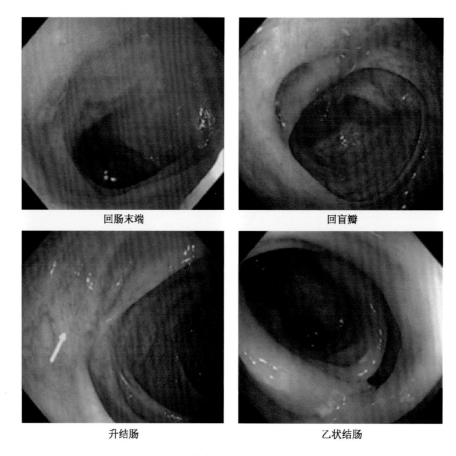

| 回肠末端 | 回盲瓣 |
| 升结肠 | 乙状结肠 |

图 4-2-40　维得利珠单抗治疗 2 年结肠镜

注：回肠末段黏膜未见异常。回盲瓣、盲肠及阑尾开口未见异常。升结肠见一可疑白色瘢痕。横结肠黏膜未见异常。降结肠黏膜未见异常。乙状结肠黏膜未见异常。直肠黏膜散在充血灶。达到黏膜愈合

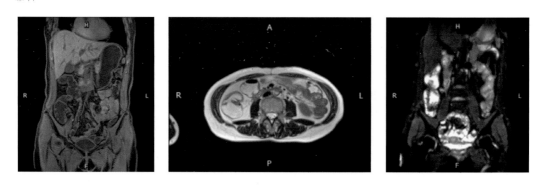

图 4-2-41　维得利珠单抗治疗 2 年 MRE

注：结肠肝曲病变范围缩小，肠壁厚度减轻

【小结】

本例克罗恩病为结肠型、非狭窄非穿透型。本次入院按 CDAI 评分疾病活动度属轻度，患者病程 4 年之久，既往使用硫唑嘌呤及沙利度胺传统治疗均出现药物不良反应后

停药；此次腹痛、腹泻再次发作，本院采用维得利珠单抗治疗是出于如下考虑：患者使用硫唑嘌呤及沙利度胺传统治疗不耐受；既往有纵隔肿瘤手术时；结核干扰素释放试验阳性；考虑患者为非狭窄非穿透型、疾病严重程度属轻度、无肛瘘及肠外表现、先前未使用过抗 TNF-α 单抗，据国外的研究和我们的临床经验，对这类患者使用维得利珠单抗取得较佳疗效的把握度较大而安全性总体优于抗 TNF-α 单抗。

维得利珠单抗治疗反应：患者在维得利珠单抗治疗后的 2 周，血红蛋白较前明显升高并已复常。第 6 周临床缓解；第 14 周结肠镜复查 SES-CD 评分较前下降；第 30 周 MRE 复查结肠病变范围缩小、程度减轻。78 周复查结肠镜黏膜已达到愈合状态；MRE 复查肠壁增厚情况较前明显减轻。现患者维得利珠单抗治疗时间已超过 2 年，复查肠镜黏膜愈合，MRE 均较前明显好转，治疗全过程未见药物相关不良反应，无纵隔肿瘤复发，无结核活动。

本例提示维得利珠单抗治疗的远期效果佳且安全性高。

病例提供者：陈白莉（中山大学附属第一医院）

（陈白莉）

第三节　维得利珠单抗对有特殊治疗需求 IBD 患者治疗案例

一、老年 IBD 患者

【病史和体格检查】

患者，女性，68 岁。主诉：反复腹痛、解黏液脓血便 18 年，复发 7 天。

入院前 18 年前，患者无明显诱因出现腹痛，为隐痛，便意时加重，排便后可缓解，排便急迫感，每日排便 2 ~ 3 次，成形便，伴黏液脓血便，伴乏力，无恶心，呕吐，无畏寒、发热、咳嗽咳痰等不适，无关节疼痛、皮肤红斑、口腔溃疡、畏光、视物模糊等，于成都某医院就诊，考虑诊断"溃疡性结肠炎"可能，给予"止血、消炎"等治疗好转。病程中患者间断发作腹痛、便血，给予"止血、消炎"等治疗后可好转，但发作次数逐渐增多，6 年前始患者规律服用"美沙拉秦 1 g tid"治疗，腹痛、腹泻及便血症状有所缓解。入院前 7 天，患者再次出现解黏液脓血便，为暗红色血液，每日 5 ~ 6 次，每日少量，伴乏力，加用中药及美沙拉秦灌肠等治疗后仍无明显好转。今日为求进一步治疗，遂于我院门诊就诊，门诊查腹部彩超，肝内稍强回声团，血管瘤？肝囊性占位，双肾窦尿盐结晶，子宫全切除后。血常规：白细胞计数 6.03×10^9/L，中性粒细胞绝对值 1.32×10^9/L，门诊以"溃疡性结肠炎"收入我科。自患病以来，精神食欲可，睡眠可，大便如上，小便正常，体重无明显降低。既往史：8 年前因"子宫肌瘤"行"子宫全切术"；10 余年前诊断"腰椎间盘突出"，间断以"针灸、理疗、药熏"等治疗。

3 余年前诊断"双下肢静脉曲张",未予以特殊治疗。个人史、婚育史及家族史无特殊。

入院体格检查：体温 36.1 ℃，脉搏 99 次/分，呼吸 20 次/分，血压 102/72 mmHg，发育正常，营养一般，神志清楚，精神可，浅表淋巴结未扪及肿大；口腔黏膜无出血、溃疡，双肺呼吸清晰，双侧未闻及干、湿啰音，无胸膜摩擦音；心前区无隆起及凹陷，搏动范围正常，无抬举性心尖冲动，心前区未触及震颤及心包摩擦感，叩诊心相对浊界无长大，心率 99 次/分，律齐，各瓣膜听诊区未闻及杂音；腹部平坦，腹壁未见静脉曲张，全腹软，无压痛，无反跳痛，肝脾双肾区无击痛，移动性浊音阴性，肠鸣音 3 次/分，无高调肠鸣及气过水声，双下肢无水肿。

【实验室和其他检查】

实验室检查：血常规白细胞计数 9.90×10^9/L，中性粒细胞绝对值 7.21×10^9/L，淋巴细胞计数 2.10×10^9/L，血红蛋白 110.00 g/L，血小板计数 227.00×10^9/L。尿常规：尿胆原 +，余阴性。大便常规：红细胞 +++/HP，白细胞 +++/HP，脓细胞 +/HP，吞噬细胞 +/HP，便隐血弱阳性。CRP 15.09 mg/L，ESR 53.00 mm/h。肝肾功能：总蛋白 66.80 g/L；白蛋白 35.50 g/L，余指标正常。乙肝两对半：乙肝表面抗体 18.97 IU/mL，乙肝核心抗体 8 IU/mL，余阴性。凝血六项未见异常。HIV、粪便培养、艰难梭菌毒素检测、EBV、CMV、TORCH 阴性。结核感染 T 细胞检测阳性（阴性对照孔 0 个，抗原孔 32 个，T-N 32 个，阳性对照孔 ≥20 个），PPD 试验弱阳性。

结肠镜检查（图 4-3-1）：进镜至回肠末段，回盲瓣呈唇型，阑尾开口正常，所见回盲部、升结肠黏膜散在点状糜烂灶，黏膜水肿，血管纹理不清，全段横结肠黏膜广泛充血，溃疡性病变，附着脓性分泌物，取活检 4 块送检，降结肠、乙状结肠及直肠散在斑片状糜烂，溃疡灶，附着大量分泌物，于降结肠取活检 4 块送检。

肠镜病理（图 4-3-2）："降结肠""横结肠"黏膜固有层及所带黏膜下层见大量淋巴细胞、浆细胞浸润，可见少量嗜酸性粒细胞及中性粒细胞，可见隐窝分支及隐窝脓肿，上皮增生活跃，杯状细胞减少，符合溃疡性结肠炎改变，请结合临床综合考虑。

胸部半扫 + 腹部增强 CT：右肺上叶及左肺磨玻璃微小结节，炎性？请随诊；双肺散在纤维钙化灶，主动脉及冠状硬化，心包少量积液；右侧胸膜增厚，胸腔少量积液。肝左叶多发占位，考虑肝血管瘤。肝囊肿。左肾小结石。子宫未见显示。横结肠节段肠壁稍厚，请结合镜检。

【诊断】

溃疡性结肠炎（慢性复发型、广泛结肠、活动期、中度）；肝血管瘤；左肾结石；潜伏性结核感染。

【治疗】

入院后予以清淡流质饮食，美沙拉秦肠溶片 1 g qid，氢化可的松琥珀酸钠制剂 60 mL/d 保留灌肠，异烟肼预防抗结核治疗。上述治疗持续 3 周仍无明显缓解，大便约 4～5 次/d，稀糊状，每次均有少量暗红色血。

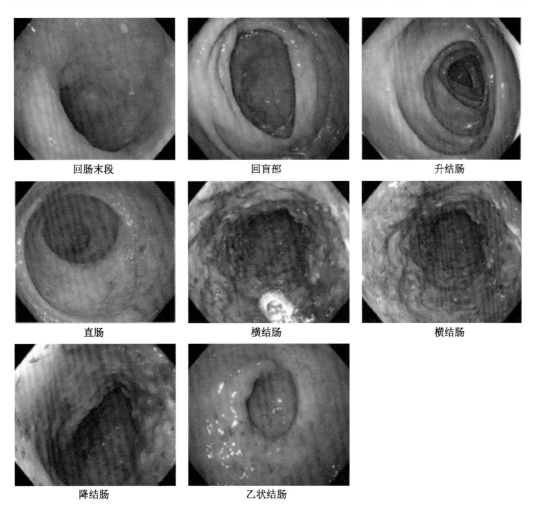

图 4 -3 -1　维得利珠单抗治疗前结肠镜

注：肠道清洁合格（BBPS 6 分，右半结肠 2 分，横结肠 2 分，左半结肠 2 分），进镜至回肠末段，回盲瓣呈唇型，阑尾开口正常，所见回盲部、升结肠黏膜散在点状糜烂灶，黏膜水肿，血管纹理不清，全段横结肠黏膜广泛充血，溃疡性病变，附着脓性分泌物，取活检 4 块送检，降结肠、乙状结肠及直肠散在斑片状糜烂，溃疡灶，附着大量分泌物，于降结肠取活检 4 块送检

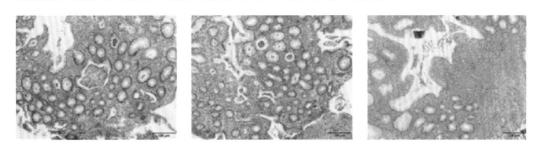

图 4 -3 -2　维得利珠单抗治疗前肠镜病理

注："降结肠""横结肠"，黏膜固有层及所带黏膜下层见大量淋巴细胞、浆细胞浸润，可见少量嗜酸性粒细胞及中性粒细胞，可见隐窝分支及隐窝脓肿，上皮增生活跃，杯状细胞减少，符合溃疡性结肠炎改变，请结合临床综合考虑

2021 年 5 月 7 日起，给予维得利珠单抗 300 mg/次，静脉滴注，开始第 0、2、6 周给药，其后同样剂量每 8 周 1 次。治疗 2 周后，未见便血，大便次数 2~3 次/d。治疗 6 周后，大便次数 1~2 次/d；复查 CRP < 0.80 mg/L，ESR 39.00 mm/h。治疗 14 周后，复查 CRP 1.81 mg/L，ESR 55.00 mm/h。治疗 22 周后，大便次数 1~2 次/d；复查 CRP 1.00 mg/L；复查肠镜（图 4-3-3）：回盲瓣呈唇形，通过顺利，所见结肠黏膜散在点状红斑糜烂，横结肠和降结肠的结肠袋消失，黏膜散在瘢痕纠集，多发息肉样增生，提示溃疡性结肠炎愈合期，Mayo 评分为 0 分。治疗全过程未见药物相关不良反应（表 4-3-1）。

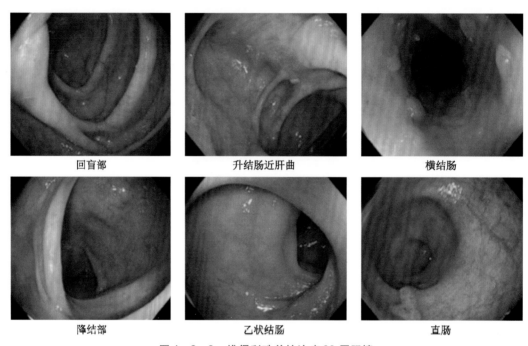

| 回盲部 | 升结肠近肝曲 | 横结肠 |
| 降结部 | 乙状结肠 | 直肠 |

图 4-3-3　维得利珠单抗治疗 22 周肠镜

注：肠道清洁合格，8 分 < BBPS，右半结肠 2 分，横结肠 3 分，左半结肠 3 分。插镜至回盲部，回盲瓣呈唇形，通过顺利，所见结肠黏膜散在点状红斑糜烂，横结肠和降结肠的结肠袋消失，黏膜散在瘢痕纠集，多发息肉样增生。诊断：溃疡性结肠炎（愈合期，Mayo 评分为 0 分）

表 4-3-1　维得利珠单抗治疗过程及病情变化

维得利珠单抗	0 周（基线）	2 周	6 周	14 周	22 周	48 周
合用糖皮质激素	无	无	无	无	无	无
大便次数	4~5 次/d	2~3 次/d	1~2 次/d	1~2 次/d	1~2 次/d	1~2 次/d
便血	1~2 次/d	无	无	无	无	无
CRP（mg/L）	15.09	—	<0.80	1.81	1.00	<0.80
ESR（mm/h）	53.00	—	39.00	55.00	—	40.00
内镜（Mayo 评分）	3 分	—	—	—	0 分	—
	（图 4-3-1）				（图 4-3-3）	
不良反应	无	无	无	无	无	无

【小结】

本例为老年患者，合并潜伏性结核感染，经美沙拉秦治疗 10 余年，仍有明显腹痛、解黏液脓血便等症状，改良 Mayo 评分为 9 分。因美沙拉秦疗效欠佳，向患者及家属详细交代下一步可供选择治疗方案，包括激素联合免疫抑制剂、生物制剂等，患者及家属经慎重考虑后选择维得利珠单抗治疗，6 周后炎症指标恢复正常，24 周后黏膜愈合（Mayo 评分为 0 分），在维得利珠单抗治疗过程中无任何不良反应发生，本例治疗结果提示维得利珠单抗治疗老年 UC、有潜伏结核的患者具有良好疗效及安全性。

病案提供者：袁德强（成都市第三人民医院）

（王玉芳）

二、感染高风险 IBD 患者

【病史和体格检查】

患者，男性，24 岁。主诉：腹痛、腹泻、排黏液脓血便 50 天。

50 天前，患者出现全腹痛，为阵发性绞痛，脐周为著，每日排黏液脓血便 5～7 次，有腹痛-便意-便后缓解规律，无发热，伴恶心、呕吐、反酸、烧心，当地查肠镜诊断为溃疡性结肠炎，给予美沙拉秦肠溶片 3 g/d 治疗 30 余天，效果不佳。10 天前，无明显诱因出现咽痛，偶有咳嗽，间断发热，体温波动于 37.0～38.6 ℃，无发冷、寒战，物理降温体温可降至正常，无咳痰，无鼻塞、流涕，经治疗患者腹泻、发热症状无明显缓解，为进一步诊治收入院。既往史、个人史、家族史无特殊。

入院体格检查：体温 36.3 ℃，脉搏 94 次/分，呼吸 20 次/分，血压 105/75 mmHg。神清，结膜无苍白，咽部红肿，双侧扁桃体不大。腹平坦，上腹及脐周压痛，无反跳痛及肌紧张，肝脾未触及，叩鼓音，移动性浊音阴性，肠鸣音正常存在，双下肢无水肿。

【实验室和其他检查】

实验室检查：血常规白细胞计数 11.05×10^9/L，中性粒细胞百分比 65.82%，血红蛋白 125.00 g/L，血小板计数 328.00×10^9/L。尿常规无明显异常。粪便常规：潜血阳性。凝血常规未见异常。生化指标：白蛋白 39.60 g/L，钾 3.38 mmol/L，余正常。炎症感染指标：ESR 37.00 mm/h，hsCRP 66.60 mg/L。便涂片（3 次）：可见正常菌群，未见真菌菌丝及孢子，未见抗酸杆菌；血培养、便培养阴性；痰培养（3 次）：鲍曼不动杆菌；γ-干扰素释放试验：阳性，T-N 124.37 pg/mL；流感病毒 A+B IgM 阳性；CMV、EBV、HSV 病毒阴性；艰难梭菌：抗原阳性，毒素阳性。免疫指标无明显异常。血清铁 3.0 μmol/L，总铁结合力 34.3 μmol/L。补体正叶酸、维生素 B 未见异常。

结肠镜检查（2020 年 8 月 27 日，图 4-3-4）：肠镜示升结肠、横结肠、降结肠黏膜弥漫性充血水肿、糜烂，可见脓性分泌物覆盖，血管纹理消失，并可见多发大小不等的不规则溃疡，部分溃疡深大；乙状结肠弥漫性充血水肿、糜烂及多发不规则浅溃疡；直肠黏膜充血、水肿，可见多发点片状红斑。改良的 Mayo 评分系统：3 分；UC 内镜下严重度指数（UCEIS）：7 分。

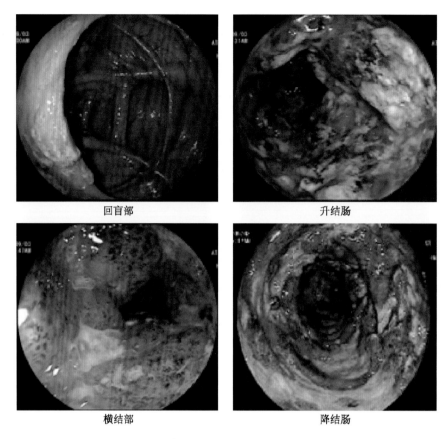

回盲部	升结肠
横结部	降结肠

图 4 - 3 - 4   电子肠镜结果（2020 年 8 月 27 日）

注：升结肠、横结肠、降结肠黏膜弥漫性充血水肿、糜烂，可见脓性分泌物覆盖，血管纹理消失，并可见多发大小不等的不规则溃疡，部分溃疡深大；乙状结肠弥漫性充血水肿、糜烂及多发不规则的浅溃疡；直肠黏膜充血、水肿，可见多发点状红斑。改良的 Mayo 评分系统：3 分；UC 内镜下严重度指数（UCEIS）；7 分。病理示（升结肠、横结肠）黏膜急慢性炎症；（降结肠）溃疡性病变；（乙状结肠）黏膜急慢性炎症伴淋巴组织增生；（直肠）黏膜急慢性炎症。原位杂交：EBER 染色（－）

病理检查：（升结肠、横结肠）黏膜急慢性炎症；（降结肠）溃疡性病变；（乙状结肠）黏膜急慢性炎症伴淋巴组织增生；（直肠）黏膜急慢性炎症。原位杂交：EBER 染色（－）。

【诊断】

溃疡性结肠炎（慢性复发型，广泛结肠，活动期，重度）；艰难梭菌感染；肺部鲍曼不动杆菌感染；流感病毒感染；潜伏结核感染；前列腺炎；慢性非萎缩性胃炎；左肾结石。

【治疗】

患者既往应用美沙拉秦 40 余天效果不佳，入院后给予哌拉西林钠他唑巴坦钠治疗肺炎、磷酸奥司他韦治疗流感病毒感染、盐酸万古霉素、甲硝唑治疗艰难梭菌感染。γ 干扰素阳性，考虑存在潜伏结核感染，在给予利福平、异烟肼预防性抗结核治疗的基础上，2020 年 9 月 9 日加用甲泼尼龙治疗。应用激素后每日排黄色成形便 1 次，含少量脓血，约占 2%，无发热、咳嗽、咳痰，于 2020 年 9 月 16 日出院。2020 年 9 月 21 日因进食牛奶和鱼汤后排 2 次黄色糊状大便，含大量脓血，约占 90%，伴脐周隐痛，便后腹痛缓解，偶有咳嗽、咳痰，无发热，无恶心、呕吐，于 2020 年 9 月 23 日再次入院。查体无明显阳性体征。查血常规：白细胞计数 $8.45 \times 10^9/L$，中性粒细胞百分比 53.71%，血红蛋白 122.00 g/L，血小板计数 $303.00 \times 10^9/L$；尿常规：白细胞计数 17.16/μL，细菌计数 380.16/μL；便潜血阳性，红细胞数 0 ~ 2/HPF，白细胞数未见/HPF；ESR 26 mm/h，hsCRP 6.7 mg/L，降钙素原 <0.02 ng/mL；尿培养：1 次凝固酶阴性葡萄球菌 2000 cfu/mL；便培养未见异常；艰难梭菌：抗原阳性，毒素阴性；3 次痰培养：2 次鲍曼不动杆菌，1 次肺炎克雷伯菌，无真菌生长；流感病毒 A + B IgM 阳性；血培养未见异常；γ-干扰素释放试验阴性；EBV 8.44E + 2 copies/mL，CMV、HSV 阴性。复查肠镜（图 4 - 3 - 5）：升结肠中段以远黏膜弥漫性充血水肿、糜烂，表面覆脓性分泌物，并可见浅溃疡形成，血管纹理模糊，较上次检查减轻，直肠黏膜充血、水肿、糜烂，可见点片状红斑，血管纹理模糊。改良的 Mayo 评分系统为 3 分，UCEIS 6 分。病理示（直肠，活检）黏膜慢性活动性炎，伴隐窝炎及隐窝脓肿。

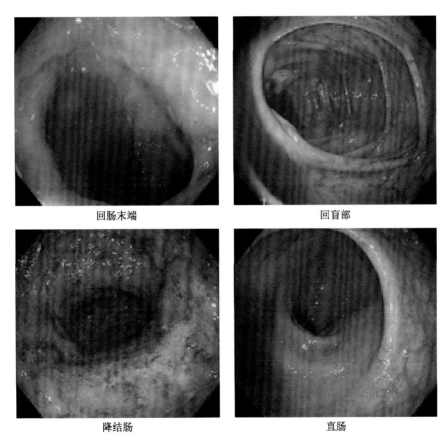

回肠末端　　　　　　　　　　　　　回盲部

降结肠　　　　　　　　　　　　　　直肠

图 4 - 3 - 5　电子肠镜结果（2020 年 9 月 23 日）

注：升结肠中段以远黏膜弥漫性充血水肿、糜烂，表面覆脓性分泌物，并可见浅溃疡形成，血管纹理模糊，较上次检查减轻；直肠黏膜充血、水肿、糜烂，可见点片状红斑，血管纹理模糊。改良的 Mayo 评分系统：3 分；UCEIS：6 分。病理示（直肠，活检）黏膜慢性活动性炎，伴隐窝炎及隐窝脓肿

遂给予泼尼松片 40 mg 次/d（每两周减 5 mg，减至 20 mg 后每两周减 2.5 mg，逐渐递减）；美沙拉秦肠溶片、美沙拉秦灌肠液；利福平片、异烟肼片预防性抗结核；头孢哌酮钠/舒巴坦钠抗感染；更昔洛韦抗 EB 病毒感染。治疗后每日排黄色成形便 1 次，无脓血，无发热，无咳嗽、咳痰，EBV-DNA ＜400 copies/mL，于 2020 年 10 月 13 日出院。2021 年 1 月 4 日入院复查肠镜（图 4 – 3 – 6）：横结肠近肝曲可见多发白色瘢痕及散在假息肉形成，黏膜光滑，血管纹理模糊，近脾曲可见黏膜弥漫性充血水肿、糜烂，表面覆脓性分泌物，并可见浅溃疡形成，血管纹理模糊，较上次检查变化不明显，降结肠黏膜弥漫性充血水肿、糜烂，表面覆脓性分泌物，并可见浅溃疡形成，血管纹理模糊，较

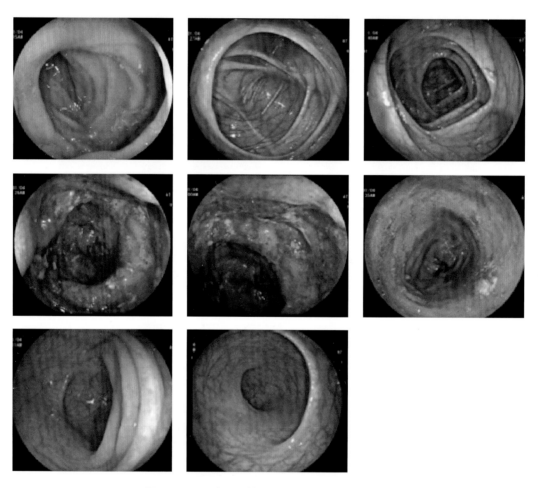

图4 –3 –6 电子肠镜结果（2021 年 1 月 4 日）

注：升结肠：黏膜光滑，血管纹理清晰，可见多发白色瘢痕，与前次内镜相比病变减轻。横结肠近肝曲可见多发白色瘢痕及散在假息肉形成，黏膜光滑，血管纹理模糊；近脾曲可见黏膜弥漫性充血水肿、糜烂，表面覆脓性分泌物，并可见浅溃疡形成，血管纹理模糊，较上次检查变化不明显。降结肠黏膜弥漫性充血水肿、糜烂，表面覆脓性分泌物，并可见浅溃疡形成，血管纹理模糊，较上次检查稍减轻。乙状结肠、直肠黏膜光滑，血管纹理清晰，未见溃疡及赘生物。改良的 Mayo 系统评分：3 分；UCEIS 评分：6 分。病理示黏膜慢性活动性炎，伴隐窝炎及隐窝脓肿，EBER（ － ）

上次检查稍减轻，乙状结肠、直肠黏膜光滑，血管纹理清晰，未见溃疡及赘生物，改良的 Mayo 系统评分为 3 分，UCEIS 评分为 6 分。复查病理：黏膜慢性活动性炎，伴隐窝炎及隐窝脓肿，EBER（-）。肠镜显示肠道病变仍较重。

患者既往已应用美沙拉秦半年、激素 4 个月，建议升级治疗。排除相关感染指标后给予维得利珠单抗 300 mg 治疗（于 2021 年 1 月 8 日、2021 年 1 月 22 日、2021 年 2 月 19 日、2021 年 4 月 16 日分别静脉输注 4 针），继续口服美沙拉秦肠溶片联合灌肠，利福平片、异烟肼片 6 个月停用，辅以双歧杆菌三联活检肠溶胶囊调节肠道菌群。患者大便每日 1 次，为黄色成型便，无脓血。

2021 年 4 月 15 日复查肠镜（图 4 - 3 - 7）：升结肠、横结肠可见多发白色瘢痕形成及多发炎性息肉，降结肠、乙状结肠及直肠黏膜水肿，可见多发点片状红斑及散在小片状糜烂，血管纹理欠清晰，改良的 Mayo 评分为 1 ~ 2 分，UCEIS 2 分。病理：（乙状结肠，活检）黏膜慢性炎症伴局灶纤维组织增生；（直肠，活检）黏膜慢性炎症伴部分腺体及肌组织增生。较前明显好转，继续口服美沙拉秦肠溶片 3 g/d。2021 年 5 月 24 日患者再次出现咳嗽、咳痰，为黄痰、量多，无咯血，无胸闷、气短，无发热，大便无变化，于当地行肺 CT 提示右肺下叶多发微小结节，先后口服头孢及输液（头孢他啶、炎琥宁、氨溴索）5 天，咳嗽、咳痰较前好转，就诊于我院呼吸内科。查血常规：白细胞计数 14.57×10⁹/L，中性粒细胞百分比 72.78%，单核细胞百分比 7.63%，嗜酸性粒细胞百分比 1.49%；尿常规正常，便常规示隐血阳性；hsCRP 43.20 mg/L，ESR 36.00 mm/h；肺炎支原体抗体 IgM 阴性，抗链球菌溶血素 O <25 IU/mL，痰涂片提示革兰氏阴性杆菌；艰难梭菌抗原阳性，毒素阴性；复查肺 CT 较前无变化，鼻窦 CT 示双侧上颌窦及右侧蝶窦少许炎症。考虑支气管炎、鼻窦炎，给予头孢甲肟联合莫西沙星抗感染治疗，咳嗽、咳痰好转，复查血常规白细胞计数 10.95×10⁹/L，中性粒细胞百分比 65.70%。于 2021 年 6 月 21 日、2021 年 8 月 17 日输注第 5 程、第 6 程维得利珠单抗治疗。治疗全过程未见药物相关不良反应（表 4 - 3 - 2）。

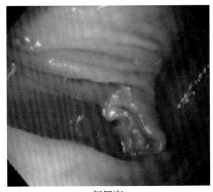 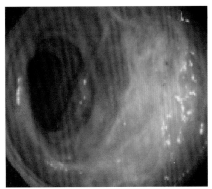

阑尾窝　　　　　　　　横结肠

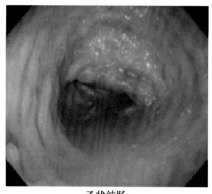
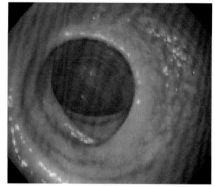

乙状结肠 　　　　　　　　　　　　　　　　直肠

图 4-3-7　电子肠镜结果（2021 年 4 月 15 日）

注：升结肠、横结肠可见多发白色瘢痕形成及多发炎性息肉，降结肠、乙状结肠及直肠黏膜水肿，可见多发点片状红斑及散在小片状糜烂，血管纹理欠清晰；改良的 Mayo 评分系统：1～2 分；UCEIS：2 分。病理：（乙状结肠，活检）黏膜慢性炎症伴局灶纤维组织增生；（直肠，活检）黏膜慢性炎症伴部分腺体及肌组织增生

表 4-3-2　维得利珠单抗治疗过程及病情变化

维得利珠单抗	0 周（基线）	2 周	6 周	14 周	22 周	30 周
合用糖皮质激素	无	无	无	无	无	无
临床症状（部分 Mayo）	4 分	—	—	2 分	1 分	1 分
CRP（mg/L）	3.10	—	—	0.30	21.80	3.40
ESR（mm/h）	4.00	—	—	3.00	23.00	10.00
内镜（Mayo 评分）	3 分 （图 4-3-6）	—	—	1～2 分 （图 4-3-7）	—	—
不良反应	无	无	无	无	无	无

【小结】

这是一例 UC 合并反复感染且激素依赖的病例。患者第 1 次入院后进行抗感染、抗病毒、抗结核治疗同时，给予加用甲泼尼龙治疗，大便减至每日 1 次，含少量脓血，体温逐渐恢复正常出院。后因进食不当脓血便加重，第 2 次入院。入院后查痰培养鲍曼不动、肺炎克雷伯、流感病毒阳性，EBV 阳性，给予抗感染、抗病毒治疗，肠镜较前减轻，继续应用激素治疗。但当后续激素减量至 5 mg 时，再次出现脓血便，考虑出现激素依赖。患者既往应用美沙拉秦半年、激素 4 个月，复查肠镜示横结肠、降结肠病变仍较重。完善相关检查，除外感染后给予维得利珠单抗升级治疗方案，2 周后达到无激素临床缓解，炎症指标一直正常，9 周后达到黏膜愈合，治疗过程出现支气管炎、鼻窦炎等。本例治疗结果提示维得利珠单抗治疗对 UC 合并反复感染且激素依赖的患者具有较好安全性以及疗效。

病例提供者：宋　佳（河北医科大学第二医院）

（梁　洁）

三、恶性肿瘤病史 IBD 患者

【病史和体格检查摘要】

患者，中年女性。主诉：反复腹痛伴解不成形大便 8 年余。

患者于 2012 年开始出现右腹疼痛并解不成形大便。曾就诊于当地医院，诊断为"肠炎"。2014 年就诊我院，诊断为"克罗恩病"，规律给予英夫利西单抗及硫唑嘌呤治疗至 2015 年，患者觉症状未缓解，自行改用中药。2017 年 8 月 5 日复查结肠镜：回肠末段见 2 条纵行溃疡，回盲瓣轻度变形，余所见大肠黏膜未见明显异常。后继续中药治疗至今。2019 年诊断为甲状腺乳头状癌并行甲状腺切除术，规律服用左甲状腺素钠片 100 μg/d 至今。2021 年 8 月 5 日患者大便仍不成形，1 ~ 2 次/d，伴上腹疼痛、进食后加重，伴恶心、反酸、嗳气。

【实验室和其他检查】

实验室检查：血常规白细胞计数 5.06×10^9/L，中性粒细胞百分比 72.70%，血红蛋白 116.00 g/L，血小板计数 337.00×10^9/L。便常规、尿常规无明显异常。粪便致病菌培养：未生长。炎症指标：CRP 2.00 mg/L，ESR 60.00 mm/h。肝功能：白蛋白 36.60 g/L。

肛周超声（2021 年 8 月 6 日）：肛门内、外括约肌之间管状低回声，考虑内盲瘘。

经腹部肠道超声（2021 年 8 月 5 日）：第 6 组小肠、回肠末段、回盲部、降结肠中段肠壁增厚并周围脂肪组织水肿，血供较丰富。

CTE（2021 年 8 月 9 日，图 4 - 3 - 8）：回肠末端及回盲部、乙状结肠多处肠管节段性增厚，空肠及降结肠新发肠壁节段性增厚，相应肠管不同程度狭窄，以上均考虑为克罗恩可能性大；直肠肠壁未见明显增厚，请结合临床；慢性胆囊炎；脾大；副脾；新发少许盆腔积液；符合子宫节育器置入术后改变；右肺上叶尖段、后段、中叶外侧段及下叶背段、外基底段结节，多考虑为良性结节；纵隔内稍大淋巴结；符合甲状腺癌根治术后改变；胸椎轻度骨质增生。

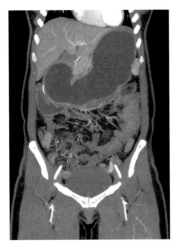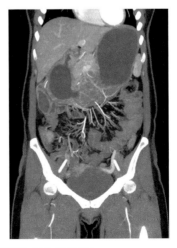

图 4 - 3 - 8　CTE（2021 年 8 月 9 日）

注：肠道节段性病变

经口双气囊小肠镜（2021年8月10日，图4-3-9）：幽门轻度狭窄，球部可见溃疡并狭窄，镜身无法通过。所见胃腔及食管无明显异常。

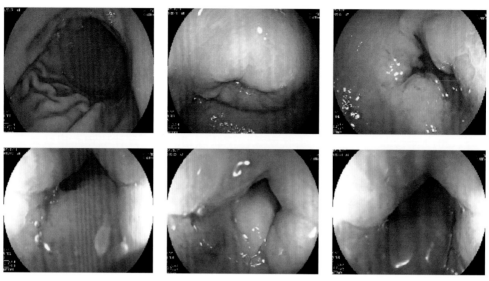

图4-3-9 经口双气囊小肠镜（2021年8月10日）

注：球部溃疡并狭窄

病理（图4-3-10）：（十二指肠球部活检）黏膜慢性炎伴急性活动，局部布伦纳腺增生及淋巴组织反应性增生。

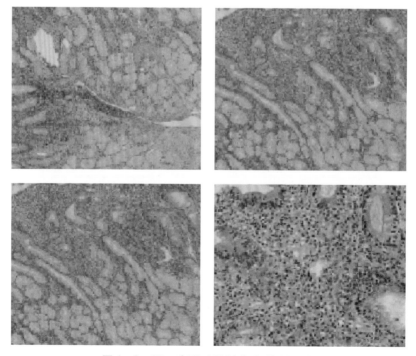

图4-3-10 病理（2021年8月10日）

注：黏膜慢性炎伴急性活动

经肛双气囊小肠镜（2021 年 8 月 10 日，图 4 - 3 - 11）：回肠下段及回肠末段多发溃疡，覆白苔。

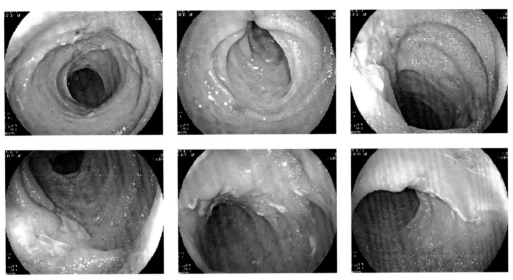

图 4 - 3 - 11 经肛双气囊小肠镜（2021 年 8 月 10 日）

注：回肠及回肠末端多发溃疡

病理（图 4 - 3 - 12，回肠活检）：黏膜慢性炎伴急性活动，符合溃疡周边黏膜组织改变。

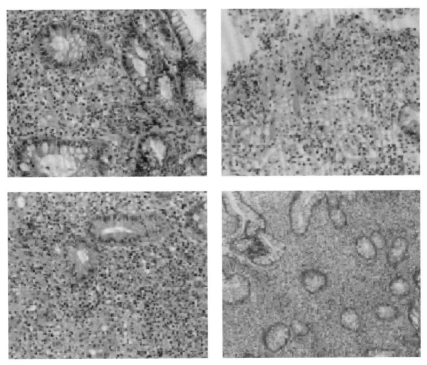

图 4 - 3 - 12 病理（2021 年 8 月 10 日）

注：黏膜慢性炎伴急性活动

【诊断】

克罗恩病。

【治疗】

确诊后给予维得利珠单抗300 mg/次静脉滴注,开始第0、2、6周给药,其后同样剂量每8周1次。治疗22周后,查胃镜(图4-3-13):十二指肠球降交界狭窄,慢性浅表性胃炎;复查小肠镜(图4-3-14):回肠多发瘢痕;复查CTE(图4-3-15):回肠末端及回盲部、乙状结肠多处肠管节段性增厚,空肠及降结肠肠壁节段性增厚并不同程度狭窄,较前明显减轻,考虑为克罗恩病;阑尾增粗、黏膜毛糙,同前;慢性胆囊炎、脾大、副脾、子宫节育器置入术后改变均同前;少许盆腔积液较前吸收;右肺上叶尖段、后段、中叶外侧段、下叶后、外基底段及左肺上叶尖后段、下叶外基底段多发结节,同前,多考虑为良性结节;纵隔内稍大淋巴结;符合甲状腺癌根治术后改变;胸椎轻度骨质增生。治疗61周后,查结肠镜(图4-3-16):回肠末段及所见大肠黏膜未见明显异常;复查胃镜(图4-3-17):十二指肠球降交界狭窄,慢性浅表性胃炎伴胆汁反流;复查CTE(图4-3-18):十二指肠球部及降部近端狭窄,回肠末端狭窄,均为克罗恩病(慢性期)表现,余肠道病变较前减轻;子宫浆膜下肌瘤;肝脏、胆囊、胰腺及脾脏、双肾未见明显异常;腹主动脉CTA示腹主动脉下段少许硬化。治疗全过程未见药物相关不良反应(表4-3-3)。

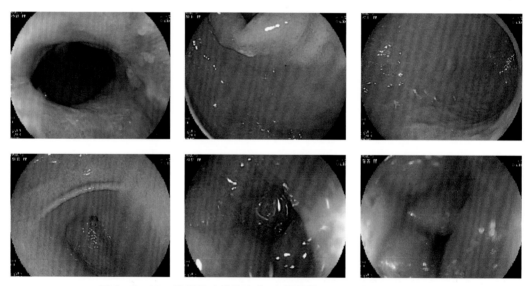

图4-3-13 维得利珠单抗治疗22周胃镜(2022年1月13日)

注:十二指肠球降交界狭窄

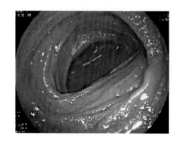
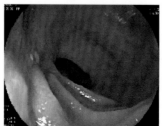
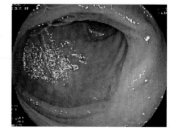

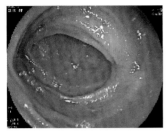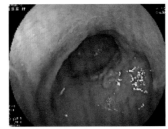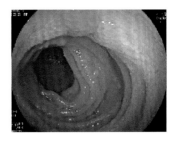

图4-3-14 维得利珠单抗治疗22周经肛小肠镜（2022年1月13日）

注：回肠多发瘢痕

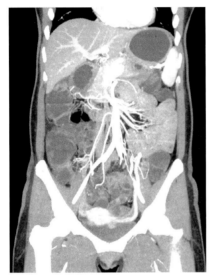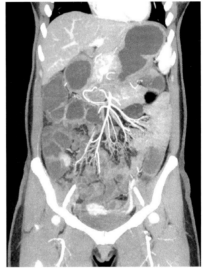

图4-3-15 维得利珠单抗治疗22周CTE（2022年1月13日）

注：肠道节段性病变

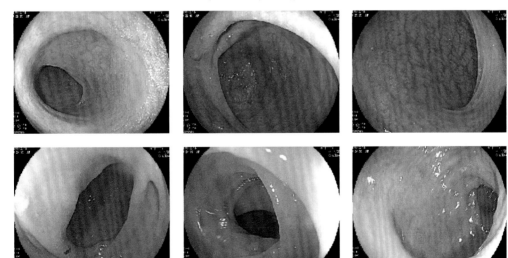

图4-3-16 维得利珠单抗治疗61周结肠镜（2022年10月14日）

注：回肠末段及所见大肠黏膜未见明显异常

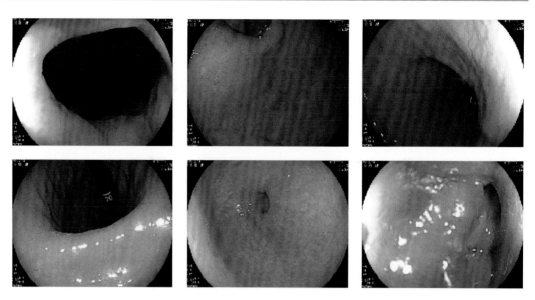

图 4 - 3 - 17　维得利珠单抗治疗 61 周胃镜（2022 年 10 月 14 日）

注：十二指肠球降交界狭窄，慢性浅表性胃炎伴胆汁反流

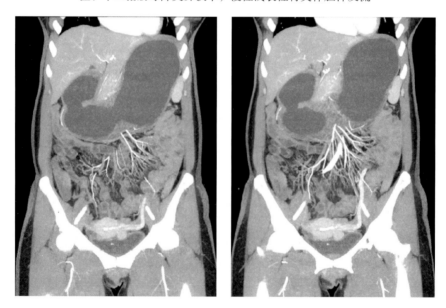

图 4 - 3 - 18　维得利珠单抗治疗 61 周 CTE（2022 年 10 月 14 日）

注：肠道多发狭窄

表 4 - 3 - 3　维得利珠单抗治疗过程及病情变化

维得利珠单抗	0 周（基线）	22 周	61 周
临床症状（CDAI 评分）	268 分	89 分	53 分
CRP（mg/L）	2.00	5.00	0.27
ESR（mm/h）	60	24	17

（续表）

维得利珠单抗	0 周（基线）	22 周	61 周
内镜（SES-CD）	7 分	3 分	0 分 （图 4－3－16）
CTE	回肠末端及回盲部、乙状结肠多处肠管节段性增厚，空肠及降结肠新发肠壁节段性增厚相应肠管不同程度狭窄（图 4－3－8）	回肠末端及回盲部、乙状结肠多处肠管节段性增厚，空肠及降结肠肠壁节段性增厚并不同程度狭窄，较前明显减轻（图 4－3－15）	十二指肠球部及降部近端狭窄，回肠末端狭窄，余肠道病变较前减轻（图 4－3－18）
备注		艰难梭菌＋，万古霉素治疗转阴后继续维得利珠单抗治疗	

【小结】

本例患者 CD 病史近 10 年，既往联合使用具有免疫抑制作用的硫唑嘌呤、抗 TNF-α 单抗，期间罹患甲状腺恶性肿瘤，转用维得利珠单抗治疗 14 个月。治疗 22 周后达到黏膜愈合。维得利珠单抗治疗过程中无不良反应。《生物制剂治疗炎症性肠病专家建议意见》指出：除原发于胃肠道的淋巴瘤需要慎用外，其他起源的淋巴瘤、皮肤恶性肿瘤和实体瘤病史的患者都可以考虑使用维得利珠单抗治疗。本例治疗结果亦提示维得利珠单抗治疗 CD 合并恶性肿瘤病史的患者具有显著疗效且无不良反应。

病例提供者：熊　婧（南方医科大学南方医院）

（杨　红）

第四节　维得利珠单抗治疗 IBD 的优化治疗案例

一、诱导期应答不充分患者的强化治疗

【病史和体格检查】

患者，女性，44 岁。主诉：反复腹痛、便血 8 年余。

患者 8 年前无明显诱因下出现左下腹痛，解血便，最多 10 次/d，无发热、盗汗、乏力、咳嗽、咳痰等不适，自述当地医院肠镜检查，诊断为"溃疡性结肠炎"，开始给予激素、美沙拉秦治疗，院外未规律服药。1 年后患者再次出现腹痛，解血便，7～8 次/d，至我院门诊就诊，门诊多次给予地塞米松灌肠治疗，病情好转。4 年余前患者症状再发，于当地医院使用硫唑嘌呤及激素治疗。1 年后患者因肝功能损伤停用硫唑嘌呤，2 个月前再次出现明显腹痛、腹泻，大便 7～8 次/d，为黏液血便。查肠镜（图 4－4－1）：回

肠末段黏膜、回盲瓣及阑尾开口未见异常。盲肠见一不规则溃疡，大小约 2 cm×1.5 cm。升结肠黏膜未见异常。横结肠黏膜未见异常。左半结肠黏膜弥漫性病变，见大量深大溃疡，未见正常黏膜，质脆，活检易出血，提示肠道溃疡。诊断为急性重度溃疡性结肠炎，经静脉足量激素无效，转换为英夫利西单抗治疗，考虑病情较重，给予强化治疗，分别于第 0、1、4、8 周给予英夫利西单抗 300 mg 治疗 4 次，治疗 2 次后复查肠镜（图 4-4-2）示回肠末段黏膜、回盲瓣、盲肠及阑尾开口未见异常。升结肠可见一处溃疡灶，大小 1.2 cm×1.5 cm，无苔，较前好转。横结肠黏膜未见异常。直肠至降结肠黏膜充血红肿，血管纹理消失，散在溃疡及息肉样增生，不规则，部分表面轻度自发性出血或接触性出血，较前稍好转，肛管见内痔。第 4 次治疗前查英夫利西单抗血药浓度 < 0.4 μg/mL，近期患者大便次数增多，每天 4~5 次，偶大便中带血，睡眠、胃纳可，近期体重未见明显下降。既往史：乙肝病史 10 余年。

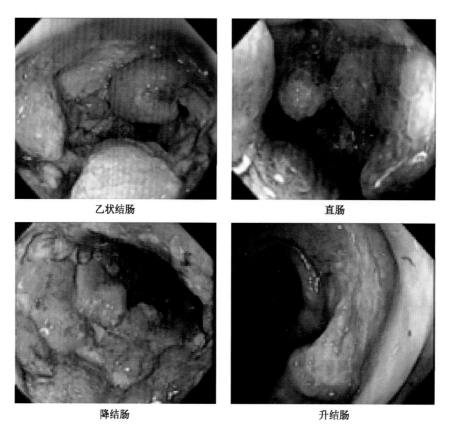

乙状结肠　　　　　　　　　　　直肠

降结肠　　　　　　　　　　　升结肠

图 4-4-1　英夫利西单抗加速诱导治疗前

注：回肠末段黏膜、回盲瓣及阑尾开口未见异常。盲肠见一不规则溃疡，大小约 2 cm×1.5 cm。升结肠黏膜未见异常。横结肠黏膜未见异常。左半结肠黏膜弥漫性病变，见大量深大溃疡，未见正常黏膜，质脆，活检易出血

入院体格检查：身高 157 cm，体重 46 kg。心肺无特殊。腹平软，右下腹压痛，无反跳痛，未扪及包块，肠鸣音活跃。口腔黏膜、皮肤、关节、肛周检查无特殊。

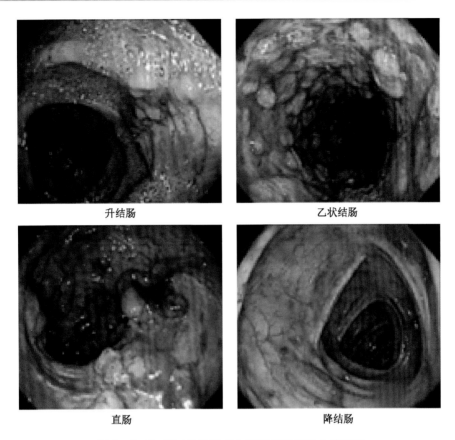

升结肠　　　　　　　　　　　　乙状结肠

直肠　　　　　　　　　　　　降结肠

图4-4-2　英夫利西单抗加速诱导治疗2个疗程后

注：回肠末段黏膜、回盲瓣、盲肠及阑尾开口未见异常。升结肠可见一处溃疡灶，大小1.2 cm×1.5 cm，无苔，较前好转。横结肠黏膜未见异常。直肠至降结肠黏膜充血红肿，血管纹理消失，散在溃疡及息肉样增生，不规则，部分表面轻度自发性出血或接触性出血，较前稍好转。肛管见内痔

【实验室和其他检查】

实验室检查：血常规白细胞计数4.84×10⁹/L，血红蛋白120.00 g/L，血小板计数238×10⁹/L；ESR 9 mm/h；尿常规：无明显异常；粪便常规+隐血+转铁蛋白组合：血红蛋白（免疫法）弱阳性（±）；肝肾功能+生化：肌酐CREA 63.00 μmol/L，尿酸UA 383.00 μmol/L，总胆红素33.40 μmol/L，间接胆红素29.00 μmol/L；感染筛查组合：乙肝表面抗原（发光）HBsAg 34.08 IU/mL，乙肝核心抗体（发光）HBcAb 7.36S/CO；大便培养：显微镜检查（普通细菌）球菌：杆菌=2：8；余CRP、HBV-DNA定量测定、CMV-DNA定量测定、产毒素艰难梭菌分子快速检测、直接抗人球蛋白试验（库姆斯试验）、结核菌干扰素释放试验、巨细胞病毒抗体、大便艰难梭菌培养均未见明显异常。

结肠镜检查（图4-4-3）：回肠末段黏膜、回盲瓣、盲肠及阑尾开口未见异常。盲肠见一息肉，腺瘤样外观予钳除。升结肠、横结肠黏膜未见异常。直肠至降结肠的结肠袋结构不明显，直肠、乙状结肠检入量息肉样增生、黏膜瘢痕、浅溃疡。于直肠溃疡处活检。肛管见内痔。

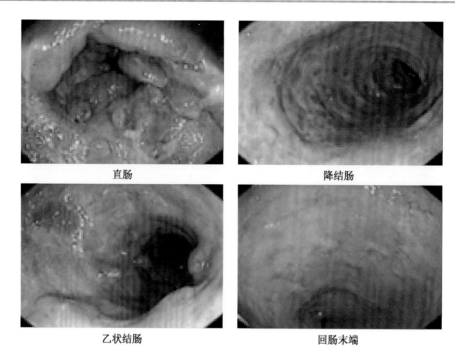

直肠 降结肠

乙状结肠 回肠末端

图4-4-3 维得利珠单抗治疗之前

注：回肠末段黏膜、回盲瓣、盲肠及阑尾开口未见异常。盲肠见一息肉，腺瘤样外观予钳除。升结肠、横结肠黏膜未见异常。直肠至降结肠的结肠袋结构不明显，直肠、乙状结肠检大量息肉样增生及黏膜瘢痕及浅溃疡。肛管见内痔

病理检查：直肠：轻度活动性慢性直肠炎，未见肉芽肿，未见异型增生；盲肠：非活动性慢性结肠炎，炎症呈斑片状分布，未见肉芽肿，未见异型增生。

MRE（图4-4-4）：盲肠、阑尾、升结肠近段、横结肠脾曲至直肠肠壁节段性增厚，考虑炎症性肠病，未见肠梗阻、肠瘘等征象。

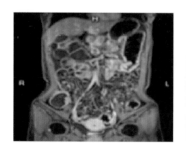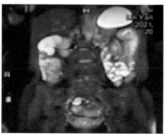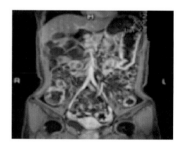

图4-4-4 维得利珠单抗治疗前 MRE

注：盲肠、阑尾、升结肠近段、横结肠脾曲至直肠肠壁节段性增厚，考虑炎症性肠病，未见肠梗阻、肠瘘等征象

【诊断】

溃疡性结肠炎（慢性复发型，广泛结肠型，中度活动期）。

【治疗】

患者为急性重度溃疡性结肠炎，激素无效，经英夫利西单抗强化诱导治疗后症状好转，但第4次治疗后血药浓度下降，抗抗体浓度明显升高，大便次数较前增加，每天4~5次，少许血便，考虑英夫利西单抗失应答，予以维得利珠单抗300mg/次，静脉滴注，开始第0、2、6、14周给药，14周后患者自觉临床症状缓解不明显，其后缩短给药时间，同样剂量每4周1次。给药后第30周临床缓解，CRP复常。复查结肠镜（图4-4-5）：回肠末段黏膜、回盲瓣、盲肠及阑尾开口未见异常，升结肠近肝曲黏膜可见散在针尖状糜烂，直肠至横结肠可见散在瘢痕，假息肉形成，未见溃疡或糜烂，肛管见内痔，溃疡性结肠炎治疗后改变（较前好转），Mayo评分为1分；第80周时复查肠镜（图4-4-6）：回肠末段黏膜、回盲瓣、盲肠及阑尾开口未见异常，升结肠黏膜未见异常，横结肠黏膜未见异常，降结肠至直肠黏膜可见广泛瘢痕及炎性息肉形成，Mayo评分为0分，提示内镜下黏膜愈合；复查MRE（图4-4-7）：横结肠脾曲肠壁增厚较前减轻，盲肠、升结肠近段及直肠肠壁增厚较前明显，提示结肠病变范围缩小、程度减轻。现患者已用药100周，治疗全过程未见药物相关不良反应（表4-4-1）。

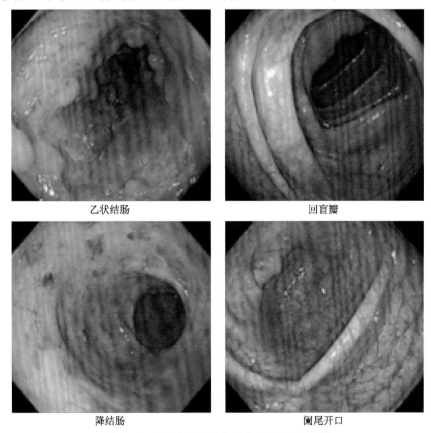

乙状结肠　　　　　　　　　　　　回盲瓣

降结肠　　　　　　　　　　　　阑尾开口

图4-4-5　维得利珠单抗治疗30周结肠镜

注：回肠末段黏膜、回盲瓣、盲肠及阑尾开口未见异常。升结肠近肝曲黏膜可见散在针尖状糜烂。直肠至横结肠可见散在瘢痕，假息肉形成，未见溃疡或糜烂。肛管见内痔。溃疡性结肠炎治疗后改变（较前好转）（Mayo评分为1分）

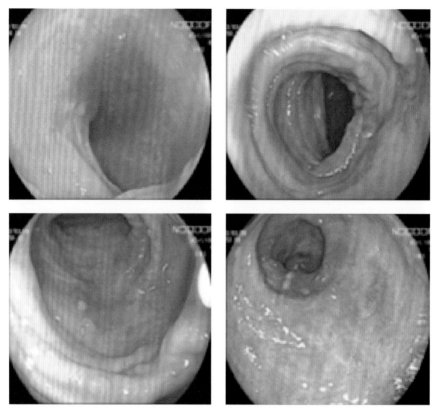

图 4 - 4 - 6 维得利珠单抗治疗 80 周结肠镜

注：回肠末段黏膜、回盲瓣、盲肠及阑尾开口未见异常。升结肠黏膜未见异常。横结肠黏膜未见异常。降结肠至直肠黏膜可见广泛瘢痕及炎性息肉形成（Mayo 评分为 0 分）

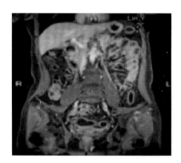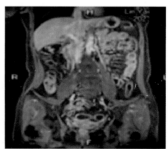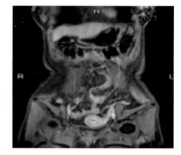

图 4 - 4 - 7 维得利珠单抗治疗 80 周 MRE

注：横结肠脾曲肠壁增厚较前减轻，盲肠、升结肠近段及直肠肠壁增厚较前明显

表 4 - 4 - 1 维得利珠单抗治疗过程及病情变化

维得利珠单抗	0 周（基线）	2 周	6 周	14 周	18 周	22 周	26 周	30 周	52 周	80 周
合用糖皮质激素	无	无	无	无	无	无	无	无	无	无
临床症状（部分 Mayo 评分）	6 分	6 分	4 分	4 分	4 分	2 分	1 分	1 分	1 分	1 分
CRP mg/L	<0.78	<0.78	<0.72	<0.78	<0.78	<0.72	<0.78	<0.78	<0.72	<0.72

（续表）

维得利珠单抗	0 周（基线）	2 周	6 周	14 周	18 周	22 周	26 周	30 周	52 周	80 周
ESR（mm/h）	9	11	7	5	8	6	5	6	7	5
内镜（Mayo 评分）	3分（图4-4-3）							1分（图4-4-5）		0分（图4-4-6）
MRE	盲肠、阑尾、升结肠近段、横结肠脾曲至直肠肠壁节段性增厚，考虑炎症性肠病，未见肠梗阻、肠瘘等征象（图4-4-4）									横结肠脾曲肠壁增厚较前减轻，盲肠、升结肠近段及直肠肠壁增厚较前明显（图4-4-7）
不良反应	无	无	无	无	无	无	无	无	无	无

【小结】

本例患者为溃疡性结肠炎，为广泛结肠、慢性复发型，疾病活动度为中度。患者病程 8 年之久，期间不间断使用美沙拉秦、激素、硫唑嘌呤等治疗，但效果欠佳。2 个月前症状再发，诊断为急性重度溃疡性结肠炎，激素无效，采取英夫利西单抗强化治疗后症状好转，但第 4 次治疗后，患者症状再发，查英夫利西单抗血药浓度下降，抗抗体浓度升高，考虑英夫利西单抗失应答，改为维得利珠单抗治疗。本院采用维得利珠单抗治疗是出于如下考虑：患者既往接受过硫唑嘌呤治疗不耐受，激素无效，英夫利西单抗失应答，考虑患者为难治性中度溃疡性结肠炎，据国外的研究和我们的临床经验，对这类患者使用维得利珠单抗取得较佳疗效的把握度较大且安全性性也较高。

维得利珠单抗治疗反应：患者在维得利珠单抗治疗后的 6 周，Mayo 评分较前下降。第 14 周时临床缓解并不明显，仍有大便带血，考虑维得利珠单抗应答不充分，予以强化治疗，缩短给药时间，同样剂量每 4 周 1 次。第 30 周结肠镜复查炎症较前明显好转；80 周复查结肠镜黏膜愈合；MRE 复查肠壁增厚情况较前明显减轻。现患者维得利珠单抗治疗时间已超过 2 年，治疗全过程未见药物相关不良反应。

与文题呼应，本例为溃疡性结肠炎诱导期应答不充分患者的优化治疗案例，提示维得利珠单抗对诱导期应答不充分患者的强化治疗远期疗效较佳，安全性高。国内外研究表明维得利珠单抗对于中重度溃疡性结肠炎患者而言，有效性和安全性较好，与其他治疗 UC 的药物相比更具有效果优势。对维得利珠诱导治疗不充分患者可优化治疗方案，缩短给药间歇，患者可获得临床缓解，并且安全性较好。

病例提供者：陈白莉（中山大学附属第一医院）

（陈白莉）

二、维持期失应答/应答不充分患者的强化治疗

【病史和体格检查摘要】

患者，男性，58岁。主诉：反复解血便15年余，加重4天。

患者15年余前无明显诱因出现血便，为成形或不成形大便伴暗红色血，2～3次/d，量不多，无伴黏液，无伴腹痛、腹胀、恶心、呕吐，无皮肤红斑、关节肿痛、发热等不适。2006年7月至我院行结肠镜检查提示溃疡性结肠炎，给予"柳氮磺吡啶"治疗后好转，近10年病情反复发作，给予泼尼松龙及硫唑嘌呤效果欠佳。2020年9月再发解血便，8～10次/d伴腹痛，给予英夫利西单抗治疗后血便较前稍好转，但3次治疗后出现失应答。2021至2022年曾参加JAK-1抑制剂临床试验，因疗效欠佳退出临床试验。4天前出现解黏液脓血便，10次/d，伴脐周轻度疼痛，伴发热，T_{max} 37.3 ℃，为进一步诊治于2022年8月1日收入我科。起病以来体重下降1.5 kg。既往史：高血压病史11年，先甲亢后甲减病史17年。

入院体格检查：身高168 cm，体重73.8 kg。心肺无特殊。腹平软，剑突下及左上腹压痛，无反跳痛，未扪及包块，肠鸣音活跃。口腔黏膜、皮肤、关节、肛周检查无特殊。

【实验室和其他检查】

实验室检查：血常规白细胞计数 $11.33 \times 10^9/L$，中性粒细胞绝对值 $10.35 \times 10^9/L$，血红蛋白106.00 g/L，血细胞比容0.338，血小板计数 $364.00 \times 10^9/L$。便常规：红细胞（++），白细胞（+++），未见寄生虫体或虫卵。尿常规：尿隐血（+）。CRP 17.70 mg/L。ESR 47.00 mm/h。白蛋白33.80 g/L。

结肠镜检查（图4-4-8）：升结肠见散在瘢痕。升结肠、横结肠、降结肠、乙状结肠及直肠黏膜弥漫性充血红肿，散在糜烂及浅溃疡，血管纹理消失，可见自发性出血，Mayo评分为3分。

【诊断】

溃疡性结肠炎（慢性复发型、广泛结肠炎、活动期、重度）。

【治疗】

患者入院时解黏液脓血便，10次/d，伴脐周轻度疼痛，伴发热，T_{max} 37.3 ℃。诊断明确后开始给予"甲泼尼松龙60 mg iv. drip qd"治疗5天，大便次数减少至6～7次，仍有血便，考虑患者急性重度UC，激素疗效欠佳，既往英夫利西单抗失应答，硫唑嘌呤无效。

2022年8月4日给予维得利珠单抗300 mg/次，静脉滴注，开始间隔0、2、6周诱导期给药，同时从第2周开始激素逐渐减量。使用维得利珠单抗2次后大便次数每天2～3次，无血便，维得利珠单抗第3次给药后停用激素，并予维得利珠单抗每8周1次维持治疗，第18周时出现解大便黏液血便，每天4～5次，复查结肠镜（图4-4-9）示Mayo评分为2分，考虑维得利珠单抗维持治疗失应答，其后以同样剂量每4周1次维持期优化治疗；第30周时大便次数每天1～2次，无血便；第50周复查CRP、ESR、白细胞恢复正常，复查结肠镜（图4-4-10）示Mayo评分为1分。治疗全过程未见药物相关不良反应（表4-4-2）。

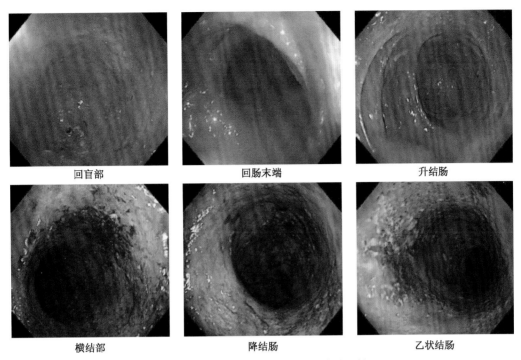

图 4 - 4 - 8　维得利珠单抗治疗前结肠镜

注：升结肠、横结肠、降结肠、乙状结肠及直肠黏膜弥漫性充血红肿，散在糜烂及浅溃疡，血管纹理消失，可见自发性出血（Mayo 评分为 3 分）

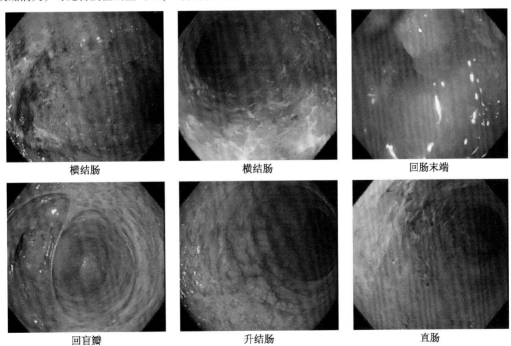

图 4 - 4 - 9　维得利珠单抗治疗 18 周结肠镜

注：横结肠、降结肠、乙状结肠及直肠黏膜弥漫性充血红肿，散在糜烂及脓性分泌物，以横结肠明显，部分结肠可见正常黏膜（Mayo 评分为 2 分）

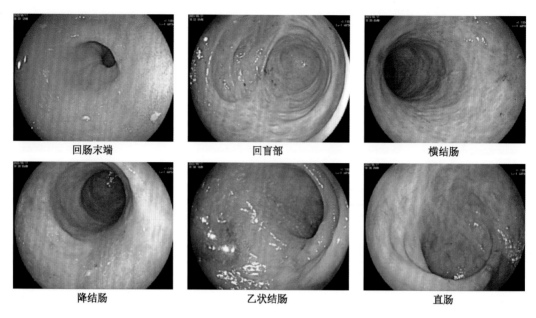

图 4 - 4 - 10　维得利珠单抗治疗 50 周结肠镜

　　注：升结肠可见弥漫性瘢痕分布。横结肠、降结肠、乙状结肠及直肠可见弥漫性瘢痕分布及弥漫性黏膜充血水肿，未见溃疡形成及自发性出血（Mayo 评分为 1 分）

表 4 - 4 - 2　维得利珠单抗治疗过程及病情变化

维得利珠单抗	0周（基线）	2周	6周	14周	18周	22周	26周	30周	34周	38周	42周	46周	50周
合用糖皮质激素	有	有	有	无	无	无	无	无	无	无	无	无	无
临床症状（部分 Mayo 评分）	11				7								1
CRP（mg/L）	17.7	1.35	<0.72	<0.72	2.7	16.8	3.41	<0.85	1.02	0.94	<0.84	<0.84	1.83
ESR（mm/h）	47	45	21	15	38	59	33	38	25	27	24	30	24
WBC/L	11.3	7.0	10.4	6.5	6.3	7.2	8.3	9.5	9.6	8.8	8.0	8.0	7.7
内镜（Mayo 评分）	3分（图4-4-8）				2分（图4-4-9）								1分（图4-4-10）
不良反应	无	无	无	无	无	无	无	无	无	无	无	无	无

【小结】

　　本例溃疡性结肠炎为慢性复发型、广泛型结肠炎，本次入院按 Mayo 评分疾病活动度属重度。病程 15 年，期间较长时间接受过 5-氨基水杨酸、美沙拉秦、硫唑嘌呤、激素、抗 TNF-α 单抗治疗，病情仍反复。本次发作，患者开始接受甲泼尼松龙＋维得利珠单抗治疗，甲泼尼松龙（60 mg qd）缓慢减量，维得利珠单抗在第 0、2 和 6 周的诱导治疗后症状缓解，并予每隔 8 周 1 次维持治疗，在维持治疗期间出现症状反复，考虑维得利珠单抗维持治疗失应答，给予每隔 4 周进行维持期优化治疗（静脉注射 300 mg）。

本院采用维得利珠单抗维持期优化治疗是出于如下考虑：本例患者病程长，使用多种药物治疗效果不佳，病情反复且复发频繁，在维得利珠单抗及激素诱导治疗后症状缓解，停用激素后维得利珠单抗维持治疗失应答，遂尝试优化维得利珠单抗每隔 4 周静脉注射 300 mg。

本例提示维得利珠单抗维持期优化治疗用于难治性溃疡性结肠炎患者可取得较理想疗效，且安全性高。相关研究表明，维得利珠单抗优化治疗增加了治疗获益的可能性，已被提出作为改善 IBD 治疗效果的一种策略，但维得利珠在个体的药代动力学有很大的差异，因此不同水平的药物浓度与临床疗效之间的关系，值得进一步研究。

病例提供者：陈白莉（中山大学附属第一医院）

（陈白莉）

第五节　维得利珠单抗与其他生物制剂治疗 IBD 的双靶点治疗案例

【病史及体格检查摘要】

患者，男性。主诉：反复腹痛、腹泻 4 年余。

患者 4 年余前无明显诱因出现腹部隐痛，以左下腹为主，伴腹泻，每日 10 次左右，于当地医院肠镜提示结肠溃疡，未给予特殊治疗。2 年前患者腹痛加重，大便次数增加，每日可排 20 次左右血便，伴口腔溃疡，体重减轻、乏力，来我院就诊，诊断为克罗恩病，给予乌司奴单抗 390 mg 治疗，后给予 90 mg q8w 皮下注射，症状好转，第 5 次乌司奴单抗治疗后出现失应答，给予缩短间歇及加用硫唑嘌呤 50 mg qd 治疗。1 年半前患者再次出现大便次数增多，排黄色水样便，5 ~ 6 次/d，伴腹痛、口腔多发溃疡，考虑乌司奴单抗效果欠佳，并出现肠外表现，改用英夫利西单抗 300 mg 治疗 6 次，症状无改善。因英夫利西单抗效果欠佳，1 年前改为乌司奴单抗 + 维得利珠单抗双靶点治疗，近 1 周排水样便，约 10 余次/d，量少，伴轻微腹痛。现为进一步治疗入院。既往史：1 年前发现早期肺癌，行胸腔镜下肺楔形切除术，胸腔镜下肺门纵隔淋巴结采样术。个人史：否认吸烟，饮酒 16 余年。

入院体格检查：身高 170 cm，体重 66 kg、BMI 22.83 kg/m^2，心肺无特殊。腹平软，右下腹压痛，无反跳痛，未扪及包块，肠鸣音活跃。口腔黏膜、皮肤、关节、肛周检查无特殊。

【实验室和其他检查】

实验室检查：血常规：急诊血常规 + CRP 组合：CRP 43.65 mg/L，白细胞计数 9.52 × 10^9/L，中性粒细胞绝对值 6.56 × 10^9/L，血红蛋白 113.00 g/L，血小板计数

399.00×10^9/L；尿常规：尿糖（+++）；粪便常规：ESR 37.00 mm/h；感染筛查组合：贫血组合：传单 EB 病毒抗体组合：EB-VCA-IgG（化学发光法）147.00 U/mL；25-羟维生素 D：23.00 ng/mL；巨细胞病毒抗体组合：巨细胞病毒抗体-IgG > 250.00 IU/mL；感染筛查组合 1：乙肝表面抗体（发光）HBsAb 4.95 IU/L；D-二聚体检测、新型冠状病毒核酸检测、EB 病毒病原体 DNA 测定、结核菌干扰素释放试验未见明显异常。

结肠镜检查（图 4－5－1）：回肠末段可见一小溃疡，直径约 0.4 cm，周边黏膜充血红肿。直肠至盲肠可见散在多处溃疡灶，不规则，直径为 0.3～2.5 cm，最大处位于横结肠。肛管见内痔及肛瘘。

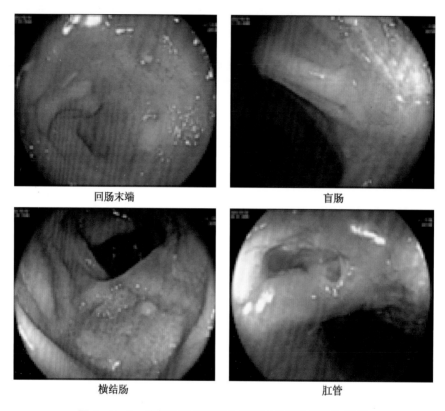

回肠末端　　　　　　　　　　　　盲肠

横结肠　　　　　　　　　　　　肛管

图 4－5－1　维得利珠单抗联合乌司奴单抗治疗前结肠镜

注：回肠末段可见一小溃疡，直径约 0.4 cm，周边黏膜充血红肿。直肠至盲肠可见散在多处溃疡灶，不规则，直径为 0.3～2.5 cm，最大处位于横结肠。肛管见内痔及肛瘘

病理检查：（直肠）轻度活动性慢性肠炎，未见肉芽肿，未见异型增生。（乙状结肠）中-重度活动性慢性肠炎伴溃疡，未见肉芽肿，未见异型增生。（降结肠）中度活动性慢性肠炎，未见肉芽肿，未见异型增生。（横结肠）轻度活动性慢性肠炎，局部黏膜下层见散在较多炎症细胞浸润及小血管增生，未见肉芽肿，未见异型增生。（升结肠）中度活动性慢性肠炎，未见肉芽肿，未见异型增生。（盲肠）中度活动性慢性肠炎，未见肉芽肿，未见异型增生。综上，肠道多处可见活动性慢性炎。

MRE（图4-5-2）：疾病诊断及炎症活动性诊断，回肠末段、盲肠、升结肠至直肠肠壁节段性增厚，病变较前减轻；回盲部管腔狭窄较前减轻，未见肠管扩张、肠瘘及脓肿征象；升结肠近段病变肠壁DWI扩散受限，考虑该病变肠壁存在中度纤维化可能；肛周小脓肿，较前缩小。

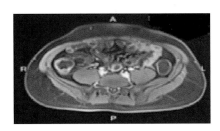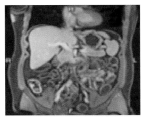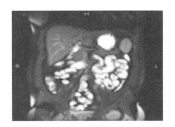

图4-5-2　维得利珠单抗联合乌司奴单抗治疗前MRE

注：回肠末端、盲肠、升结肠、直肠肠壁增厚，肛周可见小脓肿

【诊断】

克罗恩病（回结肠型、非狭窄非穿透型+肛瘘、活动期重度）。

【治疗】

患者使用英夫利西单抗治疗无效，既往使用乌司奴单抗出现临床失应答，并出现口腔溃疡等肠外表现，为难治性克罗恩病，如改为维得利珠单抗可能临床效果欠佳，同时无法控制肠外表现，遂予以乌司奴单抗+维得利珠单抗双靶点治疗。

给予维得利珠单抗300 mg/次静脉滴注，开始第0、2、6周给药，其后同样剂量每8周1次。乌司奴单抗90 mg/次，同样剂量每8周给药1次。现维得利珠单抗已治疗9次，乌司奴单抗治疗8次。在维得利珠单抗联合乌司奴单抗治疗6周后患者CRP明显下降，腹痛症状较前明显缓解。维得利珠单抗及乌司奴单抗联合治疗第22周临床缓解、炎症指标趋于正常；复查结肠镜（图4-5-3）SES-CD评分较联合治疗前下降，但未达到黏膜愈合；复查MRE（图4-5-4）示回肠末端、盲肠、升结肠、直肠肠壁增厚程度较前明显减轻。现患者已联合用药1年，治疗全过程未见药物相关不良反应（表4-5-1）。

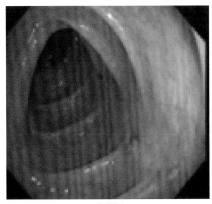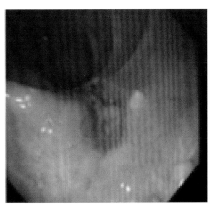

升结肠　　　　　　　　　　　　　　横结肠

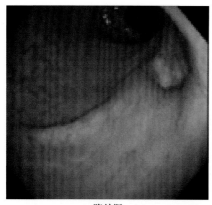 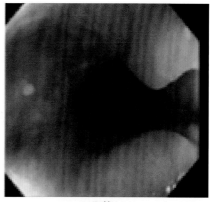

降结肠   肛管

图 4-5-3   维得利珠单抗联合乌司奴单抗治疗 22 周结肠镜

注：回肠末段黏膜、回盲瓣、盲肠及阑尾开口未见异常。升结肠见散在溃疡，0.3~0.6 cm 大小，表覆薄白苔，于溃疡周边取活检。横结肠见散在溃疡，0.4~0.8 cm 大小，表覆薄白苔，于溃疡周边取活检。降结肠见散在溃疡，0.3~0.5 cm 大小，表覆薄白苔，于溃疡周边取活检。乙状结肠黏膜未见异常。直肠黏膜未见异常。肛管见肛瘘治疗后改变

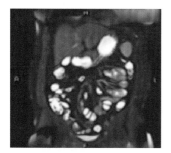 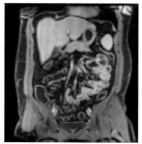 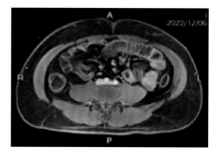

图 4-5-4   维得利珠单抗联合乌司奴单抗治疗 22 周 MRE

注：回肠末端、盲肠、升结肠、直肠肠壁增厚，增厚程度较前明显减轻

表 4-5-1   维得利珠单抗与乌司奴单抗联合治疗过程及病情变化

维得利珠单抗 + 乌司奴单抗	0 周（基线）	2 周	6 周	14 周	22 周	1 年
合用糖皮质激素	无	无	无	无	无	无
临床症状（CDAI）	565	238	182	157	131	103
CRP（mg/L）	43.00	2.50	2.80	3.02	1.11	2.19
ESR（mm/h）	37.00	52.00	28.00	34.00	18.00	19.00
内镜（SES-CD）	20 分 （图 4-5-1）	—	—	—	9 分 （图 4-5-3）	—
MRE	回肠末端、盲肠、升结肠、直肠肠壁增厚，肛周可见小脓肿（图 4-5-2）	—	—	—	回肠末端、盲肠、升结肠、直肠肠壁增厚，增厚程度较前明显减轻（图 4-5-4）	—
不良反应	无	无	无	无	无	无

【小结】

本例患者诊断为克罗恩病（回结肠型，非狭窄非穿透型＋肛瘘，重度），本次入院按 CDAI 评分疾病活动度属重度。病程 4 年，足量乌司奴单抗诱导治疗好转，但使用 5 次后症状再发，并出现较明显的口腔溃疡等肠外表现，考虑乌司奴单抗临床失应答，停用乌司奴单抗，改为英夫利西单抗 300 mg 治疗无效。本次发作，本院采用维得利珠单抗联合乌司奴单抗双靶点治疗是出于如下考虑：患者起病初期临床症状较明显，且有肠外表现，先后予以乌司奴单抗、英夫利西单抗，临床失应答或无效，为难治性克罗恩病，同时患者病程较长、疾病严重程度属重度、有肛周病变及肠外表现，如改为维得利珠单抗可能临床效果欠佳，同时无法控制肠外表现，遂予以乌司奴单抗＋维得利珠单抗双靶点治疗。据国外的研究和我们的临床经验，对这类患者可尝试使用维得利珠单抗联合乌司奴单抗双靶点治疗，取得较佳疗效的把握度较大。

本例在给药后第 14 周即取得临床缓解和炎症指标基本复常。在给药后第 22 周复查肠镜内镜下 SES-CD 评分明显下降。目前为止已治疗 1 年，治疗全过程未见药物相关不良反应。

本例为维得利珠单抗与乌司奴单抗联合治疗重度回结肠型克罗恩病患者的双靶点治疗案例，患者目前为止未出现不良反应且无临床复发，提示联合维得利珠单抗双靶点治疗的疗效及其安全性。

病例提供者：陈白莉（中山大学附属第一医院）

（陈白莉）